陕西社科丛书

社区老年人医养健康护理手册

SHEQU LAONIANREN
YIYANG JIANKANG HULI SHOUCE

主　编／宋　梅　李雪萍

副主编／周晓丽　刘　华　焦艳会

西北大学出版社
·西安·

图书在版编目（ＣＩＰ）数据

社区老年人医养健康护理手册 / 宋梅，李雪萍主编 . — 西安：西北大学出版社，2021.12

ISBN 978-7-5604-4895-4

Ⅰ . ①社… Ⅱ . ①宋… ②李… Ⅲ . ①老年人—护理学—手册 Ⅳ . ①R473-62

中国版本图书馆CIP数据核字（2021）第270629号

社区老年人医养健康护理手册

主　　编	宋　梅　李雪萍	
出版发行	西北大学出版社	
地　　址	西安市太白北路229号	
邮　　编	710069	
电　　话	029-88303310　029-88303593	
网　　址	http://nwupress.nwu.edu.cn	
电子邮箱	xdpress@nwu.edu.cn	
经　　销	全国新华书店	
印　　装	西安华新彩印有限责任公司	
开　　本	720毫米×1020毫米　1/16	
印　　张	24.25	
字　　数	390千字	
版　　次	2021年12月第1版　2021年12月第1次印刷	
书　　号	ISBN 978-7-5604-4895-4	
定　　价	68.00元	

《陕西社科丛书》编委会

《社区老年人医养健康护理手册》
编委会

主　编　宋　梅　李雪萍

副主编　周晓丽　刘　华　焦艳会

编　者　宋　梅（西安医学院）

李雪萍（西安医学院）

周晓丽（西安医学院）

刘　华（西安医学院）

焦艳会（西安医学院）

王江宁（西安医学院）

刘　鑫（西安医学院）

王　琰（西安医学院）

李　妮（西安医学院）

严琴琴（西安医学院）

杨祎琳（空军军医大学）

前　言

老龄化是全球共同面对的重要社会问题，我国于 1999 年就步入老龄化社会，目前全国老年人口已超过 2 亿，实现健康老龄化目标是各级政府和医疗卫生领域专家共同面临的重要问题和挑战。

本书以习近平总书记提出的"健康中国"战略思想为指导，结合我国社区护理、老年护理、护理教育现状，以社区老年人医养护理需求为导向编写。为适应新形势下社区老年护理实践工作的需要，编写人员紧密围绕《社区护士培训大纲》《国家基本公共卫生服务规范》《西安市社区卫生服务管理制度》，以及《国务院关于发展城市社区卫生服务的指导意见》和原人事部等五部委《关于加强城市社区卫生人才队伍建设的指导意见》，以"科学、实用、够用、紧贴社区老年护理实际"作为编写的特色，以"满足社区老年医养服务需求、提升社区护士老年服务核心技能和社区老年人健康素养"为总体思路完成本书的编写工作。全书共八章，主要内容有社区老年人健康评估、社区老年人的日常保健与护理、社区老年人的中医保健与护理、社区老年人常见慢性病的保健与护理、社区老年人常见传染病的预防与护理、社区老年疾病患者的康复护理、社区老年人的急救护理、社区老年人的临终关怀。

本书在陕西省社会科学基金项目 2017G011 "基于健康中国战略构建社区医养结合养老模式的研究"和陕西省科学技术厅创新能力支持计划基金项目 2018KRM170 "以健康需求为导向发展社区老年人医养结合服务路径和策略的研究"的基础上完成，课题成果得到陕西省社科著作出版项目 2021SKZZ021 的支持，获批在西北大学出版社正式出版。

课题组教师将理论结合实践，不断摸索、创新，并将丰富的教学经验融入本书，为社区老年护理实践指明工作方向。本书的特色是突出社区老年医养护理实践，且收集了大量关于社区老年人群的评估量表和中医养生护理知识，对培养护理专业学生、老年专科护士、养老护理员、社区护士的综合思维和实践能力有重要作用，同时本书也可作为老年人提高自身健康素养的科普读物。

本书的编写工作得到了陕西省社会科学界联合会、陕西省哲学社会科学办公室、陕西省科学技术厅、西北大学出版社、西安市各社区卫生服务中心、西安医学院及护理学院领导的大力支持，在此表示衷心的感谢！

受时间和编者水平的影响，本书可能会有欠缺，甚至有疏漏之处，恳请广大师生批评指正，以求不断进步。

宋　梅

2021 年 11 月

目　录

第一章　社区老年人健康评估

第一节　老年人的身心特点

每个生命体都要经历生长、发育、衰老、死亡的必然过程。随着年龄的增长，人体各器官组织的形态、功能和代谢等逐渐发生一系列退行性改变或功能衰退。进入老年后，这种衰退速度加快，使老年人生理和心理都发生变化。

一、器官老化特点

1. 感觉器官

老年人的视力、听力减退，出现老视、耳聋；嗅觉、味觉、痛觉、温度觉及触觉等感觉迟钝，对不良刺激的防御和抵抗力下降，易发生外伤。

2. 呼吸系统

老年人胸廓活动减弱，肺组织弹性减退，肺泡数量减少，使呼吸功能下降；支气管管壁变硬，支气管黏膜清除异物能力下降，易出现咳嗽、排痰困难。

3. 心血管系统

老年人心肌收缩力减弱，使心排血量减少，致使全身各脏器供血不足；动脉因退行性变和粥样硬化而弹性下降、管腔狭窄，使血压增高，冠状动脉粥样硬化可引起心绞痛、心肌梗死。

4. 消化系统

老年人牙齿逐渐脱落，牙龈萎缩，唾液分泌减少，味觉减退，吞咽功能下降，胃液分泌减少，均会影响食物的摄入和消化；胃肠蠕动减慢，肠壁肌肉萎缩，常引起便秘；肝脏功能减退，代谢、解毒功能降低，易出现药物的不良反应及肝损害。

5. 泌尿生殖系统

老年人肾脏功能逐渐减退，常有尿急、尿频、尿失禁、夜尿增多，男性常有前列腺增生，女性则见生殖器官和乳房逐渐萎缩。

6. 运动系统

老年人骨骼进行性退化，骨质疏松、脆性增加，易致驼背、骨折；肌肉萎缩，肌力减退，易疲劳；关节老化，活动幅度缩小，动作缓慢。

7. 内分泌系统

老年人各种激素分泌减少，激素调节功能减弱，易出现内分泌紊乱而引起骨质疏松、糖尿病等。

8. 免疫系统

老年人免疫系统功能逐渐减退，自身抗体出现率增高，易发生癌症、免疫性疾病及传染病。

9. 神经系统

老年人易发生脑组织萎缩、神经细胞数量减少、脑血管硬化等改变，使老年人反应迟钝、记忆力减退，阿尔茨海默病（又称老年性痴呆）发病率高。

二、老年人的心理特点

1. 记忆力

老年人随年龄增加，记忆力逐渐下降，记忆速度变慢；远事记忆尚好，近事记忆较差。

2. 智力

老年人获得新观念、洞察复杂关系的能力有所下降；对事物的分析能力逐渐下降，反应迟钝。

3. 人格

老年人由于对身体健康和经济保障的担忧而产生不安全感、孤独感，且适应性差、拘泥刻板、保守、任性，把握不住现状而产生怀旧观念。

4. 思维

老年人思维的敏感性、流畅性、灵活性以及创造性比中青年时期要差。

5. 情感

老年人易产生消极情绪，如失落感、孤独感、自卑感、衰老感和死亡感。

三、老年人的患病特点

1. 临床表现不典型

老年人由于生理功能减退，对体内外异常刺激的反应性减弱，症状、体征常不典型，容易造成误诊和漏诊。

2. 多种疾病同时存在，病情复杂

老年人各系统的功能都有不同程度的老化，防御和代谢功能普遍降低，常导致多种疾病同时或先后发生，病情错综复杂。

3. 病程长、康复慢、并发症多

老年人由于免疫力低下，抗病能力与修复能力减弱，导致病程长、康复慢，容易出现感染、水及电解质紊乱、意识障碍等并发症。

4. 病情发展迅速，容易出现危象

老年人组织器官储备能力和代偿能力较差，在疾病发作时，容易出现器官功能衰竭，病情多危重。

5. 药物毒副反应多

老年人肝肾功能减退，易出现药物的不良反应。

四、健康老人的标准

中华医学会老年医学分会提出了健康老人的十条标准，具体如下：

（1）躯干无明显畸形，无明显驼背等不良体形，骨关节活动基本正常。

（2）无偏瘫、老年性痴呆（阿尔茨海默病）及其他神经系统疾病，神经系统检查基本正常。

（3）心脏功能基本正常，无高血压、冠心病及其他器质性心脏病。

（4）无慢性肺部疾病，无明显肺功能不全。

（5）无肝肾疾病、内分泌代谢疾病、恶性肿瘤及影响生活功能的严重器质性疾病。

（6）有一定的视听功能。

（7）无精神障碍，性格健全，情绪稳定。

（8）能恰当地对待家庭和处理社会人际关系。

（9）能适应环境，具有一定的社会交往能力。

（10）具有一定的学习、记忆能力。

（周晓丽）

第二节　社区老年人的身体评估

第七次全国人口普查结果显示：截至 2020 年，我国人口总量已达 141 178 万人，约占全球总人口的 18.0%，为全球人口最多的国家。其中，60 岁及以上人口 26 402 万人，占比 18.7%；65 岁及以上人口为 19 064 万人，占比 13.5%。按照联合国的标准，65 岁及以上人口占比超过 7.0%，即可归为老龄化社会，达到 14.0% 为深度老龄化社会。我国的老龄化水平已接近深度水平。随着老龄化程度的不断加深，老龄人口已成为我国人口的重要组成部分。关注老年人的身心健康，做好老年人的健康评估，不仅仅是"健康中国"的需求，更是健康全球的关键。

老年人的健康评估与一般人的健康评估大致相同，包括健康史的采集、体格检查、心理社会评估、生活质量评估、实验室检查及其他辅助检查等，评估的重点是明确老年人的躯体功能所产生的变化。需注意的是，受到老化与慢性疾病的影响，老龄人口患病率虽然较高，但是其症状和体征往往不典型，并存在较大个体差异。因此，护理人员应通过对老年人全面细致的观察、合理应用评估方法并结合辅助检查来科学量化评估结果，以获得老年人翔实的健康资料，明确健康问题，以便为他们制订更加科学、全面、细致、个体化的护理计划，提供优质护理服务。

一、健康史的采集

健康史（health history）是关于被评估者既往与当前的健康状况及其影响因素、被评估者对自身健康状况的认知与反应的主观资料。其与病史不同，医生收集病史，主要用于了解被评估者的症状、体征、治疗及疾病进展情况等信息，而护理人员采集健康史，主要是用于了解被评估者的健康状况以及因之产生的生活方式等改变所做出的反应。老年人健康史主要包括当前健康状况，患病时长和起病原因，病情严重程度，治疗及护理情况，对日常生活和社会活动的影响，既往病史、手术史、外伤史、食物或药物过敏史等，评估的重点是了解老年人的健康现状和健康问题（包括正常老化所致的躯体功能衰退和疾病引发的健康问题），可以从以下几个方面展开评估。

（一）基本资料

健康史的基本资料包括姓名、性别、年龄（出生年月）、职业、民族、籍贯、婚姻状况、文化程度、宗教信仰、家庭地址及电话号码、医疗费用支付方式、入院时间、入院诊断、入院类型、入院方式等。

性别、年龄、职业、民族、籍贯、婚姻状况、家庭地址等可为某些疾病提供有用的信息，文化程度、宗教信仰等有助于了解被评估者对健康和生命的态度及价值观，可作为进一步收集健康史资料的依据。收集的资料要注明来源、收集时间和可靠性。

（二）主诉

主诉是被评估者感受最突出、最主要的症状或体征，以及其性质和持续时间，即被评估者本次就诊的主要原因。准确的主诉可以帮助医护人员初步了解病情轻重与缓急程度。书写时应用词精准、简明扼要、高度概括。有多个症状时，需按时间先后顺序进行记录，如"低热、咳嗽3年，咯血3天"。记录时应尽量使用被评估者的语言，不用诊断用语，如患"糖尿病2年"应描述为"多食、多饮、多尿、体重减轻2年"。缺乏明显症状或体征，但诊断与就医目的明确者，也可使用以下方式描述，如"胸片发现左肺阴影10天""肝癌术后半年，第×次化疗"。

（三）现病史

现病史是健康史的主体部分，是对主诉的详细描述，主要包括被评估者自患病起其健康问题的发生、发展、演变和诊疗、护理的全过程。具体如下。

1. 起病情况与患病时间

起病情况包括病情的缓急程度及在何种情况下发生。不同疾病的起病、发生特点不同，有的疾病起病急骤，如脑栓塞、心绞痛、急性胃肠穿孔等；有的疾病起病缓慢，如结核、肿瘤等。不同疾病的起病因素也不同，如脑血栓常在睡眠时形成；脑出血常在情绪激动、紧张或波动较大时发生。患病时间为起病至就诊或入院的时间。起病缓慢者，患病时间可达数年、数月或数日；起病急骤者，患病时间可按小时、分钟计算。若起病时间难以明确，需仔细询问、分析后再做判断。

2. 病因与诱因

病因主要为导致此次发病的相关病因，如外伤、中毒、感染等。诱因主要包括气候变化、环境改变、情绪、饮食起居失调等。

3. 主要症状的特点

询问时，需重点关注主要症状出现的部位、性质、持续时间和发作频率、严重程度及有无使其加重或减轻的因素等。准确全面地了解主要症状的特点有助于明确诊断，并为下一步制订科学可行的医疗、护理计划提供重要依据。老年人好发心血管疾病，如被评估者出现心前区与胸骨后或剑突下疼痛，并向左肩和左臂内侧放射，常提示心绞痛、心肌梗死；长期慢性上腹痛多提示胃、十二指肠或胰腺病变。

4. 伴随症状

伴随症状是指与主要症状同一时间或随后出现的其他症状，是确定病因、完善护理评估的重要依据。询问时，应全面、细致，重点了解其发生的时间、特点、演变及与主要症状的关系等。

5. 病情的发展与演变

病情的发展与演变是指患病过程中主要症状的变化或是否发生新症状，如被评估者既往有心绞痛病史，本次发作时，疼痛加重且持续时间明显延长，应考虑发生急性心肌梗死的可能。

6. 诊疗和护理经过

诊疗和护理经过包含被评估者接受了哪些检查、治疗和护理措施，效果如何。了解被评估者的诊疗和护理经过有助于了解被评估者对自身健康状态、所患疾病的态度和对诊疗、护理措施的配合度，是制订个体化医疗护理方案的基础。

（四）日常生活状况

了解被评估者的日常生活状况，旨在发现其不利于健康的生活方式和行为，如作息不规律、睡眠障碍、暴饮暴食、缺乏运动、吸烟、酗酒、排便困难及性乱交等。并可根据被评估者不同的生活习惯，找出适宜的方法帮助其形成正确的生活方式，维持和恢复健康。日常生活状况资料主要包括以下内容。

1. 饮食与营养形态

（1）基本膳食状况　包括每日进食的次数、进食量、饮食种类等。

（2）有无特殊饮食及其可能的原因　特殊饮食包括软食、流食、半流食、高蛋白饮食、低脂饮食等。

（3）饮水情况　包括每日饮水量、饮水习惯、饮水种类等。

（4）营养状况　包括对营养状况的自我感知，有无食欲增减及体重改变等。

2. 排泄形态

排泄形态包括平素排便排尿的次数、量、性状和颜色，有无异常改变及可能的原因，有无辅助排便、留置导尿等特殊情况，本次患病是否改变了排泄形态等。

3. 休息与睡眠形态

休息与睡眠形态包括睡眠、休息以及放松的方式与习惯，如既往睡眠是否规律，每日睡眠时长，晚间入睡及晨起的时间，是否午睡，是否需要药物或其他方式辅助睡眠，醒后是否精神饱满、精力充沛，本次患病后是否影响正常睡眠形态和质量等。

4. 自理能力与日常活动

（1）自理能力　重点评估被评估者能否独立完成日常活动，如进食、穿衣、洗漱、如厕、做饭、购物、出行等，明确被评估者是否存在自理能力受限。若存在，需记录其日常活动受限的范围、程度、原因及表现，是否应用辅助器具等。

（2）日常活动　包括日常活动的主要形式、生活是否规律、是否按照科学的方法锻炼身体、能耐受的活动的强度及维持时间等。

5. 个人嗜好

注意询问有无烟、酒、毒品、麻醉品或其他特殊嗜好。若有，应详细询问具体的时间、用量及是否戒除等。

（五）既往史

既往史包括过去所患疾病的病种、住院史、手术史、外伤史及输血史等，注意询问所患疾病的时间、诊断、治疗与护理的经过及转归情况。收集既往史，一方面有助于了解被评估者的主要健康问题和需求；另一方面可以帮助医护人员预测被评估者的潜在健康问题及其可能的反应。既往史通常包括以下内容。

1. 既往自觉健康状况。

2. 曾患疾病的时间、主要表现、诊疗和护理经过及转归情况等。如被评估者患有糖尿病、冠心病等慢性疾病，应密切关注其用药和疾病控制情况、自我管理行为及日常生活状况。

3. 有无外伤史、输血史、手术史以及住院经历等。若有，应详细询问时间、原因、用血的来源、手术的名称、外伤的诊疗与转归等。

4. 有无对食物、药物或其他接触物的过敏史。若有，应详细询问并记录过敏发生时间、过敏原（变应原）、具体过敏反应和处理方法等。

（六）个人史

个人史指个体的成长发展状态，主要内容如下。

1. 出生及成长情况

出生及成长情况包括出生地、常住地与居住时间（应特别关注有无疫源地、地方病流行地区居住情况）、传染病接触史及预防接种史等。

2. 月经史

月经史包括月经初潮的年龄、月经周期、行经天数、经血的性质（色、量、性状等）、经期症状等。已绝经妇女应询问其绝经年龄。

3. 婚育史

婚育史包括婚姻状况、结婚年龄、配偶健康状况、性生活情况、夫妻关系等。女性应询问妊娠与生育次数和年龄，人工或自然流产的次数，有无早产、死产、难产、剖宫产、产褥热和计划生育状况；男性应询问有无生殖系统疾病等。

（七）家族史

主要收集被评估者直系亲属（父母、兄弟、姐妹及子女等）的健康状况、患病及死亡情况。重点关注被评估者亲属中有无遗传性、家族性、传染性疾病或相同疾病病史（如糖尿病、高血压、血友病、肿瘤、精神病等），以及直系亲属死亡年龄及死因等，以了解被评估者的健康状况、健康问题和健康需求。

（八）心理社会状况

健康不仅包括躯体健康，还包括心理健康和社会适应良好，因此，心理社会状况评估是健康评估的重要内容之一。心理评估的内容主要包括被评估者的认知功能、情绪与情感、应激与应对和精神信仰等，通过心理评估，护理人员能够更全面地了解被评估者在患病过程中所发生的心理变化，以便能提供更好、更优质的心理护理服务，促进其心理健康。社会评估的内容主要包括角色、家庭、文化和环境等，完成社会评估，有助于护理人员获悉被评估者生活的环境和人际关系，以明确社会因素可能对被评估者健康产生的影响，提高被评估者的社会适应性，促进其身心健康。

二、体格检查

老年人的视觉、听觉、感知觉及反应能力等均减退，为了获得更准确的健康资料，评估者应选用恰当的沟通方式，耐心、细致地做好评估工作。主要评估内容包括老年人的全身状态、皮肤、头面部、颈部、胸部、腹部、泌尿生殖系统、脊柱与四肢、神经系统等。

（一）注意事项

1. 环境适宜，注意保暖

衰老使老年人血液流动减慢，皮下脂肪变少，感知觉减退，对外界温度变化不敏感，较一般人更易着凉。体格检查时，除了为老年人提供安全、舒适的检查环境外，尤其应注意调节室内温度至 26℃ 左右，注意保暖。

2. 态度亲切，善于观察

检查前应耐心、和蔼地向老年人解释检查的目的、内容、方法和注意事项，关心、体贴老年人。如检查时间较长，可分时段进行，避免老年人出现体力不支、身体不适。对佩戴义齿和助听器的老年人，评估者完成口腔和双耳检查后，需帮助老年人佩戴好义齿与助听器。检查时应时刻以老年人为中心，关心、关爱老年人。老年人症状与体征不典型，检查者需观察仔细并及时做好记录，以免遗漏。

3. 体位舒适，避免损伤

可根据检查需求，选择舒适的体位。尽量准备特殊检查床，便于起降和移动。存在移动障碍者，可取任何体位进行检查。大部分老年人的感觉、知觉功能减退，痛觉、温度觉、触觉不敏锐，切忌为了完成检查项目而用力过大，伤及老年人。检查时动作轻柔，时刻观察被评估者的表情、动作，注意倾听，一旦老年人出现不适，应及时停止。

4. 动态评估，病情监测

与一般人群相比，老年人对疾病的反应迟钝，表现出来的症状与体征往往缺乏典型性，易对病情评估造成干扰。如感染性发热时，老年人常热度低，低热多见，高热少见，且发热、退热缓慢。急性心肌梗死时，35%～80% 的老年人可无胸痛症状。因此，对老年人的生命体征及病情评估应动态进行，并注意复检。此外，老年人群的慢性病（高血压、心脏病、糖尿病等）患病率高，并发症多，护理人员应态度诚恳地与老年人及其家属进行沟通，强调按时、按量用药，定期复查，告知定期体检的必要性，全面做好病情监测。

（二）老年人主要的退行性改变

伴随年龄的增长，老年人可在身体外观和结构功能方面出现一些老年性改变，具体如下：

1. 视力下降，瞳孔对光反射较一般人迟钝，眼球向上凝视能力降低，可见老年环（非病理改变）。

2. 听力减退，对耳语音及高调声音的分辨能力变差。

3. 记忆力变差，理解力减退。

4. 皮肤干燥、皱纹多，缺乏光泽、弹性，肌肉多有轻度萎缩。

5. 收缩压略升高，但仍在正常值范围内。

6. 胸廓外形可因脊柱后弓和椎体下塌而发生改变，前后径增加，可与左右径相等，可见桶状胸。胸部检查时若发现捻发音，要注意这不一定是疾病所致。

7. 肠道蠕动功能下降致肠鸣音次数变少，可见肠鸣音减弱。

8. 性器官萎缩，老年女性可见阴唇、阴道萎缩，老年男性可见睾丸萎缩。

9. 老年男性多见前列腺增生。

10. 步频变慢，步幅变小。

11. 神经系统检查时，可见跟腱反射、其他深反射及肌力减弱。

（三）主要检查内容

老年人体格检查的方法包括视诊、触诊、叩诊、听诊，具体检查内容与一般人大致相同，但应注意老年人特殊的生理特点和疾病的影响，可使老年人出现非典型症状和体征。

1. 全身状态

（1）生命体征　主要包括体温、脉搏、呼吸和血压。

①体温：由于体温调节中枢功能减退，基础代谢率降低，末梢循环功能减退，老年人基础体温常低于正常成年人。患病后，老年人发热反应出现缓慢，热度较低，70 岁以上者感染后常无发热表现。若老年人午后体温较清晨升高 1℃ 以上，应视为发热。

②脉搏：老年人每次监测脉搏时，均不应少于 30 秒，应注意脉搏（脉率、脉律、紧张度、动脉壁状态、强弱和波形）的异常改变。

③呼吸：观察呼吸方式、频率、节律和深度有无改变，有无呼吸困难。正常老年人呼吸频率为 16 ~ 25 次/分。如果老年人仅出现呼吸频率加快，>25 次/分，未出现其他临床症状和体征，要警惕下呼吸道感染、充血性心力衰竭或其他病变的可能。

④血压：老年人常见高血压和直立性低血压。测定时，最好应包括坐、卧、立位，并应双臂测量，以便更准确地了解老年人的循环代偿状况。可在老年人平卧10分钟后进行，并于直立后的1分钟、3分钟、5分钟进行复测。如直立时任意一次收缩压较卧位时降低≥20mmHg（约2.7kPa）或舒张压降低≥10mmHg（约1.3kPa），则为直立性低血压。

（2）营养状态　主要包括身高及体重的测量、每日活动量、饮食状况、有无饮食限制等。自50岁起，正常人的身高逐渐缩短，男性平均减低2.9cm，女性平均减低4.9cm。因此，老年人身高普遍较年轻时期减低。由于基础代谢率随年龄增长而逐渐降低，老年人体重可随年龄增长而增加。体重超重易引发某些疾病，如高血压、糖尿病、高脂血症等，故老年人应当控制饮食量，维持一定运动量，使体重处于适当范围内。年龄达80岁后，身体的肌肉和脂肪减少，可使老年人体重明显减轻。疾病亦可使老年人短期内出现体重明显增减，故护理人员应提醒老年人及其家人注意定期测量体重。

（3）认知、意识状态　评估老年人对周围环境和对自身所处状况的认知能力，可辅助判断是否发生颅内病变及代谢性疾病。评估老年人的记忆力和定向力，可辅助判断是否发生早期痴呆。

（4）体位、步态　健康人可因年龄、机体状态及所受训练不同而有不同的体位，体位的改变对特定疾病诊断具有重要意义。如强迫坐位可见于心、肺功能不全的老年患者。一个人的步态可受到年龄、运动、行为习惯等影响。正常老年人多为小步慢行。疾病常可使步态发生改变，如帕金森病的老年患者可见慌张步态，小脑病变的老年患者可见醉酒步态。

2. 皮肤

评估老年人皮肤的色泽，温度与湿度，弹性，有无水肿、皮肤损害及特殊感觉（如痛觉、温度觉减退等）。长期卧床的老年人应观察受压部位有无压疮。老年人的皮下组织萎缩、皮下脂肪减少，其皮肤多干燥、松弛、皱纹多，缺乏弹性、光泽，因皮肤营养供给不足常伴有皮肤损害。常见的皮肤损害为老年色素斑、老年疣、老年性白斑等。

3. 头面部

（1）头发　老年人发色多为灰白色，发丝变细，头发稀疏，并有脱发。

（2）眼　老年人眼窝内的脂肪组织减少，眼球凹陷；眼睑下垂；瞳孔直径缩小，反应变慢；泪腺分泌减少，易见眼睛干涩；角膜周围类脂性物质赘积，可见白灰色云翳；晶状体柔韧性变差，睫状肌肌力减弱，眼的调节能力逐渐下降，迅速调节远、近视力的功能衰竭，出现老视（又称老花眼）；因瞳孔缩小、视网膜中视紫质的再生能力减退，老年人区分色彩、暗适应的能力有不同程度的衰退和障碍；晶状体增厚，使前房中心变浅，房角关闭，影响房水回流，导致老年人眼压升高，出现青光眼。视力减弱的老年人，可出现步履蹒跚、动作迟缓、跌倒和外伤次数增多。若老年人出现明显的手抓或手扶物体的行为增多，读书、看电视时间减少，天色或光线转暗后不敢活动，说明其视力变差。还应注意观察老年人眼结膜有无充血、眼角分泌物有无增多、眼睑有无水肿、巩膜有无黄染等。

（3）耳　外耳检查可见老年人的腔道变宽，耳郭增大，皮肤干燥、弹性变差，皮脂腺萎缩，分泌减少，耳垢干燥。因中耳听骨发生退行性改变，内耳的听觉感受细胞数目减少、退变，耳蜗动脉血供减少等原因，老年人的听力逐渐减退，出现老年性耳聋，甚至丧失听力。老年人对高音的听力损失早于对低音的听力损失，并呈进行性变化，故处于高音量或噪声环境中时，易产生焦虑情绪。常有耳鸣，且越安静越明显。评估听力时，需嘱老年人取下助听器，通过询问、控制音量、手表的嘀嗒声以及耳语的方式来进行检查。如发现老年人看电视、听音乐时音量过大，与人交谈时常答非所问或保持沉默，从背后呼喊其名字常没有反应，多提示其听力明显减退。

（4）鼻　注意观察老年人有无鼻塞、流鼻涕、打喷嚏、嗅觉下降等。老年人的鼻软骨失去弹性，鼻子塌陷、下垂。鼻腔黏膜萎缩变薄，且变得干燥。50岁以上的中老年人可出现嗅觉迟钝，男性尤为明显。

（5）口　评估老年人口唇颜色有无异常、干燥，有无口角糜烂、口腔溃疡、口臭，牙龈有无出血或肿胀、常年不愈的黏膜白斑，牙齿有无疼痛、脱落，舌苔颜色及厚度是否正常，舌的颜色、形态及运动是否正常，舌有无偏斜等。老年人因毛细血管血流减少，唇周不再红润，唾液分泌减少，口腔黏膜及牙龈多干燥、苍白。味蕾退化，味觉变差。牙齿多颜色发黄、变黑及不透明，牙齿脱失，戴有义齿。

4. 颈部

老年人颈部结构与成年人大致相同，无明显改变。注意老年人在脑膜受到刺激或患有脑血管病、痴呆、帕金森病、颈椎病、颈部肌肉损伤等病时，均可见颈项强直。

5. 胸部

（1）乳房　老年女性的乳腺组织减少，乳房多下垂或平坦。乳腺癌高发于 40～60 岁的女性，如检查时发现肿块，应高度警惕乳腺癌。老年男性受体内激素改变或药物的不良反应影响，可出现乳房发育。

（2）胸廓和肺脏　由于生理无效腔增多，致胸廓的前后径增大，左右径缩小，老年人胸廓多呈桶状胸（老年慢性支气管炎者更常见），肺叩诊多为过清音。由于胸廓顺应性下降及呼吸肌肌力减弱，胸廓活动受限，肺脏通气功能减弱，听诊时可见呼吸音减弱，胸式呼吸减弱，腹式呼吸增强。老年人行肺部检查时，应重点检查有无呼吸困难、异常呼吸音等。

（3）心脏　随年龄增长，成人肩部逐渐变窄，脊柱变形，可见脊柱后凸（驼背）、脊柱侧凸，导致老年人心脏下移，心尖搏动点可移至锁骨中线旁。胸廓坚硬，使心尖搏动幅度减弱，第一心音及第二心音减弱，心室顺应性减低，可出现第四心音。静息时心率减慢。心脏瓣膜（主要为主动脉瓣和二尖瓣）发生老化（多为钙化、纤维化及脂质沉积），可出现瓣膜僵硬和关闭不全，听诊时可闻及舒张期杂音，并可向颈动脉处传导。心脏评估时，应重点检查有无心率和心律改变、异常心音、心脏杂音、心腔扩大、心肌肥厚等。

6. 腹部

老年人腹部多较为饱满，皮下脂肪赘积，腹肌松弛，弹性减弱。肺脏容积扩大可使膈肌下降，于肋缘下可触及肝缘。老年人的膀胱肌肉萎缩、变薄，纤维组织增生，膀胱的皮下组织容易直接接触尿液中的致癌物质，膀胱癌发病率高。膀胱容量减少，可致尿频、尿失禁和尿路感染，触诊时常难触及充盈的膀胱。肠道蠕动减弱，肠鸣音可减少、减弱。腹部评估时，应重点进行肠鸣音的听诊、肝脾的触诊、腹部肿块的触诊、直肠的指诊等。

7. 泌尿生殖系统

老年女性阴毛变稀变灰白，阴唇褶皱增多，阴蒂变小，阴道壁弹性减弱，皱襞不明显，阴道黏膜变薄，黏液分泌减少，阴道壁苍白、干燥，阴道短而窄，宫颈变短，子宫和卵巢萎缩。老年女性阴道自净能力下降甚至可消失，易患老年性阴道炎。

老年男性阴毛变稀变灰白，阴茎、睾丸变小，阴囊处褶皱不明显，易晃动。因激素水平降低，老年男性多有前列腺增生，排尿阻力增大，易引起后尿道梗阻、排尿困难。

8. 脊柱与四肢

老年人肌张力减低，脊柱发生退行性改变，颈椎和头部前倾。椎间盘退化，脊柱后凸。关节退行性改变，软骨变形，骨质增生，使关节腔变窄，关节活动受限，以肩关节的后旋和外旋、肘关节的伸展、前臂的旋后、髋关节的旋转和膝关节的伸展等受限最为明显。由于肌肉力量和肌肉工作能力逐渐减弱，老年人运动能力和调节能力均有所下降，常见失用性萎缩，多发生于长期缺乏锻炼的肌肉、下肢骨骼肌等。肌张力增高，肌肉和肌腱挛缩，使老年人活动受限。评估脊柱与四肢时，应重点评估脊柱及四肢的形态，活动范围，有无畸形、疼痛、运动障碍等。

9. 神经系统

随着年龄的增长，运动神经和交感神经对神经冲动的传导速度变慢，神经反射时间延长，故老年人对外界反应迟钝，动作灵活度和协调能力下降；交感神经和副交感神经逐渐变性，释放的神经递质（乙酰胆碱、去甲肾上腺素等）减少，导致自主神经功能紊乱；颅内的蛋白质、核酸、脂质逐渐减少，使老年人智力和记忆力减退，神思恍惚、睡眠变差、性格改变。随着感觉功能的逐渐减退，老年人的视觉、听觉、嗅觉、味觉、触觉、痛觉、温度觉普遍迟钝。老年人深反射，如膝反射等多减弱，跟腱反射甚至可消失，但肱三头肌反射、肱二头肌反射仍灵活，可出现霍夫曼（Hoffmann）征阳性，但往往缺乏诊断意义，而典型的巴宾斯基（Babinski）征阳性则具有临床意义。

（王　琰）

第三节 社区老年人常用的辅助检查

随着现代医学技术的发展，辅助检查对临床疾病的诊断意义逐渐显现出来。老年人因受衰老及疾病的影响，发生某些疾病时，往往缺乏典型的异常征象，难以诊断，因此尽早进行相关辅助检查，正确识别检查结果的正常范围与异常表现，能够帮助医护人员准确做出临床诊断，并制订适宜的诊治及护理方案。

随着年龄的增长，老年人的身体（解剖）结构、生理功能及代谢状况等均产生变化，使得老年人辅助检查的参考范围与中青年人不同。研究老年人的辅助检查值的变化趋势，为他们制订合理的参考值范围，是正确进行老年人疾病诊断和护理的重要前提。但截至当前，由于样本量缺乏（正常老年人人数不足），加之难以判断辅助检查的数值变化是由疾病所致还是由衰老引起，目前尚无统一的老年人辅助检查参考值，临床上使用参考值范围仍主要来源于正常的中青年人。由于辅助检查的项目繁多，本节内容仅介绍常用的辅助检查项目。

一、常规检查

（一）血常规

在我国，目前 60 岁及以上老年人仍缺乏统一的红细胞（RBC）、血红蛋白（Hb）及血细胞比容（HTC）等正常参考标准。研究显示，RBC、Hb 及 HTC 的总值会随年龄增长而逐渐下降，但不低于正常成人的参考值下限，高龄时，性别差异消失。老年人贫血的主要诊断标准为：$RBC < 3.5 \times 10^{12}/L$，$Hb < 110g/L$，$HTC < 35\%$。白细胞（WBC）总数的参考范围为 $(3.0 \sim 8.9) \times 10^9/L$。WBC 构成中，淋巴细胞减少，尤其是 T 淋巴细胞减少，60 岁以上者可减少约 30%，而 B 淋巴细胞无明显增减。血小板计数无明显增减。

（二）红细胞沉降率

随年龄增长，老年人红细胞沉降率（ESR，简称血沉）逐渐增快。正常参考范围为：老年男性 $ESR \leqslant 24.1mm/h$，老年女性 $ESR \leqslant 34.4mm/h$。若

ESR 超过 65mm/h，应考虑感染、肿瘤等。

（三）尿常规

老年人的尿蛋白及尿胆原含量与中青年人差别不大。但其肾糖阈升高，故即使血糖升高，也可不出现尿糖阳性。因解剖结构和生理功能发生改变，老龄人泌尿系统感染的发生率随年龄增长而逐年上升，尿液中白细胞数量增多，菌尿多发，因而尿沉渣计数时，需 >20/HP 才具备临床意义。老年人中段尿细菌培养菌落计数的判断标准与中青年人不同，真性菌尿的判断标准为：老年男性 $\geq 10^3/ml$，老年女性 $\geq 10^4/ml$。

（四）粪常规

老年人粪检结果与中青年人无明显差异。粪便隐血试验对消化道出血有重要诊断意义，需密切关注。

二、临床生物化学检查

（一）血清电解质测定

随年龄增长，老年人白蛋白降低，血清磷（P）、钙（Ca^{2+}）可逐渐降低，血清钾（K^+）、钠（Na^+）、氯（Cl^-）多无明显改变。血清铁及不饱和铁结合力无明显改变或可降低 5%～10%。

（二）血清脂质和脂蛋白

血清脂质和脂蛋白检查是老年人非常重要的检查项目之一。随年龄增长，血清总胆固醇（TC）和甘油三酯（TG）含量逐渐增加，男性在 40～50 岁达峰值，女性在 50～60 岁达峰值，随后逐渐降低。血清低密度脂蛋白（LDL）、极低密度脂蛋白（VLDL）可随增龄而升高，40～50 岁时达峰值，随后逐渐降低。但血清高密度脂蛋白（HDL）却随增龄而逐渐降低。

（三）血糖、糖化血红蛋白测定和口服葡萄糖耐量试验

老年人易患糖尿病，定期监测各类血糖值（空腹血糖、餐后 2 小时血糖等）、糖化血红蛋白含量，对可疑糖尿病者行空腹糖耐量试验，有助于明确糖

尿病的诊断。老年人空腹血糖和随机血糖参考范围高于中青年人。老年人空腹血糖 >6.4mmol/L，餐后 2 小时血糖 >10.6mmol/L，即可确诊糖尿病。

（四）肾功能检查

老化可降低肾小球滤过率（GRF）。自 30 岁起，年龄每增长 10 岁，GFR 降低 10ml/min。Davis 计算 GFR 的公式为：GFR（ml/min）= 153.2 - 0.96 × 年龄（岁）。肾脏浓缩功能也随年龄增长而减退。30 岁开始，每增长 10 岁，尿浓缩功能下降 5%。因此老年人的尿素氮（BUN）、肌酐（CRE）、尿酸（UA）的正常参考范围亦随之改变，与中青年人不同。40 岁以后，尿素氮随年龄增长而增加，尿素氮的参考值上限可变为 3.3 ~ 9.9mmol/L；肌酐无增龄性改变；尿酸随增龄而轻度升高或无变化。无糖尿病者可不进行尿浓缩试验，尿比重 ≥1.015，提示浓缩功能正常。50 岁后，酚红排泄试验（PSP）中酚红排泄量常开始降低，低于 22% 提示肾功能低下。

（五）肝功能检查

老年人的白蛋白合成减少，人血白蛋白含量降低，一般下降 10%。α_1、α_2、β 和 γ 球蛋白逐渐升高，γ 球蛋白升高最明显。A/G 值逐渐降低。IgG、IgA 逐渐升高。而谷丙转氨酶（GPT，又称丙氨酸转氨酶，简写为 ALT）、谷草转氨酶（GOT，又称天冬氨酸转氨酶，简写为 AST）、碱性磷酸酶（ALP）、γ - 谷氨酰转肽酶（γ - GT）及胆红素无明显变化。

（六）内分泌功能检查

1. 甲状腺功能检查

三碘甲腺原氨酸（T_3）、甲状腺素（T_4）多不随年龄增长而发生改变，但有时也可见老年人的 T_3 值随增龄而出现降低，一般每增长 10 岁，T_3 约降低 0.1nmol/L（8.0ng/dl）；老年男性的 T_4 值可随增龄而降低，女性则无增龄差异。老年男性的促甲状腺激素（TSH）水平可以随年龄增长而升高，老年女性无明显改变。甲状腺 ^{131}I 摄取率无明显增龄性变化。

2. 肾上腺功能检查

老年人尿 17 - 酮类固醇（17 - KS）降低，而尿 17 - 羟皮质类固醇（17 - OHCS）无明显变化。尿儿茶酚胺、肾上腺素、去甲肾上腺素升高。肾素、醛固酮则随增龄而降低。

3. 性激素检查

男性 30 岁后，雄性激素逐渐减少，60 岁时可降低 50%，而女性无增龄性改变。女性 50 岁后，体内雌二醇、黄体酮开始增龄性降低，80 岁时可降低 50%。

三、肺功能检查

由于肺换气功能降低，老年人的肺活量、第 1 秒用力呼气容积、一秒率降低。目前认为老年人正常动脉血氧分压（PaO_2）应 ≥70mmHg。动脉血二氧化碳分压（$PaCO_2$）、pH 值、HCO_3^- 无增龄性变化。

四、心电图检查

心电图检查对诊断心律失常、心肌缺血、心肌梗死等具有重要意义，老年人群中心脏病发病率高，故无论有无心脏病的症状，老年人均应每半年至一年检查一次心电图，以便尽早发现无症状的心肌缺血、心肌梗死、心律失常等。

五、放射学检查

（一）X 线检查

临床常用的 X 线检查包括荧光透视、X 线摄影、X 线特殊检查、造影检查等，是老年人常用的检查之一。老年女性应定期行钼靶 X 线检查，以便能较早发现乳腺肿块。

（二）其他检查

其他检查包括计算机体层成像（CT）、磁共振成像（MRI）、发射计算机断层显像（ECT）检查等。老年人患急性脑血管疾病、颅内肿瘤时，这些检查具有较高灵敏度。

六、超声检查

超声检查既经济实惠，又有助于诊断某些疾病，目前已被广泛用于老年病的筛查。临床常用的超声检查包括 B 超、彩色多普勒超声、超声心动图等。

七、内镜检查

常用的内镜检查包括消化内镜、结肠镜、小肠镜、腹腔镜、纤维支气管镜等，对疑患消化性溃疡、消化道肿瘤、腹腔肿瘤、呼吸系统疾病等的老年人，应尽早安排此类检查，以尽早明确诊断。

（王　琰）

第四节　社区老年人的心理评估

进入老年期后，随着身体（解剖）结构和生理功能的改变，人的身体逐渐老化，加之可能出现家庭不和睦、子女不孝、老年丧偶或丧子、收入锐减、生活环境变差、体弱多病等生存环境变化，老年人较中青年人更易产生情绪波动，出现焦虑、抑郁等负性情绪，导致心理障碍，影响健康状况以及老年病的预防、治疗和预后。熟悉老年人的心理特点和影响因素，及时准确地进行心理评估和心理健康指导，帮助他们适应自身和环境的改变，摆脱不良心理，有助于其防治老年病、促进健康长寿、提高生活质量。

老年人的心理评估可以从以下几个方面进行：认知功能、情绪与情感、应激与应对等。

一、认知功能评估

认知功能是人们获取、加工和应用知识的一种综合能力。老年人的认知功能评估应包括感知觉、注意力、记忆力、思维能力、语言能力、定向力和智力等。评估认知功能，是判定老年人是否具备独立生活能力和生活质量是否受到影响的关键。

（一）主要内容

老年人认知功能评估须包含外观、意识状态、语言、情绪、思考、知觉等（表1-1）。

表1-1　认知功能的评估范围和内容

评估范围	评估内容
外观	姿势、穿着、打扮等
意识状态	清醒、嗜睡、模糊、昏迷（深、浅）
语言	音量、速度、流畅性、理解力、复述能力等
情绪	平静、不安、急躁、激动、忧郁、冷漠
思考知觉	判断力、思考内容、知觉、定向力
记忆力和注意力	短期记忆、长期记忆、学习新事物的能力
决断与认知	独立、需他人指引、不能做任何决定
高级认知功能	计算能力、抽象思维能力

（二）评估方法

护理人员可通过会谈、观察、医学检验、评定量表测量等方法对老年人的认知状态进行评估。

1. 会谈

会谈是最常用的方法。如可通过询问老年人"您最近视力怎么样？听力呢？"来了解老年人有无感知觉异常；通过询问"今天是星期几？""您知道现在处于何地吗？""您知道我是谁吗？"来了解老年人有无定向力改变；通过让老年人回忆自己或家人的生日、姓名来了解老年人有无记忆障碍；等。

2. 观察

通过老年人的感知觉、学习、记忆、语言、思维、定向力、注意力等有无改变，来了解老年人有无认知功能改变。认知障碍时，老年人可出现感觉迟钝、幻觉、记忆错误或缺失、思维逻辑障碍等表现。

3. 医学检验

认知障碍可使老年人出现一系列的变化，如学习或记忆障碍、失语、失认、精神活动改变（焦虑、抑郁、激越等）、痴呆等。

4. 评定量表测量

根据需要选择适宜量表进行评估。老年人常用的认知功能评估工具为简易精神状态检查量表和蒙特利尔认知评估量表。

（1）简易精神状态检查量表（表1–2）

量表简介：简易精神状态检查量表（MMSE，又称简明智力状态检查量表）由 Folstein 于 1975 年编制。量表内容包括时间定向力、地点定向力、记忆、注意力、计算力、语言（复述、理解力、书写）、视空间共 7 个方面，30 道题目。量表总分为 30 分，每题回答正确得 1 分，错误或不知道得 0 分。测试结果与受试者文化程度密切相关。认知正常的标准为：文盲（未受过教育）>17 分，小学文化程度 >20 分，初中文化程度及以上 >24 分，低于此分值可判定为认知功能障碍。MMSE 具有较高的信度、效度，其检测痴呆的敏感性为 80%~90%，特异性在 70%~80%。

注意事项：MMSE 是临床常用的认知功能筛查工具，但使用时，应注意它也具有一定局限性，主要为：①易受语言影响，使用方言测试时可产生假阳性；②评价结果受年龄和教育影响，受试者文化程度越高，测试结果准确性越高；③MMSE 主要用于评估定向力（时间和地点）、记忆（短时记忆和长时记忆）和语言能力，对轻度认知障碍、痴呆、血管性认知障碍识别率低；④MMSE 中，语言功能评估占比较大，非语言功能评估占比较小，无执行能力评估，致使其评估不够全面，尤其对局灶性认知功能障碍、额叶或额叶–皮质下环路功能障碍等疾病的评估效果较差。故对老年人进行认知功能评估，应尽量结合多种量表来综合评估。

表1–2　简易精神状态检查量表

检查的功能项目	序号	评估项目	评分方法	得分
	1	今年的年份？	答对 1 分，答错或拒答 0 分	
	2	现在是什么季节？	答对 1 分，答错或拒答 0 分	
时间定向力	3	今天是几号？	答对 1 分，答错或拒答 0 分	
	4	今天是星期几？	答对 1 分，答错或拒答 0 分	
	5	现在是几月份？	答对 1 分，答错或拒答 0 分	

检查的功能项目	序号	评估项目	评分方法	得分
时间定向力	6	请您告诉我现在我们在哪里？ 例如：现在我们在哪省、市？	答对 1 分，答错 或拒答 0 分	
	7	这里是什么区（县）？	答对 1 分，答错 或拒答 0 分	
	8	这是什么街道（乡）？	答对 1 分，答错 或拒答 0 分	
	9	我们现在是在第几层楼？	答对 1 分，答错 或拒答 0 分	
	10	这儿是什么地方（地址或建筑名称）？	答对 1 分，答错 或拒答 0 分	
记忆力		＊现在我要说出三种东西的名称，在我讲完之后，请您重复一遍。请您好好记住这三种东西，因为等一下我要再问您。（评估者请仔细说清楚，每样东西 1 秒钟） "皮球"　　"国旗"　　"树木"		
	11	复述：皮球	答对 1 分，答错 或拒答 0 分	
	12	复述：国旗	答对 1 分，答错 或拒答 0 分	
	13	复述：树木	答对 1 分，答错 或拒答 0 分	
注意力和计算力		＊现在请您算一算，从 100 中减去 7，然后从所得的数算下去，请您将每减一个 7 后的答案告诉我，直到我说"停"为止。		
	14	计算 100 − 7	答 93 给 1 分，否 则为 0 分	
	15	计算 93 − 7	答 86 给 1 分，否 则为 0 分	
	16	计算 86 − 7	答 79 给 1 分，否 则为 0 分	
	17	计算 79 − 7	答 72 给 1 分，否 则为 0 分	
	18	计算 72 − 7	答 65 给 1 分，否 则为 0 分	
		如前一项计算错误，但在错误的数基础上减 7 正确者仍给相应得分		

续表

检查的功能项目	序号	评估项目	评分方法	得分
		*现在请您说出我刚才让您记住的是哪三种东西		
回忆力	19	回忆：皮球	答对 1 分，答错或拒答 0 分	
	20	回忆：国旗	答对 1 分，答错或拒答 0 分	
	21	回忆：树木	答对 1 分，答错或拒答 0 分	
语言能力	22	出示手表提问受试者这是什么	答对 1 分，答错或拒答 0 分	
	23	出示铅笔提问受试者这是什么	答对 1 分，答错或拒答 0 分	
	24	请您跟我说"四十四只石狮子"	能正确说出 1 分，否则 0 分	
	25	给受试者一张卡片，上面写着"请闭上您的眼睛"。请您念一念这句话，并按照上面的意思去做	能正确说出并做到 1 分；不正确说出，也不能做到 0 分	
		*我给您一张纸，请您按我说的去做。现在开始，用右手拿着这张纸，用两只手把它对折起来，然后将它放在您的左腿上		
	26	用右手拿着这张纸	正确给 1 分，错误给 0 分	
	27	用两只手将纸对折	能对折 1 分，不能为 0 分	
	28	将纸放在左腿上	放对给 1 分，否则为 0 分	
	29	请您写一个完整的句子	能正确写出 1 分，否则为 0 分	
	30	请您照着下面的图案把它画下来	正常为 1 分，错误为 0 分	

总分：　　　　分

（2）蒙特利尔认知评估量表（表1-3）

量表简介：蒙特利尔认知评估量表（MoCA）由 Nasreddine 等学者于 2004 年对 MMSE 的评估内容进行改进而形成，评估内容包括视空间及执行能力、命名、记忆、语言、抽象思维、延迟回忆、定向力等 7 个方面。量表总分为 30 分，<26 分即可判定为认知功能障碍，受教育年限≤12 年时，总分加 1 分，总分最高不能高于 30 分。

注意事项：MoCA 具有不低于 MMSE 的信度、效度，尤其对轻度认知障碍的早期识别率高于 MMSE，更适于此类患者的筛查。

表1-3　蒙特利尔认知评估量表

姓名：_____　性别：_____　年龄：_____　教育年限：_____评估日期：_____

视空间与执行功能			得分
	复制立方体	画钟表（11 点过 10 分）（3 分）	
[ ]	[ ]	轮廓［ ］ 指针［ ］ 数字［ ］	＿/5
命名			
[ ]	[ ]	[ ]	＿/3

记忆	读出下列词语，然后由受试者重复上述过程 2 次，5 分钟后回忆		面孔	天鹅绒	教堂	菊花	红色	不计分
		第一次						
		第二次						
注意	读出下面的数字，请受试者重复（每秒 1 个）	顺背 [ ]	21854					＿/2
		倒背 [ ]	742					

续表

读出下列数字，每当数字出现1时，受试者敲1下桌面，错误数大于或等于2不给分 [　　] 5213941180621519451114190511２							__/2
100 连续减7　　　　[　] 93　[　] 86　[　] 79　[　] 72　[　] 65 4~5个正确得3分，2~3个正确得2分，1个正确得1分，0个正确得0分							__/3
语言	重复	"我只知道今天李明是帮过忙的人"[　] "当狗在房间里的时候，猫总是藏在沙发下"[　]					__/2
	流畅性	在1分钟内尽可能多地说出动物的名字 [　] __（n≥11名称）					__/1
抽象	词语相似性：香蕉－橘子＝水果　　火车－自行车 [　] 手表－尺子 [　]						__/2
延迟回忆	没有提示	面孔 [　]	天鹅绒 [　]	教堂 [　]	菊花 [　]	红色 [　]	只在没有提示的情况下给分 __/5
选项	类别提示						
	多选提示						
定向	[　] 星期　[　] 月份　[　] 年　[　] 日　[　] 地点　[　] 城市						__/6

总分：__/30（受教育年限≤12年者＋1分）　　　　　　正常≥26/30

二、情绪与情感评估

随着年龄增长，大脑整体功能下降，大脑神经、生物化学浓度、基因表达等出现变化，使老年人容易出现躯体功能障碍和认知、情感障碍，导致老年病的发病率升高，生活质量降低。对老年人的情感和情绪进行评估，不仅有助于及时了解老年人的心理状态，对不良情绪尽早干预，还有助于了解老年人的整体健康状况。

面对衰老、疾病、经济困难、行动不便等各种生活事件，老年人容易产生悲伤等负性情绪，影响躯体功能，其中焦虑和抑郁是老年人最常出现的负性情绪，需要医护人员及时进行干预。

（一）焦虑评估

焦虑（anxiety）是个体感受到真实或潜在威胁时，内心产生的一种紧张的、不愉快的心理情绪反映，常表现为惶惶不安、心烦意乱、预感不幸等，多伴有胸闷、憋气、心悸、出汗、手抖、尿频、失眠、噩梦、夜惊等。适度的焦虑能够使人们保持警觉并进入防御状态，适应环境变化，有利于生存，但长期、过度的焦虑则会导致身心俱疲，可进展为焦虑障碍，损害身心健康。患有焦虑障碍的老年人多表现出持久、莫名的担忧和紧张发作。护理人员可通过会谈、观察、医学检验、评定量表测量等方法对老年人的焦虑状态进行评估。

1. 会谈

会谈是最常用的焦虑评估方法。可通过询问"您最近心情怎么样?""有没有什么事情让您感到特别高兴、难过或担心?""您觉得生活有意义吗?"等问题直接收集老年人的情绪与情感状态。所获得的回答需与老年人的亲属、朋友、同事等进行核实。

2. 观察

通过老年人的面部表情、身体动作、言语等，综合判断老年人有无焦虑情绪。焦虑时，老年人可出现表情忧虑、惶惶不安、唉声叹气、啃咬指甲、来回踱步、呼吸急促、口干、出汗、全身发抖、坐卧不宁、烦躁等表现。

3. 医学检验

焦虑可使老年人出现一系列的生理变化，如心率加快、心律失常、呼吸频率加快、血压升高、体温变化、睡眠障碍等。

4. 评定量表测量

根据需要选择适宜量表进行评估。常用的老年人焦虑评估量表包括汉密尔顿焦虑量表、状态－特质焦虑量表、焦虑自评量表、焦虑可视化标尺技术等。

（1）汉密尔顿焦虑量表（表1-4、1-5）

量表简介：汉密尔顿焦虑量表（Hamilton anxiety scale，HAMA）由Hamilton于1959年编制，1984年我国学者汤毓华将其翻译并引进国内。该量表信度、效度高，长度适宜，被广泛用于评定焦虑及其严重程度。量表共有14道题目，前1~6项和第14项用来评估精神性焦虑，后7~13项用来评估躯体性焦虑。除第14项需结合观察外，所有项目均根据受试者的口头叙述进行评分，特别强调受试者的主观感受。

量表采用 0~4 分的 5 级评分法，总分为 56 分。具体评分标准为："无症状"计 0 分，"轻度"计 1 分，"中度，有肯定的症状但不影响生活与劳动"计 2 分，"重度，症状重、需要进行处理或影响生活和劳动"计 3 分，"极重度，症状极重、严重影响生活"计 4 分。总分 < 7 分，为无焦虑；总分 > 14 分，为有肯定的焦虑；总分 > 21 分，为明显焦虑；总分 > 29 分，为严重焦虑。总分越高，焦虑程度越重。

注意事项：评估时，需由 2 名经过专业训练的人员对受试者进行联合评估，然后各自独立评分。

表 1-4　汉密尔顿焦虑量表

序号	项目	无（0分）	轻（1分）	中（2分）	重（3分）	极重（4分）
1	焦虑心境					
2	紧张					
3	害怕					
4	失眠					
5	记忆或注意障碍					
6	抑郁心境					
7	肌肉系统症状					
8	感觉系统症状					
9	心血管系统症状					
10	呼吸系统症状					
11	胃肠道症状					
12	泌尿生殖系统症状					
13	自主神经症状					
14	会谈时行为表现					

表 1-5　汉密尔顿焦虑量表的内容

项目	主要表现
1. 焦虑心境	担心、担忧，感到最坏的事情将要发生，容易激惹
2. 紧张	紧张感、易疲劳、不能放松、情绪反应，易哭、颤抖、感到不安
3. 害怕	害怕黑暗、陌生人、一人独处、动物、乘车或旅游、公共场合

项　目	主要表现
4. 失眠	难以入睡、易醒、睡眠浅、多梦、夜惊、醒后感觉疲倦
5. 认知功能	注意力不能集中、注意障碍、记忆力差
6. 抑郁心境	丧失兴趣、抑郁、对以往爱好缺乏快感
7. 躯体性焦虑（肌肉系统）	肌肉酸痛、活动不灵活、肌肉和肢体抽动、牙齿打战、声音发抖
8. 躯体性焦虑（感觉系统）	视物模糊、发冷发热、软弱无力感、浑身刺痛
9. 心血管系统症状	心动过速、心悸、胸痛、血管跳动感、昏倒感、心搏脱漏
10. 呼吸系统症状	胸闷、窒息感、叹息、呼吸困难
11. 胃肠道症状	吞咽困难、嗳气、消化不良（进食后腹痛、腹胀、恶心、胃部饱胀感）、肠动感、肠鸣、腹泻、体重减轻、便秘
12. 泌尿生殖系统症状	尿频、尿急、停经、性冷淡、早泄、阳痿
13. 自主神经系统症状	口干、潮红、苍白、易出汗、紧张性头痛、毛发竖起
14. 会谈时行为表现	①一般表现：紧张、不能松弛、忐忑不安、咬手指、紧握拳、面肌抽动、手发抖、皱眉、表情僵硬、肌张力高、叹息样呼吸、面色苍白；②生理表现：吞咽、打嗝、安静时心率快、呼吸快、腱反射亢进、震颤、瞳孔放大、眼睑跳动、易出汗、眼球突出

（2）状态 – 特质焦虑量表（表 1 – 6）

量表简介：状态 – 特质焦虑量表（state – trait anxiety inventory，STAI）是由 Spielberger 等学者编制的自我评价性量表，能直观地反映受试者的主观感受。量表共有 40 道题目，前 20 项用于评估状态焦虑（S – anxiety），反映受试者短暂的、不愉快的情绪体验，如紧张、恐惧、忧虑、神经质、不适感等，伴有自主神经系统功能亢进；后 20 项用来评估特质焦虑（T – anxiety），反映受试者相对稳定的人格特质和焦虑倾向，存在个体差异，可被定义为每天经历的压力感、忧虑感、不适感等。量表采用 1 ~ 4 分的 4 级评分法。具体评分标准如下。①状态焦虑 4 分制："完全没有"计 1 分，"有些"计 2 分，"中等程度"计 3 分，"非常明显"计 4 分。②特质焦虑 4 分制："完全没有"计 1 分，"有些"计 2 分，"中等程度"计 3 分，"非常明显"计 4 分。状态焦虑、特质焦虑各自的总分范围为 20 ~ 80 分。总分越高，焦虑程度越重。

注意事项：①量表主要用于评估受试者的特质性焦虑和当前状态下的焦虑状态，可用于患内科、外科、心身疾病、精神病和特定人群的焦虑情绪评估，也可以用于评估心理治疗、药物治疗的疗效。此外，量表还能够帮助护理人员更准确地了解受试者的"背景"和"现况"间的关系。②受试者需具备一定的文化水平（初高中）。若受试者文化程度太低，难以理解本量表的内容，评估者可逐条进行解释，再让受试者独自完成评估。③量表完成时间无限制，一次评估一般耗时 10 ~ 20 分钟。

表 1 - 6　状态 - 特质焦虑量表

	陈述内容	完全没有	有些	中等程度	非常明显
*	1. 我感到心情平静	1	2	3	4
*	2. 我感到安全	1	2	3	4
	3. 我是紧张的	1	2	3	4
	4. 我感到紧张束缚	1	2	3	4
*	5. 我感到安逸	1	2	3	4
	6. 我感到烦乱	1	2	3	4
	7. 我现在正烦恼，感到这种烦恼超过了可能的不幸	1	2	3	4
*	8. 我感到满意	1	2	3	4
	9. 我感到害怕	1	2	3	4
*	10. 我感到舒适	1	2	3	4
*	11. 我有自信心	1	2	3	4
	12. 我觉得神经过敏	1	2	3	4
	13. 我极度紧张不安	1	2	3	4
	14. 我优柔寡断	1	2	3	4
*	15. 我是轻松的	1	2	3	4
*	16. 我感到心满意足	1	2	3	4
	17. 我是烦恼的	1	2	3	4
	18. 我感到慌乱	1	2	3	4
*	19. 我感到镇静	1	2	3	4

陈述内容	完全没有	有些	中等程度	非常明显
＊ 20. 我感到愉快	1	2	3	4
＊ 21. 我常常感到愉快	1	2	3	4
22. 我常常感到神经过敏和不安	1	2	3	4
＊ 23. 我常常感到自我满足	1	2	3	4
＊ 24. 我常常希望能像别人那样高兴	1	2	3	4
25. 我常常感到我像衰竭一样	1	2	3	4
＊ 26. 我常常感到很宁静	1	2	3	4
＊ 27. 我常常是平静的、冷静的和泰然自若的	1	2	3	4
28. 我常常感到困难——堆积起来，因此无法克服	1	2	3	4
29. 我常常过分忧虑一些事，实际上这些事无关紧要	1	2	3	4
＊ 30. 我常常是高兴的	1	2	3	4
31. 我的思想常常处于混乱状态	1	2	3	4
32. 我常常缺乏自信心	1	2	3	4
＊ 33. 我常常感到安全	1	2	3	4
＊ 34. 我常常容易做出决断	1	2	3	4
35. 我常常感到不合适	1	2	3	4
＊ 36. 我常常是满足的	1	2	3	4
37. 一些不重要的思想总缠绕着我，并打扰我	1	2	3	4
38. 我产生的沮丧常常是如此强烈，以致我不能从思想中排除它们	1	2	3	4
＊ 39. 我常常是一个镇定的人	1	2	3	4
40. 当我考虑我目前的事情和利益时，我就常常陷入紧张状态	1	2	3	4

注：＊项为反向评分题。

（3）焦虑自评量表（表1-7）

量表简介：焦虑自评量表（self-rating anxiety scale，SAS）由学者Zung于1971编制而成，主要用于评估受试者焦虑的主观感受。量表共有20道题目，分为正向评分题（第1、2、3、4、6、7、8、10、11、12、14、15、16、18、20题）和反向评分题（第5、9、13、17、19题），主要用于评估题目所指症状发生的频率。量表具体题目和所希望引出的症状如下：

①我觉得比平常容易紧张和着急（焦虑）。

②我无缘无故地感到害怕（害怕）。

③我容易心里烦乱或觉得惊恐（惊恐）。

④我觉得我可能将要发疯（发疯感）。

⑤＊我觉得一切都很好，也不会发生什么不幸（不幸预感）。

⑥我手脚发抖打颤（手足颤抖）。

⑦我因为头痛、头颈痛和背痛而苦恼（躯体疼痛）。

⑧我感觉容易衰弱和疲乏（乏力）。

⑨＊我觉得心平气和，并且容易安静坐着（静坐不能）。

⑩我觉得心跳得很快（心悸）。

⑪我因为一阵阵头晕而苦恼（头晕）。

⑫我有晕倒发作或觉得要晕倒似的（晕厥感）。

⑬＊我呼气吸气都感到很容易（呼吸困难）。

⑭我手脚麻木和刺痛（手足刺痛）。

⑮我因为胃痛和消化不良而苦恼（胃痛、消化不良）。

⑯我常常要小便（尿意频繁）。

⑰＊我的手常常是干燥温暖的（多汗）。

⑱我脸红发热（面部潮红）。

⑲＊我容易入睡，并且一夜睡得很好（睡眠障碍）。

⑳我做噩梦（噩梦）。

量表采用 1～4 分的 4 级评分法。具体评分标准为：①正向评分题，"没有或很少时间"计 1 分，"少部分时间"计 2 分，"相当多时间"计 3 分，"绝大部分或全部时间"计 4 分。②反向评分题，"绝大部分或全部时间"计 1 分，"相当多时间"计 2 分，"少部分时间"计 3 分，"没有或很少时间"计 4 分。总分越高，焦虑程度越重。

注意事项：①SAS 量表能够较为准确地反映受试者的焦虑状况，可作为了解受试者焦虑状况的一种自评工具，但对于神经衰弱、焦虑性神经质和抑郁性精神病缺乏鉴别作用。②量表需受试者自行填写，若受试者文化程度太低，难以理解本量表的内容，评估者可逐条进行解释，再让受试者独自完成评估。量表完成时间不宜过长，一般不超过 10 分钟。量表主要反映受试者过去一周的情绪状况。

表 1-7 焦虑自评量表

填表注意事项：下面有 20 条文字，请仔细阅读每一条，把意思弄明白，然后根据你最近 1 周的实际情况在适当的方格里画"√"。每一条文字后有四个格，表示：没有或很少时间；少部分时间；相当多时间；绝大多数或全部时间。

陈述内容	没有或很少时间	少部分时间	相当多时间	绝大多数时间	工作人员评定
1. 我觉得比平常容易紧张和着急	□	□	□	□	□
2. 我无缘无故地感到害怕	□	□	□	□	□
3. 我容易心里烦乱或觉得惊恐	□	□	□	□	□
4. 我觉得我可能将要发疯	□	□	□	□	□
5. *我觉得一切都很好，也不会发生什么不幸	□	□	□	□	□
6. 我手脚发抖打颤	□	□	□	□	□
7. 我因为头痛、头颈痛和背痛而苦恼	□	□	□	□	□
8. 我感觉容易衰弱和疲乏	□	□	□	□	□
9. *我觉得心平气和，并且容易安静坐着	□	□	□	□	□
10. 我觉得心跳得很快	□	□	□	□	□
11. 我因为一阵阵头晕而苦恼	□	□	□	□	□
12. 我有晕倒发作或觉得要晕倒似的	□	□	□	□	□
13. *我呼气吸气都感到很容易	□	□	□	□	□
14. 我手脚麻木和刺痛	□	□	□	□	□
15. 我因为胃痛和消化不良而苦恼	□	□	□	□	□
16. 我常常要小便	□	□	□	□	□
17. *我的手常常是干燥温暖的	□	□	□	□	□
18. 我脸红发热	□	□	□	□	□
19. *我容易入睡，并且一夜睡得很好	□	□	□	□	□
20. 我做噩梦	□	□	□	□	□

注：*项为反向评分题。

（4）焦虑可视化标尺技术 请受试者根据自身状况在可视化标尺上表明其焦虑程度（图 1-1）。

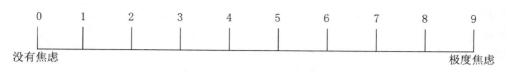

图1-1　焦虑可视化标尺

（二）抑郁评估

抑郁也被称为情感低落，是一种以显著而持久的心境低落为主要临床特征的心境障碍。其病因尚不明确，主要表现为心境低落与其处境不符、情绪消沉、思维迟缓、意志活动减退、躯体症状等。如处置不当，患者可从闷闷不乐、自卑抑郁、兴趣减退发展至悲观厌世、有自杀企图或行为，严重者甚至可发生木僵、出现幻觉、妄想等。抑郁症患者常并存焦虑情绪。在我国，受传统文化的影响，部分老年患者缺乏典型情感症状。

抑郁状态给老年人的躯体和精神造成了极大痛苦，也使老年人的生活质量严重下降。老年人的抑郁发生率较高，病情较重，护理人员应综合应用各种评估方法，及时、准确地判定老年人抑郁程度，及时干预，做好优质护理工作。可通过会谈、观察、医学检验、评定量表测量等方法对老年人的抑郁状态进行评估。

1. 会谈

会谈为最常用的抑郁评估方法，可通过询问"您最近心情怎么样？""有没有什么事情让您感到特别失落或有负罪感？""有什么事情让您感到痛苦或者倍感困扰？""您近期有没有感觉心情变得更差？"等问题直接收集老年人的情绪与情感状态。如老年人在交谈时表现出主动言语减少、语速明显减慢、声音低沉、应答困难、走神、不愿交流等，多提示其存在抑郁情绪。

2. 观察

通过老年人的面部表情、身体动作、言语等，综合判断老年人有无抑郁情绪。抑郁时，老年人可出现表情痛苦、悲观绝望、自我评价降低、常常自责、出现罪恶妄想、思维缓慢、反应迟钝、整日卧床、不想做事、坐立不安、搓手顿足、记忆力下降、注意力不集中等表现。

3. 医学检验

抑郁可使老年人出现一系列的躯体变化，如恶心、呕吐、食欲减退、乏力、体重减轻、心慌、气短、胸闷、出汗、睡眠障碍、性欲减低等。

4. 评定量表测量

根据需要选择适宜量表进行评估。目前使用较广泛的有汉密尔顿抑郁量表、Zung 抑郁自评量表、老年人抑郁量表、贝克抑郁量表等。本文重点介绍老年人抑郁量表 30 题版、老年人抑郁量表 15 题版、汉密尔顿抑郁量表、抑郁自评量表。

（1）老年人抑郁量表 30 题版（表 1 - 8）

量表简介：老年人抑郁量表 30 题版（geriatric depression scale，GDS）包含 30 道题目，每个题目需要受试者结合一周的感受来回答"是"或"否"，其中第 1、5、7、9、15、19、21、27、29、30 题用反序计分（回答"否"表示存在抑郁，计 1 分；回答"是"计 0 分），其余题目正序计分（答"是"计 1 分；回答"否"计 0 分）。量表满分 30 分，0 ~ 10 为正常，11 ~ 20 分为轻度抑郁，21 ~ 30 分为中重度抑郁。总分越高，受试者抑郁程度越重。

注意事项：量表主要用来反映受试者一周以来的感受。因量表临界值存在疑问，当前主要用于筛查老年抑郁症。

表 1 - 8　老年人抑郁量表 30 题版

项　目	回　答	
1. 您对生活基本满意吗？	是	否
2. 您是否已放弃了许多活动与兴趣？	是	否
3. 您是否觉得生活空虚？	是	否
4. 您是否常感到厌倦？	是	否
5. 您觉得未来有希望吗？	是	否
6. 您是否因为脑子里一些想法摆脱不掉而烦恼？	是	否
7. 您是否大部分时间精力充沛？	是	否
8. 您是否害怕会有不幸的事落到您头上？	是	否
9. 您是否大部分时间感到幸福？	是	否
10. 您是否常感到孤立无援？	是	否

续表

项　目	回　答	
11. 您是否经常坐立不安、心烦意乱？	是	否
12. 您是否希望待在家里而不愿去做些新鲜事？	是	否
13. 您是否常常担心将来？	是	否
14. 您是否觉得记忆力比以前差？	是	否
15. 您觉得现在活得很惬意吗？	是	否
16. 您是否常感到心情沉重、郁闷？	是	否
17. 您是否觉得像现在这样活着毫无意义？	是	否
18. 您是否总为过去的事忧愁？	是	否
19. 您觉得生活很令人兴奋吗？	是	否
20. 您开始一件新的工作很困难吗？	是	否
21. 您觉得生活充满活力吗？	是	否
22. 您是否觉得您的处境已毫无希望？	是	否
23. 您是否觉得大多数人比您强得多？	是	否
24. 您是否常为些小事伤心？	是	否
25. 您是否常觉得想哭？	是	否
26. 您集中精力有困难吗？	是	否
27. 您早晨起来很快活吗？	是	否
28. 您希望避开聚会吗？	是	否
29. 您做决定很容易吗？	是	否
30. 您的头脑像往常一样清晰吗？	是	否

（2）老年人抑郁量表 15 题版（表 1 - 9）

量表简介：Yesavage 等学者在老年人抑郁量表 30 题版基础上进行改进，设计出 15 题版，即老年人抑郁量表 15 题版（GDS - 15）。量表总分为 15 分，敏感性为 72%，特异性为 57%，广泛应用于临床。量表共有 15 道题目，每个问题答案为"是"或"否"，其中 1、5、7、11 题用反序计分（回答"否"表示抑郁存在，计 1 分；回答"是"计 0 分），其余题目用正序计分（答"是"计 1 分；回答"否"计 0 分）。量表满分 15 分，0～4 分为正常，5～8 分为轻度抑郁，9～11 分为中度抑郁，12～15 分为重度抑郁。总分越高，受试者抑郁程度越重。

注意事项：本表不适用于有认知障碍的老年人。

表1-9　老年人抑郁量表15题版

项　目	回　答	
1. 您是否基本满意自己的生活？	是	否
2. 您是否放弃了许多活动和兴趣爱好？	是	否
3. 您是否感到生活空虚？	是	否
4. 您是否感到厌倦？	是	否
5. 大多数时间里，您是否精神良好？	是	否
6. 您是否害怕有对自己不利的事件发生？	是	否
7. 大多数时间里，您是否感到快乐？	是	否
8. 您是否常常有无助的感觉？	是	否
9. 您是否宁愿待在家里而不愿出去干一些新鲜事？	是	否
10. 您是否觉得您的记忆比大多数人的差？	是	否
11. 您是否觉得现在活着真的是太神奇了？	是	否
12. 您是否觉得您现在一无是处？	是	否
13. 您是否感到精力充沛？	是	否
14. 您是否觉得您的处境没有希望？	是	否
15. 您是否认为大多数人的处境比您好？	是	否

（3）汉密尔顿抑郁量表（表1-10）

量表简介：汉密尔顿抑郁量表（HAMD）由 Hamilton 于1960年编制，广泛应用于临床。该量表经多次修订后形成了多种版本，本书中主要收录24项版本。该版本能够较好地反复对病情严重程度进行评估。量表共24题，分为正向评分题（第1、2、3、7、8、9、10、11、15、19、20、22、23、24题）和反向评分题（第4、5、6、12、13、14、16、17、18、21题）。量表具体评分方法如下：

正向评分题：采用0~4分的5级评分法，"无"计0分，"轻度"计1分，"中度"计2分，"重度"计3分，"极重度"计4分。

反向评分题：采用0~2分的3级评分法，"无"计0分，"轻中度"计1分，"重度"计2分。

量表满分 86 分。总分 < 8 分，无抑郁症状；总分 > 20 分，为轻度抑郁或中度抑郁；总分 > 35 分，为严重抑郁。总分越高，受试者抑郁程度越重。

表 1 – 10　汉密尔顿抑郁量表

项　目	分　数				
1. 抑郁情绪	0	1	2	3	4
2. 有罪恶感	0	1	2	3	4
3. 自杀	0	1	2	3	4
4. 入睡困难	0	1	2		
5. 睡眠不深	0	1	2		
6. 早醒	0	1	2		
7. 工作和兴趣	0	1	2	3	4
8. 迟缓	0	1	2	3	4
9. 激越	0	1	2	3	4
10. 精神性焦虑	0	1	2	3	4
11. 躯体性焦虑	0	1	2	3	4
12. 胃肠道症状	0	1	2		
13. 全身症状	0	1	2		
14. 性症状	0	1	2		
15. 疑病	0	1	2	3	4
16. 体重减轻	0	1	2		
17. 自知力	0	1	2		
18. 日夜变化　　A. 早　　B. 晚	0	1	2		
19. 人格解体或现实解体	0	1	2	3	4
20. 偏执症状	0	1	2	3	4
21. 强迫症状	0	1	2		
22. 无助感、能力减退感	0	1	2	3	4
23. 绝望感	0	1	2	3	4
24. 自卑感	0	1	2	3	4

注：圈出最适合受试者情况的分数。

各题目的具体评分标准如下：

①抑郁情绪：1 分表示只是在问到时才诉述；2 分表示在访谈中自然地表达；3 分表示不用言语也可以从表情、姿势、声音或欲哭中流露出这种情绪；4 分表示受试者的自发言语和非语言表达（表情、动作）几乎完全表现出这种情绪。

②有罪恶感：1 分表示责备自己，感到自己已连累他人；2 分表示认为自己犯了罪或反复思考以往的过失和错误；3 分表示认为目前的疾病是对自己的错误的惩罚或有罪恶妄想；4 分表示罪恶妄想伴有指责或威胁性的幻觉。

③自杀：1 分表示感觉活着没有意义；2 分表示希望自己已经死去，或常想到与死有关的事；3 分表示消极观念（自杀念头）；4 分表示有严重的自杀行为。

④入睡困难（初段失眠）：1 分表示主诉有入睡困难，上床半小时后仍不能入睡（应注意平时受试者入睡的时间）；2 分表示主诉每晚均有入睡困难。

⑤睡眠不深（中段失眠）：1 分表示睡眠浅，多噩梦；2 分表示半夜（晚上 12 点钟以前）曾醒来（不包括上厕所）。

⑥早醒（末段失眠）：1 分表示有早醒，比平时早醒 1 小时，但能重新入睡（应排除平时的习惯）；2 分表示早醒后无法重新入睡。

⑦工作和兴趣：1 分表示提问时才诉述；2 分表示自然地直接或间接表达对活动、工作或学习失去兴趣，如感到无精打采，犹豫不决，不能坚持或需强迫才能工作或活动；3 分表示病室活动或娱乐不足 3 小时；4 分表示因目前的疾病而停止工作，住院者不参加任何活动或者没有他人帮助便不能完成病室日常事务（注意不能凡住院就打 4 分）。

⑧迟缓：指思维和言语缓慢，注意力难以集中，主动性减退。1 分表示精神检查中发生轻度阻滞；2 分表示精神检查中发现明显阻滞；3 分表示精神检查进行困难；4 分表示完全不能回答问题（木僵）。

⑨激越：1 分表示检查时有些心神不定；2 分表示明显心神不定或小动作多；3 分表示不能静坐，检查中曾起立；4 分表示搓手、咬手指、扯头发、咬嘴唇。

⑩精神性焦虑：1分表示问及时诉述；2分表示自然地表达；3分表示表情和言谈流露出明显忧虑；4分表示明显惊恐。

⑪躯体性焦虑：按焦虑的生理症状，包括口干、腹胀、腹泻、打嗝、腹绞痛、心悸、头痛、过度换气和叹气，以及尿频和出汗。1分表示轻度；2分表示中度，有明显的上述症状；3分表示重度，上述症状严重，影响生活或需要处理；4分表示严重影响生活和活动。

⑫胃肠道症状：1分表示食欲减退，但不需他人鼓励便自行进食；2分表示进食需他人催促或请求，需要应用泻药或助消化药。

⑬全身症状：1分表示四肢、背部或颈部沉重感，背痛，头痛，肌肉疼痛，全身乏力或疲倦；2分表示症状明显。

⑭性症状：指性欲减退、月经不调等。1分表示轻度；2分表示重度；3分表示不能肯定，或该项对受试者不适合（不计入总分）。

⑮疑病：1分表示对身体过分关注；2分表示反复考虑健康问题；3分表示有疑病妄想；4分表示伴幻觉的疑病妄想。

⑯体重减轻

按病史评定：1分表示受试者诉述可能有体重减轻；2分表示肯定有体重减轻。

按体重记录评定：1分表示1周内体重减轻超过0.5kg；2分表示1周内体重减轻超过1kg。

⑰自知力：0分表示知道自己有病，表现为抑郁；1分表示知道自己有病，但归咎于伙食太差、环境问题、工作过忙、病毒感染或需要休息等；2分表示完全否认有病。

⑱日夜变化：如果症状在早晨或傍晚加重，先指出是哪一种，然后按其变化程度评分。1分表示轻度变化：早1，晚1；2分表示重度变化：早2，晚2。

⑲人格解体或现实解体：指非真实感或虚无妄想。1分表示问到时才诉述；2分表示自然诉述；3分表示有虚无妄想；4分表示伴幻觉的虚无妄想。

⑳偏执症状：1分表示有猜疑；2分表示有牵连观念；3分表示有关系妄想或被害妄想；4分表示伴有幻觉的关系妄想或被害妄想。

㉑强迫症状：指强迫思维和强迫行为。1分表示问及时才诉述；2分表

示自觉诉述。

㉒无助感、能力减退感：1分表示仅于提问时方引出主观体验；2分表示受试者主动表述；3分表示需鼓励、指导和安慰才能完成病室日常事务或个人卫生；4分表示穿衣、梳洗、进食、铺床或个人卫生均需他人协助。

㉓绝望感：1分表示有时怀疑"情况是否会好转"，但解释后能接受；2分表示持续感到"没有希望"，但解释后能接受；3分表示对未来感到灰心、悲观和失望，解释后不能解除；4分表示自动地反复诉述"我的病好不了啦"，诸如此类的情况。

㉔自卑感：1分表示仅在询问时，诉述自卑感（我不如他人）；2分表示自动地诉述有自卑感；3分表示受试者主动诉述"我一无是处"或"低人一等"，与评2分者只是程度上有差别；4分表示自卑感达妄想的程度，例如"我是废物"或类似情况。

注意事项：为保证评估结果的准确性，测试时应由2名专业人员联合检查，然后各自独立评分。

（4）抑郁自评量表（表1-11）

量表简介：抑郁自评量表（self-rating depression scale，SDS）由Zung于1965年编制，量表使用便利，广泛应用于临床。量表需由受试者在理解的基础上自行填写，主要用于反映受试者过去一周的精神状况（有无抑郁情绪或抑郁情绪严重程度）。量表共20道题目，分为正向评分题（第1、3、4、7、8、9、10、13、15、19题）和反向评分题（第2、5、6、11、12、14、16、17、18、20题）。量表采用1~4分的4级评分法，具体评分方法为：①正向评分题，"没有或很少时间"计1分，"少部分时间"计2分，"相当多时间"计3分，"绝大部分或全部时间"计4分。②反向评分题，"绝大部分或全部时间"计1分，"相当多时间"计3分，"少部分时间"计2分，"没有或很少时间"计4分。总分越高，抑郁程度越重。其中每条文字及其所希望引出的症状如下（括号中为症状名称）：

①我觉得闷闷不乐、情绪低沉（忧郁）。

②我觉得一天中早晨最好（晨重晚轻）。

③我一阵阵哭出来或觉得想哭（易哭）。

④我晚上睡眠不好（睡眠障碍）。

⑤我吃得跟平常一样多（食欲减退）。

⑥我与异性密切接触时和以往一样感到愉快（性兴趣减退）。

⑦我发觉我的体重在下降（体重减轻）。

⑧我有便秘的苦恼（便秘）。

⑨我心跳比平常快（心悸）。

⑩我无缘无故地感到疲乏（易倦）。

⑪我的头脑跟平常一样清楚（思考困难）。

⑫我觉得经常做的事并没有困难（能力减退）。

⑬我觉得不安而平静不下来（不安）。

⑭我对将来抱有希望（绝望）。

⑮我比平常容易生气、激动（易激惹）。

⑯我觉得做出决定是容易的（决断困难）。

⑰我觉得自己是个有用的人，有人需要我（无用感）。

⑱我的生活过得很有意思（生活空虚感）。

⑲我认为如果我死了，别人会过得好些（无价值感）。

⑳平常感兴趣的事我仍然感兴趣（兴趣丧失）。

注意事项：①SDS量表能够较为准确地反映受试者的抑郁状况，可作为了解受试者抑郁状况的一种自评工具，但需受试者自行填写。②若受试者文化程度太低，难以理解本量表的内容，评估者可逐条进行解释，再让受试者独自完成评估。③量表完成时间不宜过长，一般不超过10分钟。④量表主要反映受试者过去一周的情绪状况。

表 1-11　抑郁自评量表

填表注意事项：下面有20条文字，请仔细阅读每一条，把意思弄明白，然后根据你最近1周的实际情况在适当的方格里画"√"。每一条文字后有四个格，表示：没有或很少时间；少部分时间；相当多时间；绝大多数或全部时间。

陈述内容	没有或很少时间	少部分时间	相当多时间	绝大多数时间	工作人员评定
1. 我觉得闷闷不乐、情绪低沉	☐	☐	☐	☐	☐
2. *我觉得一天中早晨最好	☐	☐	☐	☐	☐
3. 我一阵阵哭出来或觉得想哭	☐	☐	☐	☐	☐
4. 我晚上睡眠不好	☐	☐	☐	☐	☐
5. *我吃得跟平常一样多	☐	☐	☐	☐	☐
6. *我与异性密切接触时和以往一样感到愉快	☐	☐	☐	☐	☐
7. 我发觉我的体重在下降	☐	☐	☐	☐	☐
8. 我有便秘的苦恼	☐	☐	☐	☐	☐
9. 我心跳比平常快	☐	☐	☐	☐	☐
10. 我无缘无故地感到疲乏	☐	☐	☐	☐	☐
11. *我的头脑跟平常一样清楚	☐	☐	☐	☐	☐
12. *我觉得经常做的事并没有困难	☐	☐	☐	☐	☐
13. 我觉得不安而平静不下来	☐	☐	☐	☐	☐
14. *我对将来抱有希望	☐	☐	☐	☐	☐
15. 我比平常容易生气、激动	☐	☐	☐	☐	☐
16. *我觉得做出决定是容易的	☐	☐	☐	☐	☐
17. *我觉得自己是个有用的人，有人需要我	☐	☐	☐	☐	☐
18. *我的生活过得很有意思	☐	☐	☐	☐	☐
19. 我认为如果我死了，别人会过得好些	☐	☐	☐	☐	☐
20. *平常感兴趣的事我仍然感兴趣	☐	☐	☐	☐	☐

注：*项为反向评分题。

三、应激与应对评估

应激是个体身处危险或意外状况时，所产生的一种情绪状态，主要表现为个体在生理、心理、行为等方面发生的变化。适度的应激有助于个体更好地适应环境变化，健全人格。过度的应激反而会破坏个体的身心健康，诱发疾病。随着年龄的逐渐增长，老年人在面临较多的人生巨变（如退休、失业、丧偶、亲友去世、病痛折磨、经济状况变差等）后，遭受到较大的压力，如若无法正确应对，便会给老年人的身心健康带来严重危害。

作为护理人员，我们在对老年人进行心理评估时，需要全面、系统、有针对性地进行，帮助老年人去适应生活环境的变化，缓解压力，减轻心理负担，促进身心健康。应激的评估方法主要有会谈、观察、医学检验、评定量表测量等。

（一）会谈

会谈为应激评估的主要方法，可通过询问"近期有什么让您感到压力的事情？""这些年来，您的身边发生了哪些重大改变？""感到压力的时候，一般您怎么缓解压力？""您遇到困难时，有亲朋好友帮助您，关心您吗？""遇到困难的时候，您一般会怎么做？""遇到不开心的事情，您会闷在心里还是说出来？"等问题来了解老年人的应激源、应对方式、社会支持、个性和应激反应。尤其应注意老年人在交谈时是否表现出头痛、头晕、抑郁、愤怒、疲乏等表现。

（二）观察

通过老年人的面部表情、身体动作、言语等，综合判断老年人是否存在应激障碍。应激障碍时，老年人可出现思维混乱、解决问题能力下降、有敌对行为或行为退化、物质滥用、自杀或暴力倾向等表现。

（三）医学检验

应激障碍可使老年人出现一系列的躯体变化，如食欲减退、头痛、乏力、睡眠障碍、记忆力下降、认知障碍等。

（四）评定量表测量

可选用适当的量表进行评估。目前应用广泛的评定量表有生活事件量表、社会支持量表以及各种压力应对方式调查问卷等。

1. 生活事件量表（表1-12）

量表简介：1990 年，张亚林、杨德森等学者在参考国外文献的基础上编制了生活事件量表（life event scale，LES）。该量表主要用于评定一段时间内（常为 1 年）生活事件对老年人的影响。量表包含 48 道题目，可分为 3 个方面：家庭生活方面（共 28 题）、工作学习方面（共 13 题）、社交及其他方面（共 7 题）。此外，量表中还设计了 2 道空白题，以供受试者填写表中未涉及的事件。护理人员在应用量表时，需对每个不同的生活事件分别询问事件发生情况（是否发生和发生时间）、事件性质（好事还是坏事）、事件对精神的影响程度和事件影响持续时长。

　　量表中不同的题目采用不同的评分方法，具体方法如下。①评估影响程度使用 0～4 分的 5 级评分法："无影响"计 0 分，"轻度"计 1 分，"中度"计 2 分，"重度"计 3 分，"极重度"计 4 分。②评估持续影响时长采用 1～4 分的 4 级评分法："持续影响时间 3 个月"计 1 分，"持续影响时间半年"计 2 分，"持续影响时间 1 年内"计 3 分，"持续影响时间 1 年以上"计 4 分。③评估是否发生和事件发生的时间时，选项分为未发生、一年前、一年内、长期性 4 个选项。一过性事件，如流产、失窃等需记录发生次数；长期性事件如住房拥挤、夫妻分居等发生不超过半年时，计 1 次，超过半年则计 2 次。评分后，按照相应公式进行计算，具体公式如下：

某事件的刺激量 = 本事件的影响程度分数 × 本事件的持续时间分值 ×
此事件的发生次数

正性事件的刺激量 = 所有好事的刺激量之和

负性事件的刺激量 = 所有坏事的刺激量之和

生活事件总和 = 正性事件的刺激量 + 负性事件的刺激量

　　总得分越高，说明该个体所遭受的精神压力越大。通常，95% 的受试者总得分 < 20 分，99% 的受试者总得分 < 32 分。其中，负性事件的比例越高，对老年人的身心健康影响越大，正性事件对老年人的身心健康的影响目前尚不明确，有待进一步研究。

　　注意事项：①量表属于自评量表，受试者需在理解条目内容的基础上独立自主地完成测试。②量表主要反映受试者一年内的生活事件所造成的影响，如有事件发生于该事件范围以前，但影响一直持续至当前，可记录为长期性事件。③填写量表时，受试者需按照自身感受而非用常理或伦理道德观念去评判事件的好与坏、影响程度以及影响时长。

表 1-12 生活事件量表

性别： 年龄： 职业： 婚姻状况： 填表日期： 年 月 日

指导语：下面是每个人都有可能遇到的一些日常生活事件，究竟是好事还是坏事，可根据个人情况自行判断。这些事件可能对个人有精神上的影响（体验为紧张、压力、兴奋或苦恼等），影响的轻重程度是各不相同的。影响持续的时间也不一样。请您根据自己的情况，实事求是地回答下列问题。填表不记姓名，完全保密，请在最合适的答案上打钩。

生活事件名称		事件发生时间			性质		精神影响程度				影响持续时间				备注
		未发生	一年前	一年内	长期性	好事	坏事	无影响	轻度	中度	重度	极重	三个月内	半年内	一年内	一年以上	备注
举例：房屋拆迁				√		√		√				√				
家庭有关问题	1. 恋爱或订婚															
	2. 恋爱失败、破裂															
	3. 结婚															
	4. 自己（爱人）怀孕															
	5. 自己（爱人）流产															
	6. 家庭增添新成员															
	7. 与爱人父母不和															
	8. 夫妻感情不好															
	9. 夫妻分居（因不和）															
	10. 夫妻两地分居（工作需要）															
	11. 性生活不满意或独身															
	12. 配偶一方有外遇															
	13. 夫妻重归于好															
	14. 超指标生育															
	15. 本人（爱人）做绝育手术															
	16. 配偶死亡															
	17. 离婚															
	18. 子女升学（就业）失败															

续表

生活事件名称	事件发生时间				性质		精神影响程度					影响持续时间				备注
	未发生	一年前	一年内	长期性	好事	坏事	无影响	轻度	中度	重度	极重	三月内	半年内	一年内	一年以上	
家庭有关问题 19. 子女管教困难																
20. 子女长期离家																
21. 父母不和																
22. 家庭经济困难																
23. 欠债500元以上																
24. 经济情况显著改善																
25. 家庭成员重病、重伤																
26. 家庭成员死亡																
27. 本人重病或重伤																
28. 住房紧张																
工作学习中的问题 29. 待业																
30. 开始就业																
31. 高考失败																
32. 扣发奖金或罚款																
33. 突出的个人成就																
34. 晋升、提级																
35. 对现职工作不满意																
36. 工作学习中压力大（如成绩不好）																
37. 与上级关系紧张																
38. 与同事、邻居不和																
39. 第一次远走他乡																
40. 生活规律重大变动（饮食、睡眠规律改变）																
41. 本人退休、离休或未安排具体工作																

续表

生活事件名称		事件发生时间				性质		精神影响程度					影响持续时间				备注
		未发生	一年前	一年内	长期性	好事	坏事	无影响	轻度	中度	重度	极重	三月内	半年内	一年内	一年以上	
社交与其他问题	42. 好友重病或重伤																
	43. 好友死亡																
	44. 被人误会、错怪、诬告、议论																
	45. 介入民事法律纠纷																
	46. 被拘留、受审																
	47. 失窃、财产损失																
	48. 意外惊吓、发生事故、自然灾害																
空白题目（自填）	如果您还经历过其他的生活事件，请依次填写																
	49.																
	50.																

正性事件值：	家庭有关问题：
负性事件值：	工作学习中的问题：
总值：	社交及其他问题：

2. 简易应对方式问卷（表1－13）

量表简介：简易应对方式问卷（SCSQ）由学者谢亚宁在1998年编制而成，问卷信度、效度良好，应用广泛。问卷为自评量表，由20个项目构成，分为积极应对（第1～12题）和消极应对（第13～20题）两个维度。其中积极应对维度主要反映老年人对事件积极应对的态度和方法，如"尽量看到事物好的一面""找出几种不同的解决问题的方法"等；消极应对维度主要反映老年人对事件消极应对的态度和方法，如"通过抽烟、喝酒等手段解除烦恼""幻想可能会发生某种奇迹改变现状"等。测评结果为积极应对维度平均分和消极应对维度平均分。临床应用时还需进一步分析各条目得分情况。

量表采用 0~3 分的 4 级评分法: "不采用" 计 0 分, "偶尔采用" 计 1 分, "有时采用" 计 2 分, "经常采用" 计 3 分。分别计算积极应对维度平均分和消极应对维度平均分,最后用公式计算老年人对事件的应对倾向,具体公式如下:

应对倾向 = 积极应对标准分(Z 分) - 消极应对标准分(Z 分)

积极应对得分较高时,常提示受试者的心理问题较少、症状评分较低;消极应对得分较高时,常提示受试者的心理问题较多、症状评分较高。

注意事项:量表主要反映受试者不同应对方式和其心理健康之间的关系;想了解具体信息,还需进一步分析各条目评分情况。

表 1-13 简易应对方式问卷

说明:以下列出的是当你在生活中经受到挫折打击,或遇到困难时可能采取的态度和做法。请你仔细阅读每一项,然后在右边选择答案,请在最适合你本人情况的数字上打钩。

遇到挫折打击时可能采取的态度和方法	不采取	偶尔采取	有时采取	经常采取
1. 通过工作学习或一些其他活动解脱	0	1	2	3
2. 与人交谈,倾诉内心烦恼	0	1	2	3
3. 尽量看到事物好的一面	0	1	2	3
4. 改变自己的想法,重新发现生活中什么重要	0	1	2	3
5. 不把问题看得太严重	0	1	2	3
6. 坚持自己的立场,为自己想得到的斗争	0	1	2	3
7. 找出几种不同的解决问题的方法	0	1	2	3
8. 向亲戚朋友或同学寻求建议	0	1	2	3
9. 改变原来的一些做法或自己的一些问题	0	1	2	3
10. 借鉴他人处理类似困难情景的方法	0	1	2	3
11. 寻求业余爱好,积极参加文体活动	0	1	2	3
12. 尽量克制自己的失望、悔恨、悲伤和愤怒	0	1	2	3
13. 试图休息或休假,暂时把问题(烦恼)抛开	0	1	2	3
14. 通过吸烟、喝酒、服药和吃东西来解除烦恼	0	1	2	3
15. 认为时间会改变现状,唯一要做的便是等待	0	1	2	3

续表

遇到挫折打击时可能采取的态度和方法	不采取	偶尔采取	有时采取	经常采取
16. 试图忘记整个事情	0	1	2	3
17. 依靠别人解决问题	0	1	2	3
18. 接受现实，因为没有其他办法	0	1	2	3
19. 幻想可能会发生某种奇迹改变现状	0	1	2	3
20. 自己安慰自己	0	1	2	3

四、精神价值观评估

老年人价值是指老年人对社会、他人的存在意义。所谓"价值"即人生意义或生命价值。实际上，老年人价值属于一种社会所给予的评价，是对老年人在现实生活中所处的社会地位和所具有的社会功能的理论概括。评估老年人精神价值观，不仅是为了引导老年人正确对待自己、对待社会，还在于督促社会来关心、理解和正确对待老年人，建立和谐的人际关系，促进社会进步与发展。

老年人的精神价值观与一般人群的精神价值观无太大差别，也属于社会主义人生观的一个重要组分，唯一不同之处就在于老年人在中青年时期已经对社会做出过贡献，并且为抚育和培养下一代付出了艰辛的努力。评价老年人的人生价值，如在社会和家庭中的地位、在社会发展中起到的作用，引导老年人做些力所能及和有益社会的工作，有助于促进老年人的身心健康，使他们在老有所为的同时，也能充分感受到自身的价值，更积极地面对生活。

（王 琰）

第五节 社区老年人的社会评估

现代医学认为，健康不仅应包括生理健康和心理健康，还应包括社会健康，即个体具备良好的社会适应性。因此，对老年人进行健康评估时，护理人员还应全面认识和评估老年人的社会状况，全面衡量其健康水平。从青中年期步入老年期后，老年人不仅会面临躯体功能衰退和随之而来的心理状况改变，也会面对诸多社会状态改变，如失业、收入锐减、经济负担过重、家庭关系不和睦等，如果无法适应诸如此类的社会环境变化，便会滋生许多健康问题。为老年人提供全面系统的社会健康评估，了解他们的家庭关系、社会支持系统，不仅有助于帮助他们更好地适应社会变革，更有助于帮助他们维持身心、社会健康。

老年人的社会属性评估应包含社会角色、家庭和所处环境、文化等内容。

一、角色功能评估

社会角色（social role）也称角色，是指人们达到某种特定社会地位和身份后，所具备的权利、义务和行为模式，是社会对于具有特定身份的人的行为和期望，是构成社会群体或组织的重要基石。所谓角色功能，主要指个人或群体从事正常角色活动的能力，通常包括正式的工作、社会活动、家庭活动等。

与一般人群相比，老年人的躯体功能退化，多患有慢性疾病，严重影响其身体健康和社会交往。与此同时，老年人从出生到幼年、从青少年到中老年，经历了诸多角色的转变，例如其职业角色从学生转变为工作再转变为退休状态，其家庭角色从子女转变为父母再转变为祖父母，等等。如果老年人难以适应角色转变，就会严重影响到其日常生活和人际交往。个体的社会角色一般与个体的性格、家庭环境、社会地位、经济基础等相适应，评估时，可从上述方面入手展开评估。

（一）角色评估的目的

为老年人进行角色功能评估，其目的主要在于明确老年人对于当前所属社会角色的了解程度、满意程度和适应程度以及当前是否存在适应困难，以便护理人员能有针对性地提出护理干预方案，帮助老年人适应其社会状况，避免出现因角色适应障碍而引发的生理问题和心理问题。

（二）角色评估的方法

常用的角色评估方法为会谈和观察。

1. 会谈

护理人员可通过与老年人进行交谈来获取相关信息，如请老年人回答："您在本周内做了什么事？""什么事情占了您的大部分时间？""您觉得什么事情让您感到很快乐？什么事情让您觉得很重要？很有意义？""什么事情让您觉得很困扰？""什么事情让您觉得很不开心？""您和家人的关系怎么样？""您和朋友的关系怎么样？"。通过亲切交流，不仅能够慰藉老年人的心灵，让他们感受到外界对他们的关爱，也能获悉他们目前所处的社会状况，有无社会角色适应困难。

2. 观察

存在社会角色适应障碍的老年人，通常也会出现一系列因角色适应困难所致的躯体、心理表现，如常感疲乏、头痛、头晕、心悸、食欲差、焦虑、抑郁、失眠、不愿与人交流、求医行为增强或缺失、对治疗和护理的依从性变差等，护理人员需密切关注这些变化，及时掌握老年人的社会适应状况。

（三）角色功能评估的主要内容

1. 角色的承担

（1）一般角色　一般角色指在个体的某一生命阶段，其社会状况、职业身份所要求个体承担的角色，常由年龄、性别所赋予。对老年人进行一般角色评估，首先需了解其既往的职业和职位、既往工作状况、离退休年龄、目前工作情况、文化背景等信息。护理人员可向老年人提问："请问您的职业是什么？""现在还在工作还是已经退休？""退休后您有没有从事其他工作？""您觉得您能够适应当前的工作吗？"来获取所需资料。老年人大多处于离退休状态，突然从忙碌的工作状态转为不用工作，有较多空闲时间后，如果无法合理安排自己的生活，就容易与社会疏离，否定自身价值，引发退休综合征，导致身心功能失调。及时准确地了解他们的一般角色状况，帮助他们进行心理疏导，有助于预防退休综合征，以便更好地适应环境。

（2）家庭角色　家庭角色是指某位家庭成员在家庭中所具备的具体身份，是个体在家庭中特定职能的体现，在一定层面上，也反映着其家庭关系和家庭地位。退休后，老年人的主要活动场所由单位转为家庭，因此，家庭角色是老年人承担的一项重要角色。

随着年龄的增长，子女已经长大成人，老年人不再需要承担抚育任务，其在家庭中的权威逐渐降低，再加之社会发展较快，网络信息化不断推动知识信息更新，很多老年人难以适应这种变化、墨守成规，逐渐与社会主流脱离，与更适应当前较快生活节奏的年轻人脱离，导致家庭成员之间交流困难，家庭关系不和睦。随着子女逐渐步入婚姻殿堂，孕育出家庭第三代，部分老年人需要承担起照顾第三代的责任，其家庭角色又发生了新的变化。此外，受到疾病和衰老的影响，老年人的身体已大不如前，很多老年人面临丧偶问题，可出现部分家庭角色丧失。因此，老年人所面临的家庭环境很容易发生变化，其所承担的家庭角色也会随之发生改变，如果适应不良，就会在家庭成员之间产生矛盾，影响老年人的晚年生活。护理人员应了解老年人在家庭中的地位和职责、老伴状况、其与子女间的关系等，帮助其适应家庭生活，更好地欢度晚年。另外，护理人员还应客观地看待老年人对性生活的态度及需求，了解其夫妻角色的功能，尊重他们的生活方式，帮助老年人提高他们的生活幸福感。

（3）社会角色　社会角色是指社会系统中社会群体赋予特定社会成员的职责和行为模式。评估老年人的社会角色，有助于了解其自我概念和社会支持系统。护理人员可向老年人询问其每天的社会活动情况来评估其社会关系形态，若老年人无法确切描述其每天的社会活动情况，多提示其社会角色缺失或融入社会困难；若老年人出现不明确的反应，要警惕其存在认知障碍或其他精神障碍。

2. 角色的认知

护理人员可让老年人描述对自身角色的感知和他人对其承担角色的期望和认同度，如询问："您是否了解自己现在的权利与义务？""您认为自己承担的角色数量和责任是否合适？""别人对您所承担的角色是如何评价的？"，还可让老年人描述年龄增长对自己的生活方式、人际交往的影响，以评估老年人是否能够及时调整自身以适应角色变化。

3. 角色的适应

护理人员可让老年人描述对自身承担的角色的满意程度以及与自身角色期望相符程度，观察其是否存在角色适应不良的身心行为反应，如疲乏、头痛、头晕、心悸、焦虑、愤怒、沮丧、抑郁、易激惹、食欲减退、睡眠障碍、忽略自己的疾病、求医行为增强或缺失、对治疗的护理的依从性差等。如存在上述表现，多提示存在角色适应障碍。

二、家庭评估

家庭是在特定的婚姻关系、血缘关系或收养关系基础上产生的，以情感为纽带，形成于亲属之间的社会生活基本单位。由于退休、疾病或其他情况，老年人离开了工作岗位，失去了原先较广的社会生活环境，家庭转为其生活的主要甚至唯一环境。家庭是老年人的物质经济基础和精神情感支柱，家庭环境的优劣极大地影响着老年人的身心健康状态和生活质量。因此，家庭评估也是老年人社会评估的重要内容。

（一）家庭评估的目的

为老年人进行家庭评估，其目的在于了解老年人的家庭状况，及时发现家庭中影响健康的因素，以便护理人员制订疾病恢复及促进健康的护理方案。

（二）家庭评估的方法

常用的家庭评估方法为会谈、观察和评定量表测评。

1. 会谈

护理人员可通过与老年人进行交谈来获取相关家庭信息，如询问"您的家庭成员有多少人？""家里的大小事宜通常由谁做主？""您的家庭和睦吗？家庭成员之间是否相互支持、相互关爱？""家庭最主要的日常生活规范有哪些？"等来了解老年人的家庭类型、生活周期和家庭结构。

2. 观察

护理人员可通过与家庭成员之间的沟通过程、老年人的情绪状态、父母与子女间的交流方式、子女对父母的态度和行为等来了解老年人的家庭资料。还应注意观察家庭成员的身体是否有皮肤淤血、软组织损伤、骨折等受到虐待的体征，出现虐待常提示家庭关系不健康。

3. 评定量表测评

护理人员可应用相关量表来评估老年人的家庭基本信息。常用量表包括 APGAR 家庭功能评估表和 Procidano 与 Heller 的家庭支持量表等。

（1）APGAR 家庭功能评估表（表 1 - 14）　量表涵盖了家庭功能的 5 个重要部分：适应度 A（adaptation）、合作度 P（partnership）、成长度 G（growth）、情感度 A（affection）、亲密度 R（resolve）。量表采用 0 ~ 2 分的 3 级评分法："经常"计 2 分，"有时"计 1 分，"很少"计 0 分。量表总分为 10 分，7 ~ 8 分为家庭支持良好，4 ~ 6 分为家庭支持中度障碍，0 ~ 3 分为家庭支持严重障碍。通过评分可以了解老年人有无家庭功能障碍及其障碍的程度。

表 1 - 14　APGAR 家庭功能评估表

项　目	经常	有时	很少
1. 当我遇到困难时，可以从家人处得到满意的帮助			
2. 我很满意家人与我讨论各种事情以及分担问题的方式			
3. 当我希望从事新的活动或发展时，家人能接受并给予支持			
4. 我很满意家人对我表达感情的方式以及对我愤怒、悲伤等情绪的反应			
5. 我很满意家人与我共度美好时光的方式			

（2）Procidano 与 Heller 的家庭支持量表（表 1 - 15）　量表涵盖了 9 个重要部分，采用 0 ~ 1 分的 2 级评分法："是"计 1 分，"否"计 0 分。量表总分为 9 分，7 ~ 9 分为家庭支持良好，4 ~ 6 分为家庭支持中度障碍，0 ~ 3 分为家庭支持严重障碍。通过评分可以了解老年人的家庭功能状态及其可从家庭中获得的支持情况。

表 1 - 15 Procidano 与 Heller 的家庭支持量表

项　目	是	否
1. 我的家庭给予我所需的精神支持		
2. 遇到棘手的问题时家人帮助我出主意		
3. 我的家人愿意聆听我的想法		
4. 我的家人给予我情感支持		
5. 我和我的家人能开诚布公地交谈		
6. 我的家人分享我的爱好和乐趣		
7. 我的家人能时时觉察我的需求		
8. 我的家人善于帮助我解决问题		
9. 我和我的家庭感情深厚		

（三）家庭评估的主要内容

1. 家庭成员的基本资料

家庭成员的基本资料主要包括老年人家庭成员的姓名、性别、年龄、职业、文化程度、宗教信仰、健康史和家族遗传史等。

2. 家庭结构

家庭结构包括老年人的家庭类型（常见类型为核心家庭、主干家庭、单亲家庭、重组家庭、无子女家庭、同居家庭和老年家庭）、家庭权力结构（常见类型为传统权威型、工具权威型、分享权威型和感情权威型）、家庭角色结构、家庭沟通方式、家庭价值观等。

3. 家庭功能

护理人员主要评估家庭能否为老年人提供经济和精神支持；家庭关系是否良好；当老年人患病或生活自理能力下降时，家庭成员能否照料老年人的生活；等。

4. 家庭危机

护理人员主要评估是否发生了某些可形成家庭压力的应激性事件，并由此导致家庭超负荷，家庭功能失衡，如家庭成员失业或破产导致家庭收入锐减；离婚、分居、丧偶等导致家庭成员关系的改变与终结；退休、生病等造成家庭成员角色改变；家庭成员发生某些不良行为（如吸烟、酗酒、吸毒、赌博等），违背家庭期望或损害家庭荣誉；家庭成员患病、残障、丧失生活能力等。

三、环境评估

环境（environment）是人类的生存空间，能够直接或间接影响人类的生活与发展。早在南丁尔格时期，护理人员就已经充分认识到环境与健康和护理密切相关，护理的目的就在于为人体功能的正常发挥（维持健康状态）创造最佳环境。健康的老年人可以良好地适应其生存环境，如果老年人无法适应环境变化，就会引起疾病，导致身心失衡。

（一）环境评估的目的

为老年人进行环境评估，有助于护理人员掌握老年人确切的生活环境，明确是否存在现存或潜在的有害因素，帮助其回避或去除妨碍或威胁健康的不利因素，使老年人的生活便利，生活质量提高。

（二）环境评估的方法

常用的环境评估方法为会谈和实地考察。

1. 会谈

护理人员可通过与老年人进行交谈来获取相关环境信息，如询问"您的居住环境是否干净、整洁、明亮？""您的居住环境或工作环境中空气是否流通、清新？""居家环境或者工作环境中是否存在有损健康的危险因素？""环境中有危害健康的因素存在时，您采取了哪些防护措施？"等。

2. 实地考察

护理人员可通过对老年人所处的居家环境、工作环境、病室环境等进行实地考察，来了解是否存在危害健康的因素（如装修污染、环境不整洁、无防滑设施等），以帮助老年人做好防护工作。

（三）环境评估的主要内容

1. 自然环境

自然环境也被称为物理环境或物质环境，包含机体外环境中所有的物质因素，如空间、声音、温度、湿度、光照、通风、气味、食物、水、装修、居家安全、社区配套设施等。随着社会进程的加快，人口老龄化程度逐渐加重，"空巢"家庭逐渐增多，许多老年人都面临独居生活的问题。居住环境成了老年人日常生活、学习、交往、娱乐、休息的重要场所，对老年人的居住环境进行评估是自然环境评估的重中之重。评估内容主要包括光照、通风、供水、供电、供暖设施、防滑设施等（表1-16）。

表1-16 老年人居住环境安全评估要素

评估项目		评估内容
一般居室	光线	是否充足
	温度	是否适宜
	地面	是否干燥、平整、无障碍物
	地毯	是否平衡、不滑动
	家具	放置是否稳固、固定有序、有无阻碍通道
	床	高度是否在老人膝盖下、与其小腿长度基本相等
	电线	安置的位置是否合适，是否远离火源、热源
	取暖设备	设置是否妥善
	电话	紧急电话号码是否放在易见、易取的地方
厨房	地板	有无防滑措施
	燃气	"开""关"的按钮标志是否醒目
浴室	浴室门	门锁是否内外均可打开
	地板	有无防滑措施
	便器	高低是否合适，有无扶手
	浴盆	高低是否合适，盆底是否垫防滑胶毡
楼梯	光线	是否充足
	台阶	是否平整无破损，高度是否合适，台阶之间色彩差异是否明显
	扶手	有无扶手

随着年龄的增长，老年人具备了丰富的人生阅历和工作经验，他们更适应承担一些高难度、需要较多经验的工作，因此，很多老年人在退休后仍被单位返聘，继续工作。对尚未退休或被返聘的老年人而言，自然环境评估还应包括工作环境评估。评估时，需重点注意工作环境是否敞亮、有

无工业废气、废水、装修污染、噪声等污染源，工作时是否执行安全工作条例等。

机体的衰老和疾病使老年人的健康受损，大部分老年人常需去医院就诊或住院进行治疗，对他们的病室环境进行评估也是自然环境评估中的重要一环。评估的主要内容包括病室是否安静、整洁，空气是否清新，地面是否干燥、平整、防滑，医疗设备是否安全、可用，紧急通道是否安全可靠等。

2. 社会环境

社会环境是我们生存和活动范围内所有物质和精神条件的总和，包括政治、经济、文化、教育、法律、制度、生活方式、社会关系、社会支持等诸多方面。老年人的社会环境评估主要包括经济状况、生活方式、社会关系和社会支持等，其与老年人的健康息息相关。

（1）经济状况　经济基础决定上层建筑，良好的经济基础是老年人享受优质的衣、食、住、行的重要保障，也是老年人享受健康服务的物质基础。经济状况可谓是社会环境因素中对老年人影响最大的因素。我国老年人的经济来源主要包括离退休金、养老金、国家补贴、家庭成员资助等。退休后，由于老年人的固定工资收入锐减；再加上疾病缠身，医疗费用增加；配偶离世，总体家庭收入减少；子女需负担第三代的抚养费用，生活成本增加，能供给老年人的赡养经费减少等因素，老年人容易遭受经济困难，失去其家庭、社会地位，丧失独立生活的能力。保障老年人的经济水平是保障他们顺利安度晚年的基础，护理人员可通过与老年人或其家属交谈来了解老年人的经济状况，如询问："请问您的经济来源如何？""当前有无经济困难？如有困难，有无申请相关补助？""家庭中有无待业、失业人员？""医疗费用如何支付？"等。

（2）生活方式　生活方式是人们在政治、经济、文化等因素作用下，形成的个体和家庭的日常生活习惯，包括衣、食、住、行各个方面。一个人的生活方式受其所处地区、民族、职业、社会阶层的影响，也与个人的爱好和行为习惯有关。护理人员可通过与老年人或其家属交谈，了解其饮食、活动、运动、娱乐、排泄、休息等生活习惯，明确是否存在吸烟、酗酒、吸毒、药物依赖、赌博、暴饮暴食、缺乏体育锻炼、睡眠缺乏等不良生活方式，并评估这些不良生活方式对老年人的健康有无影响。

（3）社会关系与社会支持　社会关系是社会环境的重要组成之一，是人与人之间所有关系的总称。一个人的社会关系网越健全，人际交往越顺畅，越容易获取个体所需的信息、情感和物质等多方面的支持。护理人员可通过交谈或观察来评估老年人是否具备支持性的社会关系网络，如家庭关系是否稳定、融洽，家庭成员间是否互相尊重扶持，家庭成员对老年人提供帮助的能力和对老年人的态度等，老年人与邻居、老同事的关系是否和谐，有无社会孤立倾向，社区是否对老年人提供医疗保健服务等。对住院的老年人还应评估其与医生、护士、病友、室友的关系是否融洽，是否获得了及时有效的诊治和护理服务等。如果老年人在生活中可以感受到他人的关爱、照顾和爱戴，认识到自身存在的意义，且能投身到丰富的晚年社会生活活动中去，则其社会健康状况较好。

四、文化评估

文化（culture）是人类社会的特有现象，产生于社会实践当中。广义的文化包括人类创造出来的一切物质和精神活动产物，包含知识、信仰、艺术、道德、法律、风俗、社会关系、社会组织、价值观等诸多要素，其中，价值观、信念与信仰、风俗等与人类健康密切相关。

（一）文化评估的目的

为老年人进行文化评估，其目的在于了解老年人的文化背景和文化需求，尤其是其对于健康与疾病、衰老与死亡的看法，以便护理人员为老年人制订符合其文化背景和需求的护理方案，从而最大限度地满足老年人的需要。

（二）文化评估的方法

常用的文化评估方法为会谈和观察。

1. 会谈

护理人员可通过与老年人进行交谈来获取相关文化信息，如询问"通常情况下，您认为什么最重要？""遇到困难时，您是如何看待的？""对您来说，健康指什么？不健康又指什么？""您希望接受何种治疗？""对这种病，您最害怕什么？""您的病给您带来的主要问题有哪些？"等来了解老年人的价值观、健康信念与信仰。另外，护理人员还可通过了解老年人的饮食习惯、交流方式、禁忌等来了解老年人的习俗、有无文化冲击（文化休克）及特殊要求等。

2. 观察

护理人员可通过观察老年人的饮食情况、言语、表情、姿态、动作、人际交往、服饰、有无参加宗教活动等来了解老年人的文化资料。

（三）文化评估的主要内容

1. 价值观

价值观是社会或个体在长期社会实践活动中通过后天学习而形成的认定事物、辨别是非的一种思维或取向。价值观与健康保健密切相关，它可以通过影响个体对健康的认知、对疾病与治疗的态度来影响其对自身健康问题的认知与决策。评估时，护理人员可通过向老年人询问"您认为什么是健康？""您认为自身健康状况如何？""您认为是什么导致了疾病的发生？""您患病后，都采取了哪些措施？""疾病发生后，对您造成了哪些影响？"等来收集老年人对自身健康状态和健康问题的认知情况、对疾病治疗的配合度、疾病对其生活产生的影响等信息。

2. 信念

信念是个体认为可以确信的看法，是对事物的判断、观点或看法。信念与健康密切相关，一个人对健康和疾病所秉持的信念能直接左右其健康行为与就医行为。个体从主观判定自身健康还是患病，及因此所产生的行为，主要受到文化的影响。对老年人进行信念评估，其目的在于了解老年人对疾病、健康的认知与信念及其文化背景对健康、信念的影响。

3. 信仰

信仰是人们对某种事物或思想、主义的极度信服与尊崇，并且将其奉为自己的精神寄托和行为准则。宗教信仰属于信仰中的一种，指信奉某种特定宗教的人群对其所信仰的神圣对象（包括特定的教理教义等），由崇拜认同而产生的坚定不移的信念及全身心的皈依。这种思想信念和全身心的皈依表现贯穿于特定的宗教仪式与宗教活动中，并被用来指导和规范信徒在世俗社会中的行为，属于一种特殊的社会意识形态和文化现象。宗教信仰可以对老年人的健康观、疾病观、生死观等产生重要的影响。有些老年人参加宗教活动，可以一定程度地帮助他们建立健康的生活方式（如很多宗教法规都要求戒烟戒酒、正常作息和饮食等）、释放精神压力、获得心灵慰藉、提高生活的幸福指等。但有些老年人却过度迷信宗教活动，把疾病看作是对某种行为的惩罚，患病时只进行祷告，不愿及时就医，导致病情延误，损害了自身健康。护理人员可通过向老年人提问的方式来评估其宗教信仰，如可询问老年人"您信奉什么宗教？""家庭成员中有无谁与您拥有相同的宗教信仰？""您的宗教信仰对您有什么要求？""您平时参加什么宗教活动？""患病对您的宗教活动有哪些影响？""您的宗教信仰在您疾病的诊治护理方面有哪些要求？"等以获取有效信息。

4. 风俗习惯

风俗习惯是指一个民族或群体的传统风尚、礼节、习性，是特定社会文化区域内历代人共同遵守的行为模式或规范准则，主要包括民族风俗、节日习俗、传统礼仪等。风俗习惯与人们的日常生活密切相关，其中饮食、医药卫生、居住、婚姻与家庭等，直接影响着人们的衣、食、住、行、娱乐、卫生等。了解老年人的风俗习惯，如饮食偏好、饮食禁忌、常用的烹调方法、治病的风俗方法等，有助于护理人员制订更符合老年人生活方式的护理措施，体现人文关怀。

（王　琰）

第六节　社区老年人的生活质量评估

生活质量（quality of life，QOL）也称生命质量或生存质量，其包含要素，涉及政治和社会环境、经济环境、社会文化环境、健康和卫生、学校和教育、娱乐、自然环境、居住环境、消费等多个方面。世界卫生组织对生活质量的定义为：不同文化和价值体系中的个体对其生存目标、期望、标准及所关心的事情相关的生存状况的感受。中华医学会提出：老年人生活质量是指老年人群对个体身体、精神、家庭和社会生活满意度及对老年生活的整体评价。

一、生活质量评估的目的

老年人的生活质量是评估老年人生理、心理、社会功能的综合指标，在充分反映老年人生活的客观状态之外，更强调个体的主观感受。临床常被用来评估老年人的健康状况、临床疗效和疾病预后。了解老年人的生活质量高低，不仅能够更全面地掌握老年人的躯体、心理和社会状况，更是了解国家社会经济状况、老年人生活是否得到保障的一种重要方法。生活质量包括躯体健康、心理健康、社会功能、主观健康四个维度。全面、准确地评估老年人的生活质量，帮助他们安享晚年，不仅是人文护理的重要体现，也是实现"健康中国"的关键之一。

二、生活质量评估的方法

常用的生活质量评估方法为评定量表测评法。临床常用工具为老年人生活质量评定表和世界卫生组织生存质量测定量表。

（一）老年人生活质量评定表（表1-17）

量表共设11个评估项目，涵盖了4个重要方面：躯体状况、心理状况、社会适应和环境适应等。通过评分可以了解老年人的生活质量状况，评分越高，老年人的生活质量越好。

表1-17　老年人生活质量评定表

评估项目	评分（分）
躯体状况：	
1. 疾病症状	
（1）无明显病痛	3
（2）间或有病痛	2
（3）经常有病痛	1
2. 慢性疾病	
（1）无重要慢性病	3
（2）有，但不影响生活	2
（3）有，影响生活功能	1

续表

评估项目	评分（分）
3. 畸形残疾	
（1）无	3
（2）有（轻、中度驼背），不影响生活	2
（3）畸形或因病致残，部分丧失生活能力	1
4. 日常生活能力	
（1）能适当劳动、爬山、参加体育活动，生活完全自理	3
（2）做饭、管理钱财、料理家务、上楼、外出坐车等有时需人帮助	2
（3）丧失独立生活能力	1
心理状况：	
5. 情绪、性格	
（1）情绪稳定、性格开朗、生活满足	3
（2）有时易激动、紧张、忧郁	2
（3）经常忧郁、焦虑、压抑、情绪消沉	1
6. 智力	
（1）思维能力、注意力、记忆力都较好	3
（2）智力有些下降、注意力不集中、遇事易忘，但不影响生活	2
（3）智力明显下降、说话无重点、思路不清晰、健忘、呆板	1
7. 生活满意度	
（1）夫妻、子女、生活条件、医疗保健、人际关系等都基本满意	3
（2）某些方面不够满意	2
（3）生活满意度差，到处看不惯，自感孤独苦闷	1
社会适应：	
8. 人际关系	
（1）夫妻、子女、亲戚朋友之间关系融洽	3
（2）某些方面虽有矛盾，仍互相往来，相处尚可	2
（3）家庭矛盾多，亲朋往来少，孤独	1
9. 社会活动	
（1）积极参加社会活动，在社团中任职，关心国家集体大事	3
（2）经常参加社会活动，有社会交往	2
（3）不参加社会活动，生活孤独	1

评估项目	评分（分）
环境适应：	
10. 生活方式	
（1）生活方式合理，无烟、酒嗜好	3
（2）生活方式基本合理，已戒烟，酒不过量	2
（3）生活无规律，嗜烟、酗酒	1
11. 环境条件	
（1）居住环境、经济收入、医疗保障较好，社会服务日臻完善	3
（2）居住环境不尽如人意，有基本生活保障	2
（3）住房、经济收入、医疗费用造成生活困难	1

注：每一项有 3 个选项，分别评 1、2、3 分。

（二）世界卫生组织生存质量测定量表

该量表由世界卫生组织中的多个国家共同编制，是一个能跨国家、跨文化并适用于一般人群的普适性量表。量表条目众多，经过不断修订、删减，最终形成了世界卫生组织生存质量测定量表 100（WHOQOD – 100）。量表主要反映近 2 周受试者生理、心理、独立性、社会关系、环境、精神状况、宗教信仰、健康状况以及整体生活质量等多方面的情况。

三、生活质量评估的主要内容

老年人生活质量评估主要包含躯体健康评估、心理健康评估、社会功能评估、主观健康评估等四个维度。

（一）躯体健康评估

躯体健康（physical health）评估是老年人生活质量评价中最基本的项目，主要通过测评老年人的日常生活功能，来了解其躯体健康水平。评估时，可从以下三个方面进行：

1. 基本的日常生活功能

主要测评老年人完成日常生活中常见动作的能力，如吃饭、穿衣、如厕、梳妆打扮、上下床活动等。完成困难，则提示老年人失去生活自理能力。

2. 工具性日常生活功能

主要测评老年人进行某些社会活动的能力和社会适应能力，如购物、钱财管理、做饭、做家务、旅游等。完成困难，则提示老年人无法进行正常的社会活动。

3. 高级日常生活功能

主要测评老年人的智能能动性和社会角色功能是否正常。若完成困难，则提示老年人丧失维持社会活动的能力。

评估时，可使用多种标准化量表来进行，常用的量表包括 Katz 日常生活功能指数评价量表和 Lawton 功能性日常生活活动能力量表。

（1）Katz 日常生活功能指数评价量表（表 1 - 18）　量表共设 6 个评估项目：进食、更衣、淋浴、移动、如厕和控制大小便。通过评分可以了解老年人患慢性病的严重程度及治疗效果，并可用于对某些疾病的进展进行预测。量表总分范围为 0 ~ 12 分。评分越高，老年人的日常生活活动能力越强。

表 1 - 18　Katz 日常生活功能指数评价量表

生活能力	项　目	分值
进食	进食自理无须帮助	2
	需要帮助备餐，能自己进食	1
	进食或静脉给营养时需要帮助	0
更衣（取衣、穿衣、扣纽扣、系鞋带）	完全独立完成	2
	仅需要帮助系鞋带	1
	取衣、穿衣需要帮助	0
淋浴（擦浴、盆浴或淋浴）	独立完成	2
	仅需要部分帮助（如背部）	1
	需要帮助（不能自行沐浴）	0
移动（起床、卧床，从椅子站立或坐下）	自如（可以使用手杖等辅助器具）	2
	需要帮助	1
	不能起床	0
如厕（大小便自如，便后能自己清洁及整理衣裤）	无须帮助，或能借助辅助器具进出厕所	2
	需帮助进出厕所、便后清洁或整理衣裤	1
	不能自行进出厕所完成排泄过程	0

续表

生活能力	项　　目	分值
控制大小便	能完全控制	2
	偶尔大小便失控	1
	排尿、排便需他人帮助，需用导尿管或大小便失禁	0

（2）Lawton 功能性日常生活活动能力量表（表1-19）　量表由美国的 Lawton 等学者编制，共设7个评估项目：准备食物、做家务、交通方式、购物、理财、使用电话和服药。通过评分可以了解老年人的功能性日常生活活动能力。量表总分范围为0~14分。评分越高，老年人的功能性日常生活活动能力越强。

表1-19　Lawton 功能性日常生活活动能力量表

生活能力	项　　目	分值
您能自己做饭吗	无须帮助	2
	需要一些帮助	1
	完全不能自己做饭	0
您能自己做家务或勤杂工作吗	无须帮助	2
	需要一些帮助	1
	完全不能自己做家务	0
您能去超过步行距离的地方吗	无须帮助	2
	需要一些帮助	1
	除非做特殊安排，否则完全不能旅行	0
您能去购物吗	无须帮助	2
	需要一些帮助	1
	完全不能自己出去购物	0
您能自己理财吗	无须帮助	2
	需要一些帮助	1
	完全不能自己理财	0
您能打电话吗	无须帮助	2
	需要一些帮助	1
	完全不能自己打电话	0

续表

生活能力	项　目	分值
您能自己服药吗	无须帮助	2
	需要一些帮助	1
	完全不能自己服药	0

（二）心理健康评估

评估心理健康（psychological health）时，多使用量表进行测评，常用量表包括两大类：①正向评估时，可使用老年人的生活满意度量表和总体幸福感量表等；②负向评估时，可使用老年人的情感平衡量表、焦虑测评量表、抑郁测评量表、行为和认知功能量表等。

（三）社会功能评估

评估社会功能（social function）时，可从社会交往与社会支持两个方面进行。其中社会交往的评估可通过对亲戚、朋友、邻居、同事等进行走访了解情况。社会支持可从老年人是否获得了物质支持（如子女定期支付足够生活的赡养费用、有固定安全居所等）以及情感支持（如老年人的子女对其关爱有加等）两个方面进行。具体评估方法和内容见老年人的社会评估。

（四）主观健康评估

主观健康（general health）是指个体对自身健康状况的认知情况，是健康测量和评价生活质量时的常用指标，是对个体躯体功能、心理健康和患病情况等多个指标的整体概括。评估时，主要从四个方面进行。①确认的健康：老年人对目前自身健康状况的评价。②比较的健康：指与同龄人相比，受试者自身健康状况处于何种水平。③对自身健康状况的预测。④对健康问题的担忧程度等。

四、生活质量评估的注意事项

1. 生活质量是一个涵盖多方面内容的综合指标，测量时，护理人员不仅需要收集老年人健康相关的全部信息，还应收集其生活中的客观信息，如经济情况、住房、与亲朋好友的关系等。

2. 很多老年人都患有慢性病，长期患病会对老年人的经济造成负担，故评估老年人的生活质量时，还应收集其患病情况，社区或国家卫生服务的可行性、福利政策、社会服务的利用情况等。

3. 文化背景会对个体的饮食习惯、运动习惯、健康观念、求医方法等产生影响，护理人员在为老年人进行生活质量评估时，应充分考虑到其影响，为老年人制订符合其文化需求的护理计划。

4. 生活质量评估不同于传统的健康测量，其更强调受试者的主观感受，护理人员在为老年人进行测评时，应关心、爱护老年人，耐心为老年人服务，提供优质的人文护理。

5. 生活质量不仅可以反映个体生活质量水平，也可以反映群体的总体健康状况，护理人员可根据实际需求合理进行生活质量评估。

（王　琰）

第二章　社区老年人的日常保健与护理

第一节　老年人的饮食护理

进入老年期，机体不可避免地出现老化导致健康状态下降及各种慢性疾病的患病率增高，影响老年人的功能状态和生活质量。通过日常保健措施的良好落实，可帮助老年人在功能障碍和疾病状态下基本进行正常生活，维持或促进健康。

随着年龄的增长，老年人因牙周病、龋齿、牙龈的萎缩性变化，而出现牙齿脱落，影响对食物的咀嚼和消化；舌乳头上的味蕾数量减少，使味觉和嗅觉降低，影响食欲；消化道黏膜及腺体萎缩，消化液及胰岛素分泌减少，消化能力下降，胃肠道运动功能减退，尤其是肠蠕动减弱易导致消化不良及便秘。合理的营养是减少疾病发生和延长生命的一个重要条件，因此改善老年人的饮食与营养，可减少营养相关疾病和老年常见病的发生，促进健康老龄化。

一、老年人营养需求特点

老年人随着年龄的增加，活动量减少，消化功能衰退，食欲减退，因此，应重视老年人各种营养物质的补充。

1. 碳水化合物

碳水化合物供给能量应占总热量的 55% ~ 65%。老年人糖耐量降低，胰岛素分泌减少，且血糖调节作用减弱，易发生高血糖，故不宜过多摄入单糖及双糖，如蔗糖等。摄入应与其消耗量保持平衡，并以维持接近标准体重为宜。

2. 蛋白质

蛋白质供给能量应占总热量的 15%。老年人因肝肾功能减弱，清除毒素的能力下降，蛋白质的摄入应是质量高、数量少，且优质蛋白质应占蛋白质总量的 50% 以上。

3. 脂肪

老年人消化脂肪的能力下降，故摄入的脂肪能量比例以 20% 为宜，应选用含不饱和脂肪酸较多的植物油，减少动物脂肪的摄入。

4. 矿物质及微量元素

老年人骨矿物质不断丢失，骨密度逐渐下降，加之钙吸收能力下降，容易发生骨质疏松和骨折，应注意钙和维生素 D 的补充，多吃含钙量较高的食物，还应补充富含铁、锌、硒、碘等微量营养素的食物。

5. 维生素

由于吸收不良或排泄增加等原因，老年人常有维生素缺乏的情况。维生素不足与老年多发病有关。维生素主要存在于绿色或黄色蔬菜、各种水果、粗粮及植物油中。

6. 膳食纤维

膳食纤维是人体必需的营养素之一，尤其对老年人更有特殊的意义。膳食纤维可使大便变软，刺激肠蠕动，减少便秘和肠癌的发生。膳食纤维还可减少胆固醇的吸收，保护血管、降低血压，减少胆石症的发生。膳食纤维还可减慢人体对葡萄糖的吸收速度，使餐后血糖上升缓慢。膳食纤维存在于植物性食物中，玉米、土豆、薯类、水果和绿色蔬菜中都含有丰富的膳食纤维。

7. 水分

老年人每日饮水量（除去饮食中的水）以 1500ml 为宜。老年人应主动少量多次饮水，每次 50～100ml；清晨及睡前 1～2 小时饮用 1 杯温水；夜间少饮水。

二、老年人的饮食原则

1. 食物要粗细搭配、细软、易于消化和吸收，进食时少量多餐、细嚼慢咽

老年人食物质地要细软，在食物烹调加工时要软而烂，清淡少盐，多

采用煮、炖、蒸、熬等方法来制作，有利于食物的消化和吸收。高龄、身体虚弱以及体重明显下降的老年人要少量多餐。咀嚼吞咽障碍的老年人可选择软食、半流质、糊状食物等，进食中要细嚼慢咽，液体食物应适当增稠，预防呛咳和误吸。食物要粗细搭配、松软、易于消化和吸收，粗粮含丰富的 B 族维生素、膳食纤维、钾、钙、植物化学物质等。老年人消化器官功能逐渐减退，容易发生便秘，患高血压、心脏病、糖尿病、血脂异常的危险性也随之增加。因此食物要粗细搭配，老年人每日最好能摄入 100g（2 两）粗粮或全谷类食物。

2. 合理安排饮食，食物多样化

老年人的膳食要保持营养素的均衡，食物应多样化，多样化的食物是保证膳食平衡的必要条件。老年人每天应摄入 12 种及以上的食物，应采用多种方法增加食欲和进食量。早餐宜有 1～2 种以上主食、1 个鸡蛋、1 杯牛奶，另有蔬菜或水果。中餐、晚餐宜有 2 种以上主食，1～2 个荤菜、1～2 种蔬菜、1 种豆制品。饭菜应色香味美、温度适宜。食量小的老年人，餐前和餐时少喝汤水，少吃汤泡饭。

3. 合理补充营养素，保证老年人摄入充足的各种营养素

限制热量、碳水化合物摄入；限制糖分摄入，但水果和蜂蜜中的果糖既易消化和吸收，又不易在体内转化为脂肪，是老年人理想的糖源；适当增加优质蛋白质摄入，如奶类、瘦肉、禽类、鱼虾和大豆制品等；限制脂肪摄入，选用含不饱和脂肪酸的植物油，少吃动物内脏等；补充充足的维生素，如绿色蔬菜、水果等；多食用富含纤维素的饮食；控制钠盐摄入。膳食摄入不足或者存在营养不良的老年人，要合理补充营养，由营养师进行膳食指导、饮食调整，选用强化食品，合理使用营养素补充剂增加维生素和矿物质摄入。保证老年人摄入充足的营养素，并注意进餐环境和进食情绪，以促进老年人身心健康，减少疾病，延缓衰老，提高生活质量。

4. 重视预防营养不良和贫血

注意保证奶类、瘦肉、禽类、鱼虾和大豆制品等的摄入，特别是富含铁的瘦肉、禽、鱼、动物血和肝及新鲜的水果和绿叶蔬菜的摄入，并积极治疗导致营养不良和贫血的原发病。

第二节　老年人的运动护理

运动可促进新陈代谢，延缓器官衰老，增强机体的免疫功能，提高抗病能力。根据老年人身体素质和心理特点选择适合的锻炼方案，可预防各种慢性病的发生；运动还可扩大人际交往范围，保持愉悦情绪，促进老年人心理健康。

一、运动的原则

老年人运动时，应遵循安全第一、循序渐进、适量运动、适合个体、持之以恒、形成规律、自我监测等基本原则。老年人体力和协调功能衰退，视、听功能减退，对外界的适应能力下降，进行运动时应避免危险性的项目和动作，动作要简单、舒缓，保证安全。锻炼应量力而行，活动量由小到大，内容由简到繁，同时应持之以恒，这样才能取得效果。

健身运动效果是需要长期的锻炼而积累的，但现实中仍存在不少制约老年人进行长期健身的因素，主要有社区周边锻炼场所和设施缺乏，特别是体育专业人员不足导致老年人锻炼缺乏组织性、指导性和长久性。提高老年人运动的效率应大力改善社区及附近的健身条件，包括健身场所、设施、专业指导队伍建设，提高老年人健身的科学性和积极性，通过相互激励的方式使得老年人能够循序渐进、持之以恒地参加体育锻炼。

二、运动形式

老年人进行体育锻炼主要是为了增加肌力，因此应开展轻量、安全的力量训练，并且锻炼持续的时间不能太久，节奏也不能太快，尽量不做过分用力的运动并避免出现憋气的情况。呼吸以较自然、匀缓的腹式呼吸为宜，促进肺的有效通气、氧气供应以及改善胸腔血液循环情况。老年人可根据自己的年龄、体质状况、场地条件，选择适合自己的运动项目。适合老年人的活动项目有步行、慢跑、骑车、游泳、跳舞、打太极拳、打乒乓球、打门球、打保龄球、体操及气功等。

三、运动强度、时间和频率

老年人的运动强度要根据自身的年龄及体质状况来决定。最高心率反映运动时机体的最大摄氧量，可用 220 - 年龄来估算。一般情况下，身体健康的老年人进行健身应以自身最大心率的 60% ~ 80% 较好。至于身体素质较差或较少健身的老年人，其参加运动时应注意使心率控制在最大心率的 50% 左右或更低。在实际运动中尤其是在较冷的冬季，应指导老年人在健身前做热身准备以逐步提高心率；同时也要指导老年人通过长期坚持锻炼的方式逐渐积累力量和增大强度，而不是盲目地追求运动强度。

每周运动以 3 ~ 5 次为宜，而体质较差的老年人可以坚持每周 2 ~ 3 次；每次 30 ~ 40 分钟；一般在下午进行运动效果会更好。

四、增加运动的趣味性

老年人会出现身体组织器官功能衰退、记忆力下降、反应迟钝、孤独抑郁等不良情绪等方面的变化，所以指导老年人参加健身运动除了体育锻炼外，还应满足其消遣娱乐及人际交往等方面的需求，增加运动的趣味性，如太极拳、门球、乒乓球、钓鱼、老年健身操、郊游等运动项目，通过进行多样性、趣味性和个体性的运动，满足老年人的个体化需求，增强其社会认同感，避免产生消极情绪，还可以强身健体。

五、注意事项

①老年人在运动前应进行全面的身体检查，了解自身的健康状况，为选择运动项目和运动量提供依据。处于疾病恢复期的老年人应在医护人员的指导下进行运动。②避免空腹锻炼。③时间应安排在身体的适应性和敏感性较好的下午或傍晚。④运动中若出现气短、头晕、胸闷等不适感觉，应立即停止锻炼，并严密观察。必要时经医生检查后再决定是否继续运动或调整运动计划。⑤选用轻便、合体、舒适的运动衣，舒适、通气、防滑的运动鞋。⑥选择地面平整、空气清新、安静清幽、污染少的运动环境和场地。

第三节　老年人的心理护理

老年人随着年龄的增加、身体功能的逐渐衰退，面对社会、家庭角色的变化，疾病对健康的影响，丧偶等精神创伤，可出现诸多心理问题。对老年人进行心理情绪的护理和指导，可提高老年人的心理健康水平和生活质量。

一、定期开展老年人健康教育

有针对性地介绍常见疾病的基本防护与治疗方法，帮助老年人正确认识疾病，增强自我保健和自我照顾的能力。指导老年人进行自我调适，控制不良情绪，多参加社区活动，充实精神生活，安排好家庭生活，取得家庭成员的理解和照顾。指导老年人树立正确的生死观，教育老年人正确看待离退休、社会角色的转变、收入的减少、家庭中的意外事件、衰老和疾病，认识到死亡终会来临，珍惜生命，安排好现在的生活，让每一天都生活得有意义。

二、抑郁的护理

衰老和疾病引起的生理、心理功能退化，自理能力下降，精神打击常可导致老年人出现抑郁情绪，表现为内心空虚、情绪低落、活动减少。

对抑郁的老年人，应给予心理上的支持，经常与他们交流，了解他们的思想变化和情绪变化。首先要尊重他们，如主动与其打招呼、耐心听取其内心的想法、想办法解决他们遇到的各种问题等，使他们感受到自己被他人重视。关心老年人的生活，了解他们的需求，沟通时的态度要端正、语言要亲切，从而获得老年人的信任，使他们充分感受到温暖，同时鼓励他们参加一些力所能及的运动、室外活动或文娱活动，使其精神愉快。告知老年人如症状持续加重应及时就医接受心理治疗。

三、对老年人健忘的护理

脑组织老化或伴有某些脑部疾病时，可导致老年人记忆力下降，应帮助老年人安排规律的生活，指导老年人将自己的日常用品摆放在固定的位置或制订日程安排，便于记忆，如帮助老年人将每日服用的药物固定摆放、安排合理的日程表、保持有规律的日常生活等。

四、离退休综合征的护理

部分老年人离退休后不能适应新的社会角色、生活环境和生活方式的变化而出现焦虑、抑郁、悲哀等消极情绪，因此产生偏离常态的行为的一种适应性的心理障碍，即离退休综合征。这种心理障碍往往还会引发其他的生理疾病，影响身心健康。

指导老年人调整心态，顺应规律，认识到衰老是不以人的意志为转移的客观规律，离退休也是不可避免的。离退休后可以给自己制订切实可行的作息时间表，早睡早起，按时休息，适时活动，建立、适应一种新的生活节奏。同时要养成良好的饮食卫生习惯，戒除不利于健康的不良嗜好，采取适合自己的休息、运动和娱乐方式，建立起以保健为目的的生活方式。

体格壮健、精力旺盛又有一技之长的老年人，可以积极寻找机会，做一些力所能及的工作。一方面发挥余热，为社会继续做贡献，实现自我价值；另一方面使自己精神上有所寄托，使生活充实起来，增进身体健康。培养爱好，如写字作画，既陶冶情操，又可锻炼身体；种花养鸟也是一种有益活动，可以培养情趣；另外，跳舞、打球、下棋、垂钓等活动都能使参加者益智怡情，增进身心健康。

退休后，老年人的生活圈子缩小，但不应自我封闭，应努力保持与旧友的联系，更应积极主动地去建立新的人际网络。良好的人际关系可以开拓生活领域，排解孤独寂寞，增添生活情趣。在家庭中，与家庭成员间也要建立协调的人际关系，营造和睦的家庭氛围。

五、日常生活中的心理保健

老年人应培养广泛的兴趣爱好，以调节情绪，充实精神生活。养成良好的生活习惯，做到饮食有节，起居有常，戒烟限酒。适当运动，参与社会活动，多与人交往，保持和谐的人际关系。鼓励老年人勤用脑，坚持适量的脑力劳动，不但可延缓大脑衰老，还可获取新知识，丰富精神文化生活。指导老年人妥善处理家庭关系，家庭成员和睦相处、互敬互爱，有利于老年人的健康长寿，应关心照顾老年人，尊敬老年人，多与老年人沟通，满足老年人的心理需求，使其保持心理平和。

第四节　老年人的睡眠护理

随着年龄的增加，老年人睡眠的生理节律会发生变化，卧床时间延长，但觉醒次数增多，白天经常打盹，睡眠的质量逐渐下降。长期睡眠障碍不仅影响老年人日间功能、降低身体抵抗力，还增加了罹患各种疾病的风险，与多种精神疾病的发生和发展密切相关，严重影响老年人的生活质量和身心健康。

一、创造良好的睡眠环境

保持居室及周围环境安静、整洁，光线适宜，温度和湿度适宜。避免外界环境中的不良刺激，如强光、噪声等。棉被厚薄适宜，枕头高度合适。睡前情绪稳定，避免喝浓茶、咖啡等刺激交感神经兴奋的饮料，避免从事过分紧张的脑力劳动；避免进行剧烈的体育活动。

二、诱导睡眠

睡前温热水泡脚，按摩涌泉穴，做轻微的活动，如散步，做深呼吸或按摩肩、颈、腰及下肢，放松肌肉，或根据老年人的习惯，倾听舒缓的音乐等，以诱导入睡。

三、保持正确的睡眠姿势

采取正确的睡眠姿势，最科学理想的体位是屈膝右侧卧位，这样可使全身肌肉放松、呼吸舒畅，还可使心脏、肺和胃肠的生理活动降到最低，侧卧位睡眠还有利于血液循环；仰卧时，不要把手放在胸前；左侧卧位容易对心脏造成压迫。

第五节　老年人的用药护理

进入老年期，老年人的体液总量减少、肌肉体积缩小而脂肪组织增加、基础代谢率下降，尤其是胃肠、肝、肾血流减少和功能的减退，导致机体对药物代谢和反应发生改变。多数老年人常同时患有多种慢性病，需要长期治疗，用药种类较多，药物不良反应也明显增加。药物不良反应（adverse drug reaction，ADR）是指在正常用量情况下，由于药物或药物相互作用而发生的与防治目的无关、不利或有害反应。随着年龄的增长，老年人记忆力减退，学习新事物的能力下降，对药物的治疗目的、服药时间、服药方法常不能正确理解，影响用药安全和药物治疗的效果。因此，对老年人进行用药指导十分重要。

一、鼓励老年人首选非药物性措施

指导老年人如果能以其他方式缓解症状的，暂时不要用药，如失眠、便秘和疼痛等，应先采用非药物性的措施解决问题，将药物中毒的危险性降至最低。

老年人应尽量少用药物，切忌不明病因就随意滥用药物，以免发生不良反应或延误疾病治疗。

二、指导老年人不随意购买及服用药物

按医嘱服药是提高疗效和避免意外事故发生的重要保证。

有些老年人凭借自己"久病成医"的经验，不经确诊就随便用药或加大用药剂量，这种做法对体质较差或患多种慢性病的老年人尤其危险。有的老年人看别人用某种药治好了某种病便效仿服用，忽视了自己的体质及病症的差异。那些未经验证的秘方、单方，无法科学地判定疗效，凭运气治病，常会延误病情甚至酿成药物中毒。建议老年人一旦身体出现不适，尽量去医院就诊，先弄清楚病情，再对症下药。

不要轻信广告宣传，忌滥用补药，对体弱多病的老年人，要在医生的指导下，辨证施治，适当服用滋补药物，若盲目滥用，很可能适得其反。

还有一些老年人经常听信广告宣传，自行用药，药品种类时常更换，多药杂用，容易引起毒副作用。建议使用前应询问医生。

有些老年人稍有鼻塞、流涕等上呼吸道感染症状就立刻服用抗生素，容易造成细菌耐药性。还因长期、不规范使用抗生素，破坏人体内正常菌群的生态平衡，造成免疫力下降，诱发各种并发症，大大增加了疾病治愈的难度。抗生素必须严格按医嘱使用。

一般健康老年人不需要服用滋补药、保健药、抗衰老药和维生素。只要注意调节好日常饮食，注意营养，科学安排生活，保持平衡的心态，就可达到健康长寿的目的。

三、加强正确用药知识教育

1. 服药前

仔细查对，根据药物说明书或医生的医嘱，明确用药的名称、剂量、服药时间、服药方法。准备好根据身体状况做好合理化处理的药剂及 1 杯温开水。

由于老年人食管蠕动能力差，唾液分泌减少，喉的保护性反射功能减弱，易发生食物、药物嵌塞，表现为突然出现呛咳、气喘、不能说话，面色、嘴唇青紫，严重者可窒息，失去知觉。根据身体状况对药物剂型做合理化处理，可避免意外的发生。必要时可打开普通胶囊；普通片剂可粉碎、研磨；缓释片可粉碎，但不可研磨；控释片不可粉碎，也不可研磨；多微粒胶丸可粉碎，但不可研磨。

2. 服药中

服药姿势以站位、坐位最佳，半卧位也可以，尽量避免平卧位服药，防止发生噎呛，甚至窒息。

先喝一口温开水，看有无呛咳，同时湿润口咽利于服药，在情绪放松的情况下，将药丸（片）放于舌中后 1/3 处，自然喝水咽下（不必猛地仰头），再服温开水 50ml 左右。液态药物服用后喝温开水 20～30ml，但止咳糖浆剂除外，必要时清洁口腔。避免在咳嗽、气喘时服药，否则易发生误吸。

3. 服药后

观察药物的治疗效果，是否有不良反应，并及时告知医护人员。若漏服了本顿所要口服的药物，且快到下一次服药时间（超过两次用药间隔时间的一半）时，咨询医护人员是否需要补服所漏掉的药物，不可擅自加倍剂量服用，以免引起严重的不良反应。

4. 服用抗生素期间禁饮酒

服用某些头孢类及甲硝唑、呋喃唑酮等药物期间严禁饮酒，否则可发生双硫仑样反应，出现头晕、呼吸困难、心肌梗死，甚至导致休克、死亡。一定要做到服用抗生素期间不饮酒。

四、指导老年人合理保管药品

帮助老年人 3～6 个月定期检查、整理药柜，保留常用药和正在服用的药物，弃除变质的药品。胶囊有软化、碎裂、漏油或表面发生粘连；丸剂变形、变色、发霉或有臭味；药片有花斑、发黄、发霉、松散或出现结晶；糖衣片表面已褪色，出现花斑或黑色，或崩裂、粘连、发霉等，说明已经变质。变质的药物、超过有效期或达到失效期的药物绝对不能服用。

多数药品均需避光、密闭并在阴凉干燥处保存。许多生物制品需低温冷藏保存，如胰岛素、金双歧益生菌等。

第六节　社区老年人常见健康问题与护理

随着年龄的增长，人体各器官和组织细胞的形态和功能等逐渐发生一系列退行性变化，出现多种健康问题，影响老年人的身心健康。积极实施护理与干预，可有效预防和缓解健康问题所带来的诸多影响。

一、噎呛

由于老年人食管蠕动能力差，唾液分泌减少，喉的保护性反射功能减弱，食物易发生嵌塞或呛到气管引起呛咳，甚至窒息。

老年人进食时要注意力集中，切勿进食时讲话。能自理的老年人，应鼓励其自行进食；对于自理能力差、病情较重者，应协助其进食。每勺食物量不宜太多，进食速度不宜过快，进食后让老年人取坐位 30 分钟以上，并协助老年人漱口，保持口腔清洁，防止食物残渣遗留在口腔引起感染。卧床的老年人进食后不宜立即进行翻身、叩背等，防止因食物反流而引起误吸。

二、跌倒

由于生理退化引起的反应能力、平衡能力降低，步态改变，以及疾病、药物、不良情绪、环境等因素均会增加老年人跌倒的风险。

对于居家老年人，跌倒所造成的威胁和伤害不容忽视。跌倒造成的伤害在我国 65 岁以上老年人伤害因素中居于首位，改善不良环境是预防老年人跌倒的主要因素。家里的家具放置要合理，位置固定，地面平坦、干燥、无障碍物。家里光线要充足，夜晚最好有地灯，保证老年人夜间行走安全。老年人在家里走动时建议穿防滑鞋，衣裤不宜过长。常用的物品应置于易取放的地方，浴室、马桶附近安装扶手，浴室内置防滑垫，保持地板干燥。

老年人应根据身体状况进行适宜的运动，增加运动的稳定性，必要时选择适当的辅助工具，确保安全。降压药、降血糖药一定遵医嘱用药，避免低血压和低血糖。老年人在日常生活中体位变换要缓慢，乘车时车辆停稳后再上下。高龄老年人夜间小便时建议使用便器。

三、尿失禁

由于疾病、尿道手术损伤、妇女生产时创伤、年老引起骨盆底肌肉松弛等原因造成对排尿的自控能力下降，尿液不自主流出，即为尿失禁。

尿失禁的老年人应经常用清水清洗会阴部皮肤，勤换衣裤，保持局部皮肤清洁、干燥，减少异味。可使用穿脱方便、不限制活动的一次性纸尿裤。老年女性也可使用卫生巾。

根据老年人自身的情况指导其日间摄取足够的水分，通过多饮水增加对膀胱的刺激，促进排尿反射的恢复，还可预防尿路感染。一般每天摄入 2000～2500ml。19：00 后应控制饮水，以免夜尿增多影响老年人的睡眠。指导老年人进行骨盆肌肉训练，方法是收缩夹紧肛门周围、阴道及尿道口的肌肉，5～10 秒，然后慢慢地放松 5～10 秒；也可以利用小便时中断尿流,来体会收缩骨盆底肌肉的感觉。每日至少要做3次,每次反复做15次。可以下床行走的老年人,要坚持散步,因为轻度腹压性尿失禁,通过行走锻炼可以改善。

四、便秘

老年人由于活动变少、肠道蠕动能力下降、腹肌力量减弱、进食减少等因素,容易发生便秘,出现排便次数减少、排便困难、粪便干硬,影响生活质量。

便秘的老年人应注意多吃水果和蔬菜,增加膳食纤维的摄入,多饮水。每天适当运动30分钟,促进肠道蠕动,缓解便秘。养成定时排便的习惯,排便时注意力集中,不看报纸或听广播。进行腹部顺时针的环形按摩,可促进排便。勿滥用通便药物,以免对药物产生依赖。

第七节　社区老年人的日常照护技术

一、皮肤的清洁护理

清洁皮肤可去除皮肤污垢,预防感染,促进皮肤血液循环,增进舒适感,预防压疮等并发症。活动受限的老年人主要采用床上擦浴的方法来清洁皮肤,操作方法如下:

1. 备齐用物携至床旁,将用物放于易取、稳妥之处。

2. 向老年人做好解释说明,取得其理解和配合。

3. 将老年人身体移向床沿,尽量靠近操作者。

4. 将面盆放于床旁桌上,倒入热水约2/3满。根据病情放平床头及床尾支,松开床尾盖被,将毛巾叠成手套状,包在手上,这样可防止毛巾一端的水滴到老年人身上,还可用以摩擦老年人的皮肤。

5. 为老年人洗脸及颈部。顺序为洗眼、额部、鼻翼、面、耳后直到颏下、颈部,注意洗净耳部、耳后及颈部皮肤皱褶部位。

6. 为老年人脱下上衣,每擦洗一个部位,均应在其下垫浴巾,避免弄湿床铺。按顺序擦洗双上肢、胸腹部。协助老年人侧卧,背向操作者,依次擦洗后颈、背部。擦洗时注意观察皮肤有无异常。老年人平卧，再擦洗两下肢，用温水泡脚并擦干。

7. 擦洗过程中，要随时关心老年人，动作要敏捷，一般擦洗应在 15 ~ 30 分钟完成。应减少翻身次数和暴露时间。天冷时，可在被子内操作，保持合适水温，防止受凉。根据情况更换清水，注意擦净腋窝及腹股沟等皮肤皱褶处，并随时为老年人盖好被子。根据季节情况使用爽身粉和润肤剂。

二、协助老年人更衣

老年人衣物选择的原则是舒适、保暖、方便穿脱和活动。不能自理的老年人应选择柔软、透气、宽松的棉织物，不能自理的老年人需协助其更换衣裤，操作如下：

1. 携用物至床旁。

2. 关闭门窗并遮挡。

3. 协助老人解开纽扣或带子，先脱近侧衣袖或健侧衣袖，再脱另一侧衣袖。先穿远侧或患侧衣袖，再穿另一侧衣袖。

4. 协助老人微侧卧，将脏衣服和清洁衣服的其余部分分别塞入老年人身下。

5. 协助老人平卧，将衣服拉至对侧，脱另一侧（脱衣服时不能硬拉硬拽，以免损伤皮肤）衣袖并穿上干净衣袖，整理拉平上衣，扣好扣子或系好带子。

6. 解开裤子，分别抬高左右臀部，拉内、外裤至臀下。先脱近侧或健侧裤腿，再脱另一侧裤腿。

7. 协助屈膝，拉裤子至膝部，再褪去裤腿。

8. 协助将内、外裤套在脚上。屈膝，先穿远侧或患侧裤腿，再穿另一侧裤腿。

9. 协助拉裤子至腰部，老年人取舒适体位休息。

三、协助老年人排泄

部分老年人由于年迈体弱、行动不便，需要协助完成排泄，以满足老年人正常的生理和清洁的需要。

（一）协助如厕

老年人身体虚弱、行动不便，为避免发生跌倒等意外，需协助其如厕。

1. 搀扶老年人进入卫生间，协助其转身背向坐便器。

2. 嘱其站稳抓紧扶手，协助解开裤带、褪下裤子至膝部。

3. 一手提裤子，一手搀扶老年人平稳坐于坐便器上。

4. 告知老年人照顾者在门口等候，有问题及时呼唤，并询问是否需要协助其擦净肛门。

5. 照顾者在门外等候，时常询问，以免老年人发生意外。

6. 便后老年人自行擦净肛门或身体前倾由照顾者协助擦净肛门。

7. 嘱老年人握紧扶手起身，照顾者协助其提起并系好裤子。

8. 照顾者将坐便器盖子放下，按压便器冲水开关。

9. 搀扶老年人洗手，返回房间休息。

（二）协助使用便盆排便

身体瘦弱、生活不能自理的老年人，可协助其使用便盆排便。

1. 携用物（便盆、一次性护理垫、卫生纸）至床旁。

2. 协助老年人褪下裤子至膝部。将便盆放在护理垫上。

3. 协助老年人屈膝，同时一手托起老年人的骶尾部，另一手将一次性护理垫及便盆垫于老年人臀下。

4. 在会阴上部覆盖一张一次性护理垫，为老年人盖好盖被。

5. 老年人排便完毕，撤去会阴部上方护理垫，协助老年人屈膝，一手托起老年人的骶尾部，另一手将便盆撤出。

6. 取卫生纸为老年人由前向后擦净肛门。必要时用温热的湿毛巾擦洗会阴部及肛门并擦干。

7. 撤去臀下的一次性护理垫。协助老年人穿好裤子，取舒适卧位。

8. 整理床单位。将床头呼叫器放于老年人触手可及处。

9. 观察粪便性状、颜色及量，做好记录。倾倒、消毒便盆。

（三）帮助更换护理垫

大小便失禁的老年人，应使用并及时更换一次性护理垫，可保持局部清洁干爽，提高舒适度。

1. 携用物（一次性护理垫、水盆、毛巾、屏风等）至床旁。

2. 扶住老年人的肩部、髋部，向近侧翻转侧卧位。注意安全、防止坠床。

3. 掀开局部盖被，将污染的一次性护理垫向臀下方向对折，观察并取温湿毛巾擦拭会阴部及臀部皮肤。

4. 再次折叠污染护理垫至老年人身下，便于翻转身体后撤出。将清洁的一次性护理垫一半平铺，一半卷折于老年人身下。

5. 翻转老年人呈平卧位，撤下污染的一次性护理垫，放入污物桶。拉平清洁的一次性护理垫。

6. 盖好被盖，整理床单位。将床头呼叫器放于老年人触手可及处。

（四）使用开塞露辅助排便

老年人出现严重便秘时，可在医务人员指导下采用开塞露辅助排便。

1. 携用物（开塞露、一次性手套、卫生纸、便盆、一次性护理垫）至床旁。

2. 协助老年人将裤子褪至膝部，取左侧卧位。

3. 臀下垫一次性护理垫，臀部靠近床边。

4. 照顾者戴一次性手套，拧开开塞露的盖帽，左手垫纸巾分开老年人臀部，右手持开塞露球部，挤出少量药液分别润滑开塞露前端及肛门口。

5. 叮嘱老年人深呼吸，将开塞露细管端插入肛门内，挤压开塞露球部，将药液全部注入。

6. 退出开塞露细管，同时左手用卫生纸按压住肛门。嘱老年人保持体位 5 ~ 10 分钟。

7. 协助老年人如厕或使用便盆排便。

8. 整理用物，记录开塞露的使用量及排便的量及次数。

（周晓丽）

第三章　社区老年人的中医保健护理

中医护理学是中医药学的重要组成部分，它是以中医基础理论为指导，运用整体观念、辨证施护的基本法则以及独特的传统护理技术，结合预防、保健、康复和医疗等措施，对患者及老、弱、幼、残者施以辨证护理，以维护、促进、恢复人体健康的一门应用学科。

正常人体的阴阳气血在营养脏腑、维系脏腑的功能活动中逐渐被消耗，又不断地通过饮食得以化生或补充，但对老年人来说，这种正常的生化需求关系往往难以继续维持。人到老年，机体会出现生理功能和形态学方面的退行性变化。其生理特点表现为脏腑、气血、精神等生理功能的自然衰退，机体调控阴阳平衡的稳定性降低。此外，老年人一生中还积累了各种劳伤，或起居无常、饮食不节，或忧悲恚怒、劳欲过度，或嗜好烟酒、罹患疾病，等等，更进一步加重了脏腑功能的衰退，易导致多种疾病的发生。

本章主要介绍社区老年人的中医保健护理，包括生活起居护理、饮食护理、情志护理、运动养生保健、用药护理、五行养生护理以及常用中医护理技术等方面。旨在运用本章知识，指导老年人养生保健，进行正确的中医调护，以促进老年人身心健康，提高其生活质量。

第一节　社区老年人生活起居护理

老年人生活起居护理是针对老年人生活起居方面进行科学的安排和合理的照料。老年人气血不足，护持肌表的卫气常虚，易致外感，当谨慎调摄生活起居，以保养和恢复机体的正气，调整机体内外阴阳的平衡，防病治病，延年益寿。

一、顺应四时

《黄帝内经》指出："人以天地之气生，四时之法成""人与天地相应"。自然界有春、夏、秋、冬四季更替，春夏属阳，秋冬属阴，气候规律一般为春温、夏热、长夏湿、秋燥、冬寒。人体的生理活动也随着季节的变化而改变，以适应自然规律，保持机体内外环境的协调统一，祛邪防病，保健延年。因此，在护理工作中应根据四时阴阳变化与自然界的规律，遵循"春夏养阳，秋冬养阴"的原则，指导社区老年人的生活起居。

春季阳气生发，气血流通，肝气舒展，腠理开泄，但气候变化较大，极易出现乍寒乍暖的情况，故春季生活起居护理着眼于一个"生"字。应夜卧早起，宽衣松带，舒展形体，在庭院中散步，使心胸开阔、精神愉悦、保持生机，使春气之升发有序、阳气之增长有路。在衣着方面，应遵循"春捂"的原则，不能减衣被过快、过早，衣着宜"下厚上薄"，要注意保暖，做到"虚邪贼风，避之有时"。

夏季气候炎热，阳气旺盛，雨水充沛，万物繁茂，阳气易于发泄，阴气相对不足，故夏季生活起居护理应"养阳、护阴与防湿邪并重"。应夜卧早起，适度运动，运动时间宜选择清晨或傍晚气温较低时，以防耗阴伤阳。适度午睡，可避开暑邪，消除疲劳。在衣着方面，宜选用麻纱、丝绸等易散热、透汗、舒适、凉爽的面料。汗出后及时沐浴更衣，以免受凉。居室宜阴凉、通风，但避免直接吹风，空调温度不宜过低，保持空气新鲜。此外，夏季还要防湿邪侵袭，湿邪与热邪相缠绕，极易损伤人体脾胃之阳气，易使水液在体内停滞，导致各种病变。冬病夏护，三伏天是全年气温最高、阳气最盛的时节，是慢性支气管炎、肺气肿、支气管哮喘、腹泻、痹症等冬季发作严重的慢性病最佳护理时机，老年人可依据自身健康问题选择拔罐、穴位敷贴等传统中医护理技术进行养生护理。

秋季是热与凉交替的季节，人体阳气渐收，阴气渐长，故秋季生活起居护理应以"养收"为调摄原则。应早卧早起，培养乐观情绪，保持神志安宁，舒张收敛有序。我国古代民间亦有重阳登高赏景的习俗，登高远眺可消除心中的忧郁、惆怅、烦闷等不良情绪。在衣着方面，适度"秋冻"，加衣被不宜过早、过快，让机体经受凉气的锻炼，逐渐适应向寒冷季节转换的环境变化，增强耐寒能力。但是对于抵抗力较差的老年人，秋冻要适度。

冬季气候寒冷，阴寒盛极，阳气潜藏，故冬季生活起居护理以"养藏之道"为主。应早卧晚起，保证充足的睡眠时间。冬练三九，"冬天动一动，少闹一场病"，应多到户外活动，但是晨练时间应在日出后以避霜威。打太极拳、跳绳、冬泳、跑步、打球等均是老年人适宜的锻炼方式。在衣着方面，要随着气候变化及时增减衣服，防寒保暖，尤其注意胸、背、腿、腰及双脚的保暖。衣着要厚、轻、暖，颜色宜深，衣着过少、过薄易感冒。过度的寒冷刺激，可诱发或加重心脑血管系统疾病，如高血压、心脏病等，应注意防范。

二、环境适宜

六淫致病多与季节气候、居室环境密切相关。整洁安静的居室环境有利于保持健康状态及疾病的康复。护理人员应主动掌握四时气候变化的规律，做到春防风、夏防暑、长夏防湿、秋防燥、冬防寒，指导老年人创造舒适的环境条件。

老年人的居住环境要安静整洁，经常通风换气，保持空气清新，可使机体神清气爽，肺气宣通，气血通畅，维持健康状态或促进疾病康复，但忌强风、对流风，以防感冒。对身体虚弱或已感受寒邪的老年人，要在通风时注意保暖，避免寒邪侵犯。居室的陈设应简单实用，保持地面与床、椅等用品的整洁。厕所、浴室、水池等应每日刷洗，定期消毒，便器应放在指定的位置，以免污浊气味逸进居室。居室应保持适宜的温度，一般以18~20℃为宜。已感受风寒或体弱、阳虚的老年人，常怕冷怕风，故室温宜稍高，以20~26℃为宜。居室湿度以50%~60%为宜。居室要求光线充足而柔和，使老年人感到舒适而不刺眼，避免日光直射人体面部。老年人休息时，光线宜暗，应用窗帘遮挡。

三、劳逸适度

古人认为劳和逸必须"中和"，有常有节，不偏不过。劳逸结合应遵循"动静结合""形劳而不倦"的原则，过度疲倦会损害人体，过度安逸亦可致病。只有动静结合，劳逸适度，才能气血通畅，体魄强健，保持旺盛的生命活力。老年人机体功能逐渐减退，较易疲劳，更应注意劳逸适度。

（一）避免过劳

中医学认为，过度劳累常常是疾病发生的重要原因之一。无论体力劳动还是脑力劳动，过度劳倦均会降低机体抵抗力，影响内在脏腑器官的功能。老年人应注意以下几点。①避免久视：久视伤血，若用眼过度，如老年人看书、看电视、看戏剧太久，均有可能造成血虚，引起头晕目眩，两目干涩。故老年人日常生活中用眼持续时间不宜过久，若需长时间用眼，则必须每隔30～60分钟适当休息，眺望远景或闭目养神。②避免久立：久站不动，身体的重量全部压在脊椎和下肢骨上，下肢骨骼、肌肉的负担增加，血液回流不畅，从而导致气滞血瘀，造成下肢静脉曲张、痔疮、双足水肿等。若老年人长期从事久站工作，可在站立时行甩腿动作、扭膝运动或在睡前按摩双腿及温水泡脚。③避免久行：久行伤筋，劳于肝。人的行动以气血为基础，还须调动肌肉、筋骨等功能作用才能完成。长时间行走奔跑，不仅耗伤气血，还会使肌肉、筋脉处于疲劳状态。④避免劳神：劳神即用脑过度，精神过度疲劳。中医学认为，心主神而藏血，脾在志为思，故思虑劳神过度，最易耗伤心血，损伤脾气。老年人日常用脑时间不宜过长，应注意与体力劳动相结合，如做早操、打太极拳等，以解除精神疲劳。

（二）避免过逸

中医学认为，逸则气滞。一旦形体过度安逸，肌肉筋骨活动过少，容易使机体气血迟滞而不得流畅，脾胃消化功能减退，引起食欲减退，身体软弱无力，抵抗力下降。同时肌肉、筋骨日久不用，必然会因"用进废退"，出现肢体痿弱无力或肥胖臃肿，动则气喘、心悸。因此，老年人在日常生活中要尽可能做些力所能及的体力或脑力劳动，避免过度安逸。老年人应注意以下几点。①避免久卧：卧床过久则会损伤神气。久卧可使人的气血运行迟缓，阳气不伸而伤气，导致气血阻滞，影响机体脏腑功能。研究证明，睡眠过多与睡眠不足一样可引起机体功能紊乱。②避免久坐：久坐伤肉，由于长时间处于坐位，臀部皮肤毛囊易受堵塞而形成疖、毛囊炎等。久坐亦可引起脾胃积滞而使脏腑气机不畅，消化不良，气短乏力。此外，久坐者还易患颈椎病、肩周炎和冠心病等。因此，老年人要避免久坐，可每天做数次转胯运动、旋腰转脊及腰部按摩。

第二节　社区老年人中医饮食调护

饮食是维持人体生命活动必不可少的物质基础，是人体五脏六腑、四肢百骸得以濡养的源泉。老年人饮食护理就是根据老年人衰老的生理特点，在中医药基础理论指导下，审慎调摄饮食，以求祛病延年。

一、饮食的性味与功效

食物同药物一样，具有寒、热、温、凉之四性，酸、苦、甘、辛、咸之五味以及升降浮沉等作用（表3－1）。老年人饮食护理必须根据其体质、疾病的性质，选择不同性味的食物进行配膳，做到寒热相宜、五味调和。

表3－1　食物性味与功效

食物四性	性味	功效	适应证	食物举例
寒性	苦寒、甘寒	清热、泻火、解毒	实热证	苦瓜、冬瓜、芦笋、海带、紫菜、蟹、藕、柚、西瓜、甘蔗、香蕉、荞麦
凉性	甘凉	清热、养阴	虚热证	芹菜、丝瓜、黄瓜、茄子、萝卜、麻油、鸭蛋、草莓、柠檬、苹果、大麦
热性	辛热	温中散寒、益火助阳	阴寒内盛的实寒证	辣椒、桂皮、胡椒、白酒
温性	甘温	温中、补气、通阳、散寒	阳气虚弱的虚寒证或实寒证轻证	大蒜、大葱、韭菜、花椒、对虾、羊肉、牛肉、鸡肉、红糖、石榴、荔枝、桃、杏、樱桃、糯米、高粱

此外，平性食物性味平和，既无寒凉之偏性，也无温热之偏性，是日

常生活的基本饮食，具有补益、和中的功效，应用范围较广，如玉米、红薯、木耳、银耳、南瓜、山药、香菇、牛奶、猪肉、葡萄、黄豆等。

二、饮食护理的基本原则

（一）饮食有节，适时定量

饮食要适度而有节制，饥饱失常均可引发疾病。过饥即摄食不足，气血生化之源缺乏，造成脏腑功能失调。气血不足则正气虚弱，抵抗力降低，也易引发其他疾病。过饱即摄食过量，超过脾胃的受纳、运化能力，可致脾胃损伤、饮食积滞等证。食无定时或忍饥不食，会扰乱胃肠消化的正常规律，使脾胃功能失调，消化能力减弱，影响营养物质的吸收和输送，损害健康。老年人宜谨记饮食有节，适时定量。主张老年人少量多餐，既保证营养充足，又不损伤肠胃。进食不可过急过快，宜细嚼慢咽。

（二）合理膳食，不可偏嗜

食物有四气五味，各有归经，若饮食偏嗜则可导致人体脏腑阴阳失调而发生多种疾病。如过食肥甘厚味可助湿生痰、化热或生疮；过食生冷会损伤脾胃之阳气，致寒湿内生，发生腹痛、泄泻等脾胃寒证。年高之人，精气渐衰，应该摄食多样化，粗细相宜，寒热相适，荤素搭配，做到营养全面，以补益精气、延缓衰老。老年人忌嗜食偏好，不要过分限制或过量食用某些食物，又应适当补充一些机体缺乏的营养物质，使老年人获得均衡的营养。例如，老年人由于生理功能减退，容易发生钙代谢的负平衡，出现骨质疏松及脱钙现象，极易造成骨折。同时，老年人胃酸分泌相对减少，也会影响钙的吸收和利用。因此在饮食中宜选用含钙高的食品，适当补充钙质，这对老年人具有特殊意义。乳类及乳制品、大豆及豆制品是理想的食物钙来源，芹菜、山楂、香菜等含钙量也较高。

（三）重视脾胃，注意卫生

在饮食护理中，要重视脾胃功能的调理，不能片面追求营养摄入，强进荤腥油腻之品，以免加重脾胃负担，导致病邪滞留，加重病势。老年人阳气日衰，而脾又喜暖恶冷，故宜食用温热食品养护脾肾，勿食或少食生冷，以免损伤脾胃。老年人脾胃虚弱，加上牙齿松动，甚至脱落，咀嚼困难，饮食宜软并易于消化，不宜食用坚硬以及纤维过多的食物。此外，还应保证进食新鲜的食物，忌不洁食物。进食环境要整洁安静，指导老年人饭前要洗手、饭后应漱口，不能食后即睡，饭后要避免做剧烈运动，养成良好的饮食卫生习惯。

（四）饮食清淡，正确烹饪

清淡饮食，一般指以五谷杂粮为主食，以豆类、蔬菜、瘦肉、少量植物油及动物脂肪为副食的膳食。老年人脾胃虚衰，消纳运化能力差，故饮食宜清淡。饮食不宜过咸，否则对心脑血管及肾脏会造成不良影响。要限制动物脂肪摄入，宜食植物油，如香油、玉米油。现代营养学提出，老年人的饮食应该"三多三少"，即蛋白质多、维生素多、纤维素多，糖类少、脂肪少、盐少，正符合"清淡"这一原则。合适的烹调方法能减少食物中营养成分的流失，而老年人脾胃虚衰，运化功能减弱，故烹饪时宜用蒸、煮、炖、煨，尽量少用或不用煎、炸、烤。淘米次数要尽量减少，蒸饭不可去米汤，煮粥不要加碱，面粉不要加工得过于精细。

三、老年人常用的保健食疗

老年人脏腑功能衰退，阴阳气血俱衰，人体调控阴阳的功能降低，生命活力下降。老年人的保健养疗，要兼顾五脏，尤其要注重脾肾，同时平衡阴阳，保证气血运行的通畅，常用补气血、补肾精、健脾养胃、平肝潜阳等方法来达到养生目的。

（一）补气血

1. 常用食物

常用食物有人参、黄芪、白术、山药、大枣、花生、当归、阿胶等。

2. 食谱举例

（1）参归猪肝汤（《四川中药志》）

【组成】猪肝250g，党参、当归各15g，大枣10g，生姜、葱白、料酒、盐、味精、水发豆粉适量。

【制法与用法】将党参、当归洗净，切薄片，大枣洗净。诸药加清水适量，煮后取汁；将猪肝切片，与料酒、盐、味精、水发豆粉拌匀，放入汤内煮至肝片散开，加入拍破的生姜、切段的葱白，盛入盆内蒸 15～20 分钟。食肝片，喝汤。

【功效】补气养血。

（2）归芪蒸鸡（《中国药膳学》）

【组成】嫩母鸡 1 只（1500g），炙黄芪 100g，当归 20g，绍酒 30g，胡椒粉 3g，葱、姜、盐适量。

【制法与用法】杀鸡后去毛、内脏、爪，焯水后，再于清水中冲洗干净，沥干待用。当归洗净。把当归、黄芪纳于鸡腹内，将鸡置锅内，腹部朝上，闭合剖口；姜、葱布于鸡腹上，注入适量清水，加入盐、绍酒、胡椒粉，用湿棉纸将锅口封严。上笼蒸约 2 小时后，取出，去姜、葱，调味后装盘即成。食肉。

【功效】补气生血。

（二）补肾精

1. 常用食物

常用食物为海参、牡蛎肉、黑芝麻、冬虫夏草、莲子、猪肾、鹿肉等。

2. 食谱举例

（1）鹿茸海参汤（《药膳食疗学》）

【组成】水发海参 100g，鹿茸 5g，冬笋、冬菇各 20g，姜片 10g，葱白 10g，盐 2g，清汤适量。

【制法与用法】将水发海参洗净，焯水切条；冬笋、冬菇洗净，切片。各料放蒸碗内，注入清汤，入笼蒸约 1 小时后去姜、葱，调味即成。食参，喝汤。

【功效】温肾壮阳，填精益髓。

（2）枸杞羊肾粥（《饮膳正要》）

【组成】羊肉 60g，羊肾 1 个，枸杞子 30g，粳米 60g，葱白 2 段，盐适量。

【制法与用法】将新鲜羊肾剖开，去内筋膜，洗净，细切；羊肉洗净切碎。枸杞子洗净，同羊肾、羊肉、粳米、葱白一起煮粥。待粥成后，入盐少许，稍煮即可。每日早晚服用。

【功效】温肾阳，益精血。

（三）健脾养胃

1. 常用食物

常用食物为山药、茯苓、薏苡仁、芡实、扁豆、豇豆、香菇、蜂蜜等。

2. 食谱举例

（1）八仙糕（《药膳食疗学》）

【组成】糯米 1500g，粳米 3500g，人参 20g，白茯苓、山药、莲子、芡实、薏苡仁各 250g，白糖 100g，苏打 30g，酵母适量。

【制法与用法】将糯米、粳米洗净，加清水浸泡约 4 小时；人参、茯苓等药物洗净，烘干研末备用。糯米、粳米浸泡后打浆，加酵母发酵 3 小时，加苏打、白糖、药末搅拌均匀。在蒸笼底垫上干净纱布，倒入米浆蒸熟切块即成。佐餐食。

【功效】健脾益气。

（2）神仙鸭（《药膳食疗学》）

【组成】鸭 1 只，红枣、白果、莲子各 50g，人参 3g，胡椒粉 2g，料酒、清汤、葱、姜、盐适量。

【制法与用法】鸭杀后去毛、内脏、爪，用料酒、盐腌渍 30 分钟；红枣、莲子洗净；白果去壳、皮及胚芽；人参切薄片；姜、葱洗净切片、节。将红枣、白果、莲子放鸭腹内，再将鸭放蒸碗内，人参放鸭腹上，注入清汤，放姜、葱、盐、料酒、胡椒粉，用湿绵纸封严碗口，入笼蒸约 3 小时，蒸熟后去姜、葱，调味即成。食鸭肉，喝汤。

【功效】健脾胃，益气血。

（四）平肝潜阳

1. 常用食物

常用食物为枸杞子、何首乌、藕粉、胡萝卜、松子、桑椹、黑芝麻、葡萄等。

2. 食谱举例

（1）天麻鱼头汤（《药膳食疗学》）

【组成】鲤鱼头 1 个（约 1000g），天麻 25g，川芎、茯苓各 10g，胡椒粉 3g，绍酒 45g，麻油 25g，酱油、鸡汤、白糖、姜、葱、盐、湿淀粉适量。

【制法与用法】将天麻、茯苓、川芎入米泔水中浸泡 3～5 小时，捞出洗净切片，将川芎、茯苓加清水适量煮后取汁；天麻蒸熟；鲫鱼头去腮、洗净，在鱼头正中划一刀，两侧面各划两刀，擦干水汽，加盐、料酒腌渍备用。锅内油加热至八成热时，入鱼头略炸；另起油锅，锅内油加热至六成热时，煸炒姜、葱，加入鸡汤、药液、鱼头、天麻（用干净布包好），煮约 10 分钟，将鱼头翻面，加入绍酒、盐、胡椒，待鱼头熟时捞出放盘中，天麻置鱼头周围；锅内原汤去姜、葱，调味，淋麻油，舀盘中即成。食鱼头，喝汤。

【功效】平肝阳，止头痛。

（2）菊花绿茶饮（《药膳食谱锦集》）

【组成】菊花、槐花、绿茶各 3g。

【制法与用法】将以上三者置于杯中，用 250ml 开水冲泡后饮用，冲饮至味淡。每日数次。

【功效】平肝清热，明目止痛。

四、饮食宜忌

饮食宜忌，俗称忌口、食忌。《金匮要略》指出："所食之味，有与病相宜，有与身相害，若得宜则益体，害则成疾。"因此，饮食护理中强调饮食宜忌是十分必要的。

（一）疾病饮食宜忌

病症的饮食宜忌是根据疾病的寒热虚实、阴阳偏盛，结合食物的四气五味，选择不同属性的食物，以"虚则补之""实则泻之""寒者热之""热者寒之"为原则，达到调理饮食与治疗疾病的目的。例如，寒证宜食温性、热性食物，忌食生冷瓜果等凉性食物；热证宜食寒凉平性之品，忌辛辣、炙烤等热性食物，如辣椒、姜、葱、酒及油炸之品。阳虚者宜温补，可常食羊肉、韭菜等，忌用寒凉之品；阴虚者宜滋补、清淡，可常食粥、银耳、鸭肉等，忌用温热之品，不宜吃辛辣刺激食物。又如水肿病忌食盐，黄疸、泄泻忌油腻，疮疖肿毒、皮肤瘙痒忌鱼虾蟹，消渴证忌食糖，痰湿之证忌肥甘之品等。

（二）服药饮食宜忌

有些食物对所服之药有不良的影响，服药期间应忌食。一般在服药期间，凡属生冷、油腻、肉、酒、腥臭等不易消化及有特殊刺激性的食物均应避免。此外，某些药物有特殊忌口，如人参忌萝卜、茶叶，土茯苓忌茶，半夏忌羊肉、羊血、饴糖，厚朴忌豆类，牡丹皮忌蒜等。

（三）食物搭配宜忌

注意食物之间的配伍问题。食物的配伍分协同与拮抗两方面。有些食物搭配有利于健康，如百合炖秋梨，共奏清肺热、养肺阴之功效；姜糖饮，温中和胃的红糖增强了生姜温中散寒的功效；薏苡粥中添加红枣，可防止薏苡仁清热利湿过偏之性。某些食物搭配不当会削弱食疗效果，要尽量避免。如吃羊肉、狗肉之类温补气血的食物，不应同时吃绿豆、鲜萝卜、西瓜等，否则会减弱前者的温补作用。因此，科学搭配食物，对促进身体健康是非常重要的。

第三节　社区老年人中医情志护理

狭小的生活圈子、孤陋寡闻带来心理上的变化，常使老年人产生孤独垂暮、忧郁多疑、烦躁易怒等心理状态，其适应环境及自我调控能力低下，若遇不良环境和刺激因素，易诱发多种疾病，且较难恢复。老年人情志护理时注意这些特点，有益于祛病延年。

一、情志变化对健康的影响

七情在正常情况下不会致病，但若情志波动过于持久、过于剧烈、超出常度，就会引起脏腑气血功能紊乱，导致疾病发生。不同的情志可影响不同的脏腑功能，从而导致不同的疾病。不同的疾病也会有不同的情志改变，并可影响疾病的心理活动。情志是人接触和认识客观事物时，人体本能的综合反映。中医学认为，人有七情变化，即喜、怒、忧、思、悲、恐、惊。情志护理是指在护理工作中，以中医基础理论为指导，注意观察了解个体的情志变化，掌握其心理状态，设法防止和消除个体的不良情绪状态，以达到预防和治疗疾病的一种方法。

（一）情志正常，脏腑气血调和

正常的情志活动是体内脏腑、气血、阴阳调和的反映，同时又能反作用于人体，能够调畅脏腑之气，增强人体抵抗力，预防疾病的发生，对维护人体的健康起着积极的促进作用。《医醇賸义·劳伤》中指出："夫喜、怒、忧、思、悲、恐、惊，人人共有之境。若当喜而喜、当怒而怒、当忧而忧，是即喜怒哀乐发而皆中节也。"俗话说"人逢喜事精神爽，雨后青山分外明"，就是指喜的心境有益于人的身心健康。适度的喜能调摄精神，流通营卫，和畅气血，乐而忘忧。而怒一般被认为是一种消极、否定的情绪，但怒作为人的基本情感之一，对人体的健康也有着其积极的一面，怒为肝之志，有节制的怒的外泄，有利于肝气的疏泄调达。

（二）情志异常，脏腑气血失调

七情当抒不抒，当泄不泄，造成情感的蓄积，超过人体正常的生理调节范围，可使人体气机紊乱，脏腑气血失调，导致疾病的发生或加重病情。

1. 直接伤及脏腑

《素问·阴阳应象大论》指出："怒伤肝，喜伤心，思伤脾，忧伤肺，恐伤肾。"七情过激可伤及五脏，尤以心、肝、脾三脏多见，其中心为五脏六腑之大主，精神之所舍，其在七情发病中起主导作用，七情太过首先伤及心神，然后影响到其他脏腑，从而引起疾病。不同的情志刺激，不仅会对各脏有不同的影响，甚至会相互影响，相兼为害，损伤多脏。如郁怒伤肝，肝气横逆，又常犯脾胃，出现肝脾不调、肝胃不和等证。

2. 影响脏腑气机

七情致病伤及内脏，主要是导致脏腑气机紊乱，升降出入运动失常，脏腑功能活动失调。主要表现为以下几点。①怒则气上：过度愤怒使肝气上逆，血随气逆，并走于上，可见头痛、头晕、面红目赤，或呕血，甚至晕厥猝倒。②喜则气缓：过度喜乐使心气涣散，出现精神不能集中，甚至喜笑不休、失神狂乱等症状。③悲（忧）则气消：过度悲忧消耗肺气，常见精神萎靡、意志消沉、胸闷乏力、少气懒言等症状。④恐则气下：过度恐惧可使肾气不固，气泄于下，可出现下肢酸软无力、二便失禁、滑精等症状。⑤惊则气乱：突然受到惊吓导致心气紊乱，气血失和，心神失常，临床可见心悸、失眠多梦，甚则精神失常等症状。⑥思则气结：思虑过度导致脾气郁结，运化失常，出现纳呆、脘腹胀满、便溏、泄泻等症状。

二、预防七情致病的方法

（一）清静养神

清静，是指精神情志保持淡泊宁静的状态。神统御精气，它是生命活动的主宰，是生命存亡的根本和关键。只有将"静"融入日常生活中，做到精神内守、心平气和，精气才能日见充实，形体亦可随之健壮，从而达到《黄帝内经》中提出的"恬淡虚无，真气从之，精神内守，病安从来"的境界。随着科学的发展，实验已证明，清静养神这种自我调节能保持神经系统不受外界精神因素干扰，使人体生理功能处于极佳状态。只有精神宁静、排除杂念、专心致志，才能做到安静和调、心胸豁达、神清气和、乐观愉快。这样不但有利于学习和工作，而且能使机体整体协调，生活规律，有利于健康长寿。

（二）修身养性

古代养生家把道德修养视为养生之根，认为养生和养德是密不可分的。养德可以养气、养神，有利于神定心静，气血调和，精神饱满，使"形与神俱"，从而健康长寿。道德和性格良好的人，待人宽厚，性格豁达，志向高远，对生活充满希望和乐趣，能较好地控制和调节自身情绪。而道德水平低下、个性狭隘者，则常常会用神不当。现代养生实践证明，注意道德与情操修养，养成健康高尚的生活情趣，获得精神满足，是保证身心健康的重要措施。

（三） 乐观豁达

开朗、豁达、乐观是健身的要素，长寿的法宝。乐观的情绪可调养精神、舒畅情志、流通营卫、和畅气血，从而促进身心健康。首先要培养开朗的性格，心胸宽广，知足常乐，懂得"比上不足，比下有余"的道理，这样可以得到生活和心理上的满足。其次要善于化解烦恼和忧愁。如退步思量，减轻烦恼；或者接受来自亲朋好友的疏导，把心中郁闷宣散出来，从而使心理状态恢复平衡。调摄情志，陶冶性情，保持心情的愉悦与舒畅，使五脏六腑气血调和、畅达，六淫之邪无机可乘，进而百病不生。

（四） 平和七情

情志活动是人的心理活动对外界刺激的适度反映，是主观感受的自然流露。情志过激会成为致病因素而危害人体健康。

喜、怒为七情之首，喜贵于调和，怒宜于戒除。喜属于良性刺激，适度的喜对人体的生理功能有良好的促进作用。但若喜乐太过或不及，则可使心神受伤。怒是情志致病的魁首，怒多伤肝，肝失疏泄，气机升降逆乱，进而导致其他脏腑功能失调，对人体健康的危害极大。古人在养身防病中，强调遇事戒怒。首先以理抑之，即以理性克服感情上的冲动，使七情不致过激。其次，养性避之，即要有豁达的胸怀、高尚的情操、良好的涵养，遇事能够忍耐而不急躁生怒。但在怒已生而又不可遏制时，应及时宣泄出来，以免郁遏而生疾。

思虑是七情之一，思虑有度，能够强心健脑，对人体有益；而思虑过度，所思不遂，不但会耗伤心神，而且会导致胃肠功能失调。节思，首先要讲究科学用脑，用运动调剂心神和脑力，控制用脑时间等。其次以理制思，切实减少一些不必要的思虑。

忧郁、悲伤对人体来说属于恶性刺激。忧愁太过，可致气机失畅。过度悲伤，可致肺气郁结，甚至耗气伤津，出现精神萎靡、倦怠乏力等症状。因此要在平时的生活中，注意培养和保持开朗的性格，以乐观的精神克服忧悲的情结，并及时通过向亲朋好友倾诉等方法宣泄情绪。

惊恐对人体的危害也较大，过度的惊恐可致心神受损，肾气不固，甚则心惊猝死。慎避惊恐，首先要有意识地锻炼自己，培养勇敢坚强的性格，以预防惊恐致病。其次，避免接触易导致惊恐的因素和环境。

三、情志护理的方法

情志变化可以直接影响人体脏腑的变化，情志护理的方法有许多种，可根据老年人的生理及心理特点选择合适的方法，以取得较好的效果。

（一）说理开导法

说理开导法即通过运用正确、巧妙的语言，对老年人进行劝说开导，使其端正对事物的看法，从而能自觉地调摄情志，促进机体身心健康。说理开导法要针对老年人不同的精神状态及个性特征，做到有的放矢，动之以情，晓之以理，喻之以例，明之以法。护理人员应详尽向老年人介绍其生理及心理状态，尤其对患病老人讲解与其病情相关的医学知识，从根本上解除其担心、焦虑或恐惧等心理负担，尽量消除不良情志对机体的损害，改善老人精神状态与躯体状况。

（二）移情易性法

移情易性法是通过一定的方法和措施转移或改变人的情绪和注意力，以摆脱不良情绪的方法。应根据老年人不同的心理特点、环境等采取不同的措施，灵活运用，帮助其培养健康的兴趣和爱好。

1. 音乐移情法

音乐对人的情绪有明显的感染力。当听到轻松愉快的音乐时，人们会忘却疲劳而心旷神怡、精神抖擞，增加健康美好的感受。优美的乐曲，其旋律、速度、音调等，可对人体产生镇静、调节情绪及降低血压等作用。优美的乐曲能推迟老年人大脑的衰老，唤回失去的记忆，促进消化系统的功能，改善睡眠质量。培养老年人对音乐的爱好，不仅可丰富老年人的生活内容，使其获得美好的享受，而且可以延年益寿。

2. 琴棋书画移情法

当老年人情绪不佳时，可根据其兴趣爱好，如书法、绘画、舞蹈、戏剧、诗歌等，用这些情趣高雅的活动排解愁结，寄托情怀，舒畅气机，怡养心神。中医学家认为，练字作画时，要求气沉丹田，运劲于指端，才能力透纸背、入木三分。这是一种用意念引导的功力，含有气功锻炼的要素在内，是与气功锻炼的结合。历来书画家都强调品德修养的重要性，认为人品高，书品和画风才能高雅。人品高雅则善于自制，性格稳定，不易动怒生气。拉二胡、拉小提琴、弹钢琴、弹吉他等均有遣兴舒心之效。有些老年人喜欢"自拉自唱"，或三五好友互拉互唱，这不失为一种高雅的娱乐活动，有益健康。下棋能有效地锻炼思维，保持和增强老年人记忆力，促进思维活跃，有利于延年益寿。

3. 运动移情法

运动可以增强活力，改善不良情绪，使人精神欢愉，还能有效预防和缓解精神紧张、失眠、烦躁及忧郁等症状。在情绪激动或与人争吵时，最好的方法是转移注意力，参加适当的活动，如打球、散步、打太极拳等；或参加适当的体力劳动，用形体的紧张去消除精神上的紧张。但是要注意活动强度不宜过大，时间不宜过长。旅游亦可以驱除烦恼，有利于身心恢复健康。当思虑过度、心情郁闷时，可到郊外游玩，领略大自然的风光，让山清水秀的环境调节消极情绪。对老年人来说，外出旅游是一种极好的娱乐方式，可以暂时忘记自己"体衰多病"，充满生机活力。旅游活动中的登山、涉水等，都涉及相当强度的体力活动，可促进心血管和呼吸系统的功能锻炼，增强骨骼和肌肉系统的力量，促进新陈代谢，提高机体抗病和适应外界环境的能力，可全面增进老年人的健康。此外，旅游可使老年人消除孤独和衰老感，增添生活乐趣。

（三）以情胜情法

以情胜情法是中医独特的情志治疗与护理方法，被历代医家广为应用。它是指有意识地采用一种情志抑制另一种情志，达到淡化，甚至消除不良情志，保持良好的精神状态的一种情志护理方法。《素问·阴阳应象大论》

指出："怒伤肝，悲胜怒；喜伤心，恐胜喜；思伤脾，怒胜思；忧伤肺，喜胜忧；恐伤肾，思胜恐。"朱震亨进一步发展了《黄帝内经》中所提出的以情胜情疗法，他指出："怒伤，以忧胜之，以恐解之；喜伤，以恐胜之，以怒解之；忧伤，以喜胜之，以思解之；思伤，以怒胜之，以喜解之；恐伤，以思胜之，以忧解之；惊伤，以忧胜之，以恐解之；悲伤，以恐胜之，以怒解之。"人有七情，分属五脏，五脏与情志之间存在着阴阳五行生克原理，用相互克制的情志转移或干扰对机体有害的情志，从而达到协调情志的目的。以情胜情法主要包括采用悲哀、喜乐、惊恐、激怒、思虑等情志刺激，以纠正相应所胜的情志，但应注意具体运用时并不能完全按照五行制胜的原理简单机械地生搬硬套，而是应根据具体情况具体分析，并且要掌握护理对象对情感刺激的敏感程度，避免太过。

第四节　社区老年人中医运动养生保健

年老之人，精气虚衰，气血运行迟缓。积极的体育锻炼可以促进气息运行，延缓衰老，并可产生一种良性心理刺激，使人精神焕发，对消除孤独垂暮、忧郁多疑、烦躁易怒等情绪具有积极作用。我国历代医学家、养生家提倡运动养生，在实践过程中创造了许多具有养生保健功效的运动方法。传统运动养生具有体育和医疗的双重属性，通过活动筋骨关节、呼吸锻炼、意念控制、调节气息、宁心安神来疏通经络、行气活血，以达到增强体质、防病治病、延年益寿的作用。比较有代表性的有太极拳、八段锦、五禽戏等。

一、太极拳

所谓太极拳，是以"太极"哲理为依据，以太极图形组编动作的一种拳法。其形在"太极"，意在"太极"，故而得名。太极拳是一种顺应自然的康复医疗方法。它姿势优美，动作柔和，内外兼修，易学易练，既能锻炼身体，又能防治疾病，且不受时间和季节的限制。

（一）作用

太极拳是一种身心兼修的健身法，它要求呼吸、意识、动作三者紧密结合，达到内外合一、浑然无间的境地。太极拳既练内，又练外，对人体的循环系统、神经系统、呼吸系统等不仅有积极的保健养生作用，还能增强各系统的功能。

1. 调节神经系统功能

打太极拳时要求做到心平气和、心无杂念、用意念引导动作，使人的意念始终集中在动作上，故使大脑专注于指挥全身各器官系统功能的变化和协调动作，提高神经系统自我控制能力，从而改善神经系统的功能，有利于大脑充分休息，消除机体疲劳。

2. 调节心血管系统功能

太极拳动作包括各肌肉、关节的活动，其动作自然舒展，在放松肌肉的同时舒张了血管，有效促进了人体血液、淋巴的循环。常打太极拳可增加血管弹性，增强心肌功能，降低血管阻力和血液黏稠度，起到防治心脑血管疾病的作用。

3. 调节呼吸系统功能

打太极拳时要求气沉丹田，有意地运用腹式呼吸，加大呼吸深度，有效锻炼机体的膈肌和腹部肌肉，有利于改善呼吸功能。坚持练习太极拳，可补益肾精、强壮筋骨、抵御疾病，打通任、督、带、冲诸脉，同时增加丹田之气，使人精气充足、神旺体健。

（二）动作要领

1. 虚领顶劲

头颈似向上提升，并保持正直，要松而不僵可转动，眼要自然平视，嘴唇轻闭，舌抵上腭。颈部保持自然竖直，转动灵活，不可紧张，以保持身体重心平稳。

2. 含胸拔背，沉肩垂肘

胸要舒松微含，不可外挺或故意内缩；背要舒展伸拔；肩要平正松沉，不可上耸；肘不能抬而要松垂，肘关节微屈。

3. 手眼相应，以腰为轴，移步似猫行，虚实分清

打拳时必须上下呼应，融为一体，要求动作出于意，发于腰，动于手，眼随手转，两下肢弓步和虚步分清而交替，练到腿上有劲，轻移慢放没有声音。

4. 意体相随，用意不用力

用意念引导肢体动作，动作要外柔内刚，刚柔相济，随意用力，发劲完整，不可使用拙力。劲虽使得很大，外表却看不出来，即随着意而暗用劲的意思。

5. 意气相合，气沉丹田

意念与腹式呼吸配合，呼吸平稳，一吸一呼正好与动作一开一合相配。

6. 动中求静，动静结合

肢体动而脑子静，思想要集中于打拳，所谓形动于外，心静于内。

7. 式式均匀，连绵不断

每一招一式的动作快慢均匀，而各式之间又是连绵不断、衔接和顺的。

二、八段锦

八段锦是一套独立而完整的健身功法，为中医学中导引按跷中绚丽多彩之瑰宝。八段锦，即八段动作，锦者，誉其似锦缎般柔和优美。古人认为这八段动作美如画锦，故称八段锦。全套动作精练，运动量适度，练习无须器械，不受场地局限，简单易学，适合各类人群练习，尤其是老年人和慢性病患者。

（一）作用

八段锦具体内容为："两手托天理三焦，左右开弓似射雕，调理脾胃须单举，五劳七伤往后瞧，摇头摆尾去心火，两手攀足固腰肾，攒拳怒目增气力，背后七颠百病消。"从歌诀中可看出，八段锦的每一段都有锻炼的重点，综合起来，就是对五官、头颈、躯干、四肢、腰、腹等全身各部位均进行了锻炼，对相应的内脏以及气血、经络起到了保健与调理作用，是对机体全面调养的健身功法。例如"两手托天理三焦"，两手托天，全身伸展，又伴随深呼吸，一则有助于三焦气机运化，二则对内脏也有按摩、调

节作用，具有通经脉、调气血、养脏腑的效果。同时，对腰背、骨骼也有良好作用。

现代研究也已证实，八段锦能改善机体神经体液调节功能和加强血液循环，对腹腔脏器有柔和的按摩作用，对神经系统、心血管系统、消化系统、呼吸系统及运动器官均有良好的调节作用。

（二）动作要领

1. 松静自然

松，是指精神与形体两方面的放松。自然，指道法自然，不能理解为听其自然或任其自然。松静自然是练功的基本要领，也是最根本的法则。

2. 呼吸均匀

呼吸要自然、平稳，配合做腹式呼吸，做到呼吸深、长、匀、静。同时呼吸、意念与每个动作的要领相配合，贯串一气，利用意识引导练功。

3. 意守丹田

八段锦要求"用意念引导动作"。意动形随，神形兼备，动作不僵不拘。保持心情舒坦，神安心定，意识与动作配合融汇一体。姿势自如，意练重于体练。

4. 刚柔相济

要求全身肌肉、神经均放松而不松懈，身体重心平稳。练习时始终注意松紧结合、动静相兼，松力时要轻松自然，用力时要均匀有力。

三、五禽戏

五禽戏是传统健身术之一，相传为东汉名医华佗所创。五禽是指虎、鹿、熊、猿、鸟五种禽兽。戏，即游戏、戏耍之意。所谓五禽戏，就是指模仿虎、鹿、熊、猿、鸟五种禽兽的动作，组编而成的一套保健强身的方法。五禽戏具有防病治病、强壮筋骨、延年益寿的功效，因其行之有效，而备受后世推崇。它对高血压、冠心病、神经衰弱等慢性疾病均有较好的治疗和康复作用。

（一）作用

五禽戏，五种动作各具特色、各有侧重，但又是一个整体，连起来浑然一体。虎戏气势威猛，能升肾水之气以固肾，肾气固则精气足，气足则五脏六腑皆固。鹿戏以意领气，气蓄于丹田，能使气盈溢而散布到体内各处，调畅气血。熊戏主脾胃，习练熊戏能起到增强筋骨、强壮肌肉、灵活关节、强身壮体的作用。猿戏灵巧，能够灵活脑筋、增强记忆、开阔心胸，也可防治健忘、心脑血管疾病等。鸟戏轻盈，具有提高肺活量、疏通经络、灵活关节、疏导真气通三关达顶门之效，使上下运行而得安静，神静则气足，气足而生精，精溢而化气，从而使精、气、神三元合一，体健身轻，延年益寿。

现代研究也证明，作为一种医疗体操，五禽戏不仅使人体的肌肉和关节得以舒展，而且有益于提高心肺功能，改善心肌供氧量，提高心肌排血能力，促进组织器官的正常发育。

（二）动作要领

1. 全身放松

锻炼时注意全身放松，保持愉悦情绪。要求松中有紧，柔中有刚，切不可用僵劲。

2. 呼吸均匀

呼吸要平静自然，配合腹式呼吸，均匀和缓。吸气时，口要合闭，舌尖轻抵上腭。

3. 专注意守

要排除杂念，精神专注，根据各戏意守要求，将意志集中于意守部位，以保证意气相随。

4. 动作自然

五禽戏动作各有不同，如熊之沉缓、猿之轻灵、虎之刚健、鹿之温驯、鸟之活泼等。应根据各自动作特点进行锻炼，动作宜自然舒展，不要拘谨。

四、其他养生保健运动

(一) 易筋经

易是变通、改换、脱换之意。筋指筋骨、筋膜。经则有指南、法典之意。易筋经就是改变筋骨，通过修炼丹田真气打通全身经络的内功方法。它是一种改变肌肉、筋骨质量的特殊锻炼方法，同时也练气合意，是一种意念、呼吸、动作紧密结合的功法，具有强健体魄、预防疾病的效果。在古本十二式《易筋经》中，所设动作都是仿效古代的各种劳动姿势演化而成的，例如舂谷、载运、进仓等动作，均以劳动的各种动作为基础形态。活动以形体屈伸、仰俯、扭转为特点，以达到"伸筋拔骨"的效果。对于年老体弱者来讲，经常练此功法，可以防止老年性肌肉萎缩，促进血液循环，调整和加强全身的营养吸收，对慢性疾病的恢复和延缓衰老都有益处。

(二) 保健功

保健功是以练功者对头、颈、躯干、四肢的适度自我按摩和全身各部的伸屈旋转动作为主，辅以呼吸和意念活动的保健功法。具体做法有：耳功、叩齿、舌功、漱津、擦鼻、目功、擦面、项功、揉肩、夹脊功、搓腰、搓尾骨、擦丹田（小腹）、揉膝、擦涌泉、织布式以及和带脉。

1. 耳功

双手按摩两侧耳轮 18 次，然后用两手掩在耳道，手指放在枕部，用示指压中指并滑下轻弹后脑部 24 次，听到咚咚响声。耳功可增强听力，预防和治疗耳鸣、耳聋及耳郭冻伤，也常用于高血压、健忘、痴呆的康复治疗。

2. 叩齿

上下牙相互轻叩 36 次，改善牙齿和牙周血液循环，预防牙病发生，适用于牙痛、牙齿松动等的康复治疗。

3. 舌功与漱津

用舌在口腔内上下齿外侧运转，左右各 18 次，产生的唾液暂不咽下，接着鼓漱 36 次，分 3 小口咽下，意守丹田。舌功与漱津可预防和治疗牙龈萎缩，改善消化功能，增进食欲。

4. 擦鼻

双手大拇指指背相互擦热，然后轻擦鼻翼两侧 18 次。擦鼻能增强上呼吸道抵抗力，预防感冒，对老年人的嗅觉减退也有一定的康复作用。

5. 目功

轻闭双眼，拇指微曲，用双侧指关节轻擦双眼皮各 18 次，再用双大拇指指背轻擦眼眉各 18 次，之后闭双目，眼珠左右旋转各 18 次。久练可以明目，提高视力。

6. 擦面

将双手掌摩擦发热，由前额经鼻两侧往下擦，直至下颌，再由下颌反向上至前额，如此反复进行 36 次。擦面能使面色红润、有光泽，可用于口眼歪斜、面肌抽搐、三叉神经痛的康复治疗。

7. 项功和揉肩

项功指双手交叉抱于后颈部，抬头向上仰视，两手与颈部争力 3～9 次。揉肩以左手掌揉右肩、右手掌揉左肩各 18 次。可促进局部血液循环，预防和治疗颈椎病、肩周炎等。

8. 夹脊功

两手轻握拳，两前臂弯曲 90°，前后交替摆动各 18 次。夹脊功能提高肩关节及胸大肌的活动能力，增强内脏的功能。

9. 搓腰、搓尾骨和揉膝

双手先搓热，搓腰两侧各 18 次；以双手食指和中指搓尾骨两侧，各 36 次；以手掌揉膝关节，双手同时进行 100 次。适用于腰腿痛、脱肛、膝关节炎等疾病的康复治疗。

10. 擦丹田（小腹）

将双手搓热，先用左手擦丹田（脐下 3 寸），接着由右下腹至右上腹、左上腹、左下腹而返回至右下腹，反复做 100 次，再以右手反方向搓 100 次。擦丹田能增强内脏功能，缓解便秘、腹胀，强精固肾。

11. 擦涌泉

涌泉位于足心，以左手示指、中指擦右足心，右手示指、中指擦左足心各 100 次。擦涌泉能调节心脏功能，治疗头目眩晕，调节血压。

12. 织布式

端坐于床，两腿伸直并拢，足尖向上，手掌向外。双手向足部做推动姿势，躯干前倾，并配以呼气；推尽后手掌向里，配以吸气，回复原式。反复做 30 次。有治疗腰痛、腰酸的作用，增大腰部活动范围。

13. 和带脉

自然盘坐，双手胸前相握，上半身旋转，自左而右、自右而左各转 16 次。后仰时吸气，前俯时呼气。和带脉能强腰固肾、增强胃肠活动，可治疗慢性腹泻、遗精及早泄。

第五节　社区老年人中医用药护理

中药是中医治疗疾病最常用的一种手段，中医用药护理是护理工作的一项重要内容。护理人员必须熟悉中药的不同剂型，掌握给药的途径和方法，才能使中药更好地发挥疗效，提高治疗效果。

老年人由于生理上的退行性改变，脏腑功能减弱，无论是治疗用药，还是保健用药，都不同于中青年。一般而言，老年人保健用药应遵循以下原则：宜多进补少用泻；药宜平和，药量宜小；注重脾肾，兼顾五脏；辨体质论补，调整阴阳；掌握时令季节变化规律用药，定期观察；多以丸散膏丹，少用汤剂；药食并举，因势利导。如此方能收到补偏救弊、防病延年之效。

一、中药剂型

中药剂型是指根据不同的药性和治疗目的，方药经过加工配制成的制剂形式。剂型的种类包括汤剂、丸剂、散剂、膏剂、丹剂、酒剂、露剂、茶剂、锭剂、条剂、线剂等多种传统的剂型，并且随着制药工业的发展，在保持传统制剂的基础上，又研制出许多新的剂型，如片剂、胶囊剂、颗粒剂、浓缩丸剂、合剂、糖浆剂、滴丸、注射液、栓剂、气雾剂、膜剂、软膏剂、橡胶硬膏剂等。剂型的不同可能导致药物的作用性质、作用速度及毒副作用的不同，从而影响药物的临床疗效。

二、中药汤剂煎煮法

中药汤剂煎煮法是将药材加水煎煮后去渣取汁成汤剂的方法。该法是最早使用的一种简易浸出方法，至今仍是制备浸出制剂最常用的方法，也称为"水煮法"或"水提法"。汤剂是目前中药临床使用最广泛的一种剂型，正确煎煮是确保其疗效的关键。明代医家李时珍指出："凡服汤药，虽品物专精，修治如法，而煎药者鲁莽造次，水火不良，火候失度，则药亦无功。"因此，为了保证中药的用药效果，医护人员应正确掌握其煎煮方法。

（一）煎药器具

煎药器具以带盖的砂锅、瓷罐为佳。此类容器材质稳定，不易与中药成分发生化学反应，导热性能缓和，受热均匀，是较为理想的煎药容器。此外，也可用搪瓷、不锈钢和玻璃器皿，但不足之处是其传热较快，不利于药物有效成分的析出，且散热亦快。煎药忌用铁、铜、铝等金属容器。铁、铜的金属活性较强，化学性质不稳定，在煎煮过程中可与中药成分发生化学反应，将直接影响汤剂的质量，影响疗效，甚者可生成对人体有害的物质，产生毒性。

（二）煎药用水

煎药用水一般以水质纯净、矿物质少为原则，除特殊规定用水外，一般生活上可饮用的水均可用来煎药。忌用开水煎药。煎药水量应根据药物的性质、药量、吸水程度和时间而定。一般汤剂经水煎两次，这样可使中药 70% ~80% 的有效成分析出。第一煎加水量以水超过药物表面 3 ~5cm 为宜，第二煎以水超过药物表面 2 ~3cm 为宜。也可以按照每克药加水 10ml 计算总水量，第一煎加总水量的 70%，第二煎加总水量的 30%。煎煮花、叶、全草类药物时，加水量可适当增多；煎煮矿物类、贝壳类药物时，加水量可稍减。煎药时水应一次加足，不宜中途加水，不能把药煎干后加水重煎服用。

（三）煎前药物浸泡

煎药前中药宜用冷水浸泡，这样不仅有利于药物有效成分的析出，也可缩短煎煮时间，避免药物部分成分的耗损与破坏。一般以浸泡30分钟至1小时为宜，浸泡时间不宜过长，以免造成药物变质。花、叶、草类药材需浸泡20～30分钟，根、茎、种子、果实类药材需浸泡60分钟。夏季气温较高，可适当缩短浸泡时间。另外，煎药前不可用水洗药。

（四）煎药火候

煎药温度的高低，中医称之为火候，有文火和武火之分。武火指大火急煎，文火指小火慢煎。火候一般以先武火后文火为原则，即在煎药开始时用武火，至水沸后再改用文火使其保持在微沸状态，以免药液溢出或过快熬干。《本草纲目》指出："先武后文，如法服上，未有不效者。"解表类、清热类、芳香类药物，其气味芳香，容易挥发，不宜久煎，一般武火迅速煮沸，再改用文火维持10～15分钟即可。滋补药一般为根或茎类药物，其滋腻质重，不宜出汁，须武火煮沸后，改用文火久煎，以使药物有效成分充分析出。

（五）煎药时间

煎药时间主要根据药物和疾病的性质而定，从水沸时开始计算。煎药时不宜频繁揭开锅盖，以免有效成分挥发。一般药物第一煎需20～30分钟，第二煎需10～20分钟；解表类、芳香类药物，第一煎需15～20分钟，第二煎需10～15分钟；滋补类药物，第一煎需40～60分钟，第二煎需30～40分钟；毒性药物，如附子、乌头等需久煎，需60～90分钟。

（六）特殊药物煎法

有些中药因性质、成分特殊，为保证药物的效果，煎煮时需要特殊处理。

1. 先煎

质地坚硬的矿石类药物（如生石膏、寒水石、磁石、代赭石等）、贝壳类药物（如海蛤壳、牡蛎、珍珠母等）以及角、骨、甲类药物（如水牛角、龟甲、龙骨等）应打碎后先煎煮30分钟，再下其他中药。有毒的药物，如附子、乌头、半夏等，需先煎60~90分钟，以消除或降低毒性。灶心土、芦根、竹茹、玉米须等泥沙多或质轻量大的药材应先煮，澄清后取汁，以其药汁代水再煎其他药。

2. 后下

后下药物在一般药物即将煎好前5~10分钟放入为宜，目的是避免煎煮时间较长时其有效成分挥发或被破坏，如薄荷、藿香、砂仁、豆蔻、沉香等。

3. 包煎

包煎即将药物装进纱布袋内与其他药物同煎的方法。绒毛类、粉末类药物为防止煎后药液混浊，对咽喉产生不良刺激，应包煎，如滑石粉、车前子、枇杷叶等。

4. 另煎

另煎也称另炖，其目的是避免贵重药物的有效成分被其他药物吸附而造成浪费，需单独煎煮。将药物切成小片，单味煎煮60~120分钟不等，煎好后，可单独服用，或兑入汤药中同服，如人参、西洋参、鹿茸、燕窝等药物。

5. 烊化

将胶质类、黏性大且易熔的药物，单独加温熔化后单独服用或与其他药汁兑服，如阿胶、龟甲胶等。

6. 冲服

将某些贵重的药物，或挥发性强又难溶于水的药物，先研成粉末，再用温水或煎好的药液冲和调匀后服用，如三七、琥珀、珍珠、羚羊角等。

7. 泡服

某些易出味、挥发性较强的药物不宜煎煮，加沸水泡10~15分钟，出味后服用即可，如番泻叶、胖大海、菊花等。也可将药物放入刚煮好的药液中泡服。

8. 兑服

一些液体药物，如黄酒、竹沥汁、新鲜藕汁、姜汁、梨汁、蜂蜜等，待其他药物煎煮去渣取汁后，再行兑入服用。

此外，有些医院使用煎药机器煎药，把中药和水装入煎药机器里自动加热煎药，煎好的药汁直接进入包装机灌注到专用的塑料袋内密封，这样也极大地方便了患者。

三、中药口服法与护理

（一）服药时间

应根据不同的治疗目的和药物作用，选择符合生命节律的给药时间，提高药物的治疗效果。一般中药宜在进食前、后2小时服用，每日2~3次。急性病、热性病应随煎随服，使药力持久。健胃药、制酸药宜在饭前服。消导药、对胃肠有刺激作用的药物宜在饭后服。止泻药及时给予，按时再服，泻止停药。安神药宜在睡前半小时服。滋补药宜空腹服。平喘药宜在哮喘发作前2小时服。生津润燥、清暑解热药，不拘时间频服。润肠通便药宜空腹或半空腹服用。泻下药宜入夜睡前服。若病情严重及有特殊情况的患者应遵医嘱用药。

（二）服药温度

服药温度是指服用中药汤剂的温度或用于送服药物的水、酒、药汁等液体的温度，常有温服、热服和冷服之分。

1. 温服

将煎好的汤剂放温后服用，或将中成药用温开水或温的酒、药汁等液体送服的方法称为温服。一般中药多采用温服。温服既可保护脾胃之阳气，又可减轻某些药物的不良反应。若汤剂放凉后应先加热煮沸，使汤剂中沉淀的有效成分重新溶解后，再放温服用，不宜只加热到温热不凉就服用。

2. 热服

将煎好的汤剂趁热服下，或将中成药用热水送服的方法称为热服。寒证宜热药热服，属"寒者热之"。一般理气、发汗解表、活血、化瘀、补益剂均宜热服。

3. 冷服

将煎好的汤剂放凉后服用，或将中成药用凉开水送服的方法称为凉服。

热证宜寒药冷服，属"热者寒之"。一般止血、收敛、清热、解毒、祛暑等汤剂宜冷服。

（三）服药护理

服药后应注意观察药物反应，特别是峻烈的药物，初服后更应注意。服解表药后应多饮热水、热汤，以助药力、助发汗。注意服药后汗出情况，注意避风。滋补药服药期间忌食辛辣、油腻、生冷的食物以及萝卜、莱菔子、茶叶等。服泻下药者进食易消化食物，忌食生冷瓜果之品，观察其大便情况。服用药酒时切勿过量，以免引起头晕、头痛、呕吐、心悸等不良反应。水肿患者服药期间饮食宜清淡，忌生冷油腻之物，服药后要注意观察小便次数、尿量变化、水肿消退等情况。

（四）服药后不良反应的处理

由于加工炮制和使用不当等原因可能导致某些药物出现毒副反应，故服药后应密切观察个体的脉象、呼吸、血压、神色情况等，认真做好监测并详细记录。过敏是口服中药或成药较常见的不良反应，表现为全身皮肤发红、瘙痒、起水疱，面部浮肿，头痛、头晕，胸闷、心慌，口腔溃疡，肾功能损害以及胃肠道症状，等。一旦出现过敏，立即停药后大部分可痊愈。若出现呼吸困难，可取半卧位，给予氧气吸入。对于呼吸衰竭者，应遵医嘱给予呼吸兴奋剂等。出现烦躁不安、惊厥的，可遵医嘱给予镇静剂，并注意安全护理。注意做好口腔护理，及时清除呼吸道内分泌物。加强情志护理，稳定患者情绪，避免不良刺激。

四、中药外用法与护理

（一）膏药的用法与护理

膏药是按处方将药物浸于植物油中煎熬去渣，加入黄丹再煎，凝结后将熬成的药膏摊在布上或纸上而成。操作及护理方法：先将膏药四角剪去，清洁局部皮肤，将膏药放在热源上加温，使药膏软化后敷贴患处。加温时应注意不宜过热，以免烫伤皮肤。使用后注意观察皮肤反应，如局部出现丘疹、水疱、红肿或瘙痒异常，应立即取下膏药。

（二）药膏的用法与护理

药膏即为药粉与饴糖、蜂蜜、植物油、酒、醋、凡士林、水等赋形剂调和而成的厚糊状软膏，敷于肌肤通过皮肤吸收后，可达到行气活血、疏通经络、祛邪外出等目的。操作及护理方法：先清洁局部皮肤，将药膏涂在大小适宜、折叠为4~6层的纱布上，敷于患处后包扎。一般2~3天换药一次。

（三）热熨疗法与护理

热熨疗法是将药物、药液直接加温，或煎汤敷于局部特定部位或穴位上，利用温热和药物的作用，以达到行气活血、散寒止痛、祛瘀消肿的目的。操作及护理方法：按医嘱备好用物，如准备好热水袋，或将药物加热装入袋中等。温度一般不超过70℃。将热熨袋放置于需热敷的部位，时间为30~60分钟，温度不足时可加温复用。注意观察局部皮肤情况，以免烫伤，必要时可随时停止热敷。

（四）熏洗疗法与护理

熏洗疗法是将药物煎汤或用开水冲泡后，趁热进行全身或局部的浸泡、淋洗、熏蒸、湿敷。通过药物加热后的热力、药力的局部刺激，药物通过皮肤的吸收和蒸汽渗透的作用，达到温通经络、活血消肿、祛风除湿、杀虫止痒等目的。操作及护理方法：按医嘱正确配制好药液，药液温度一般以40~50℃为宜，洗浴时要防止烫伤。洗浴时间每次30~40分钟，如有必要，可先熏后洗。患者坐浴和全身洗浴时，应注意观察病情，如发现异常，应随时停止洗浴。

（五）掺药疗法与护理

掺药疗法是将药物制成极细粉末后掺布于膏药或油膏上或直接撒布于病变部位。操作及护理方法：消毒创面后，将药粉均匀撒布于创面上，用消毒纱布覆盖。一般1~2天换药一次。

（六）鲜药捣敷法与护理

鲜药捣敷法是将某些具有药用作用的新鲜植物药（如蒲公英、马齿苋、仙人掌等）洗净，放入容器内捣碎或用手揉烂，直接敷于患处，利用植物药浆汁中的有效成分，达到清热解毒、消肿止痛、收敛止血等目的。使用时应注意洗净药物，清洁局部皮肤，防止感染。

第六节　社区老年人五行养生护理

五行是指木、火、土、金、水五类物质的运动变化。人们用五行来概括、归纳自然界的各种事物和现象，使五行成为一个抽象的哲学范畴。

《尚书·洪范》曰："水曰润下，火曰炎上，木曰曲直，金曰从革，土爰稼穑。"凡具有升发、生长、条达、舒畅等作用或性质的事物和现象，均归属木。凡具有温热、升腾、光明等作用或性质的事物和现象，均归属于火。凡具有受纳、承载、生化等作用或性质的事物和现象，均归属于土。凡具有肃杀、沉降、收敛、清洁等作用或性质的事物和现象，均归属于金。凡具有寒凉、滋润、向下、闭藏等作用或性质的事物和现象，均归属于水。

中医学认为人体是一个有机的整体，人体的脏、腑、形、窍等组织结构，分别配属于五行，构成以肝、心、脾、肺、肾五脏为中心的五个生理病理系统。同时将自然界的五方、五时、五气、五色等与五脏联系起来，认为同一行中的事物之间存在着相互感应的现象，形成了人与天地相应的整体观。五脏平衡、五脏调和，才能维持人体的健康和气血旺盛。五脏各自的生理功能特点不同，保健方法亦各有侧重。

一、五行养肝

肝为刚脏，称为"将军之官"，在五行属木。肝气与春气相通应。肝的主要生理功能为主疏泄、主藏血。肝主疏泄，是指肝具有保持全身气机疏通、畅达、升发，通而不滞，散而不郁的作用。具体表现有：①调畅气机，是气机升降出入的枢纽，协调气血运行。②调节脾胃升降、胆汁的分泌与排泄，促进消化。③调节情志。④调理冲任，调节男子排精、女子行经。

肝主藏血，是指肝有贮藏血液、调节血量的生理功能。肝贮存一定量的血液，既可濡养肝自身，制约肝阳，防止过亢，保证血液不逸出脉外，以防止出血，又可以贮藏血液为前提，调节血量，满足人体活动所需。此外，肝在体合筋，其华在爪，开窍于目，在志为怒，在液为泪。

（一）疏肝理气为养肝之要

戒怒是养肝的第一要务。肝喜条达，喜疏泄，具有调畅气机的作用。《黄帝内经》指出"怒伤肝"，即愤怒可阻滞气机致肝气不舒，影响肝气的疏泄功能。肝主疏泄，调畅气机，具有调畅情志的功能。肝气的疏泄功能正常，则气机调畅、气血和调、心情舒畅；若肝气的疏泄功能不及，肝气郁滞，则郁闷、抑郁、多愁善感；若肝气郁而化火，或大怒伤肝，"怒则气上"，肝气上逆，肝的疏泄太过，可见烦躁易怒、亢奋激动的表现。这也是肝喜疏恶郁的原因。

当肝气郁结时，人易感到闷闷不乐、郁郁寡欢，导致肝脏气血瘀滞不畅而致病。因此老年人应该注意保持情绪稳定，遇事不要太激动，尤其不能动怒，否则郁怒伤肝。在学会制怒后还要学会正确疏解情绪。比如，多听一些悠扬和节奏舒缓的音乐，让优美的乐曲化解精神的暴躁，放松情绪；与家人和朋友谈心，舒缓情绪；运动也是发泄的有效途径，如散步、打球、打太极拳等，既能使人体气血通畅，促进吐故纳新，强身健体，又可怡情养肝，达到护肝保健的目的。如果肝气过旺，容易诱发心脑血管疾病。所以，心脑血管疾病患者要注意保养肝气，保持情绪稳定，保持一种平和的心态。心脑血管疾病患者如果易激动，爱发脾气，就很容易诱发脑卒中、脑梗死。

（二）调节膳食，护肝保肝

肝脏饮食养生保健的基本原则是清淡、低糖和低脂肪，保证适量的蛋白质。不吃或少吃动物性脂肪、甜食（包括含糖饮料），多吃瘦肉、鱼类、动物肝脏、豆制品等高蛋白质食物，多食新鲜蔬菜、瓜果和富含纤维素的食物。肝病患者不宜吃的食物有巧克力、糖及各种甜食、葵花子、松花蛋、味精、方便面、香肠、罐头食品以及各种腌制食品。

绿色蔬菜都有清肝的作用。菠菜含有丰富的胡萝卜素、维生素 C、钙、磷及一定量的铁、维生素 E 等有益成分，有补血止血、利五脏、通血脉、滋阴平肝、助消化等功效。油麦菜可改善肝功能。韭菜能温补肝脏。丝瓜能解毒。西红柿含有大量的维生素，具有清热解毒、保护肝细胞并防止毒素对肝细胞造成损害等功效。蘑菇是天然真菌类食品，富含多种对机体有益的成分，具有通便排毒、清热生津、滋养肝脏、预防动脉硬化等功效。大豆及豆制品含有丰富的蛋白质和钙、铁、磷等微量元素，对促进肝细胞的修复和再生、调节机体免疫功能都是很有益的。动物肝脏含有丰富的优质蛋白，对于保护肝脏、促进肝细胞修复和再生具有很重要的意义，且富含铁、叶酸、维生素 B，是很好的补血保肝食品。葡萄含有丰富的葡萄糖、果酸、有机酸、天然生物活性物质、纤维素及多种维生素，具有保护肝脏、助消化、增强食欲、改善疲劳等功效，可谓是养肝护肝的佳果之选。饮食中宜食用富含纤维素的食物，高纤维食物有助于保持大便通畅，有利于胆汁的分泌和排泄，这是保护肝脏疏泄功能的一项重要措施。

从五行养生角度来说，青应肝，青色（绿色）食物入肝经，如黄瓜、菠菜、芹菜等，具有清热、补肝养血、调节消化之功效，还能让人体保持酸碱平衡的状态，可有效地预防癌症的发生。此外，从心理方面讲，它还可以舒缓压力并能预防偏头痛等疾病。酸入肝，以酸味为主的乌梅、石榴、西红柿、山楂等能滋肝阴，养肝血，进而达到柔肝、调肝的作用。中医讲究秋季万物收敛，应减辛增酸，以养肝气，故秋季应增加酸味食物的摄入以顺应秋季的敛纳之气。而与此相反的春天肝气旺盛，因酸味食品会使肝气过盛而损害脾胃，故宜少吃。

（三）运动可使肝气强盛

保养肝脏的运动锻炼的原则是动作舒展、流畅、缓慢，符合肝气生发、畅达的特点，下面介绍几种简易的养肝保健锻炼法。

1. 怀抱式肝脏运动

两手交叉抱住前胸，左手在外。身体慢慢地往左扭转上升，深吸气直到不能吸为止，然后缓慢吐气。身体往右扭转再做一遍。

2. 托天护肝式

双脚稍稍分开站立，两手手指交叉，掌心朝上，然后上举过头成托天状。两臂上伸，同时慢慢提起脚跟，并用鼻轻轻吸气。然后两臂放松，肘肩自然微屈，放下脚跟，用鼻慢慢呼气。重复 10 次，每日早上或沐浴前做。

3. 放松肩、腰式

两脚开立与肩同宽，放松肩、腰，然后两臂左右摇摆，拍打腰、背、肩等部位，做 5 分钟。

4. 疏松腿部肝经

两手紧抱一侧大腿根，稍用力向下摩擦至脚踝，然后再往上到腿根。也可揉腿肚，即以两手掌夹紧一侧小腿肚，旋转揉动。

5. 呼吸运动调肝经

双脚与腰同宽，双手合掌，上举过头，双掌张开，后仰吸气，前弯呼气。身体左右侧弯各一次（侧弯时呼气），身体左右扭转各一次（扭转时呼气）。双手回到胸前合掌。重复 10 次。

（四）肝血濡目，护眼即是护肝

《黄帝内经》指出："肝开窍于目""肝受血而能视""肝气通于目，肝和则目能辨五色矣"。也就是说，眼睛的功能有赖于肝气之疏泄和肝血之营养。肝的功能正常，则眼睛明亮、视物清晰、炯炯有神；反之，则眼周气血运行紊乱。肝与眼睛关系密切，如肝阳上亢，则双目肿赤或眼袋臃胀下垂；肝阴血不足，则双目干涩、视物昏花，甚至患青光眼、白内障、视网膜脱落等。现介绍几种简便而有效的眼保健法。

1. 熨目法

早晨起床，全身放松，闭上双眼，先将双手互相摩擦，待手搓热后用双手熨贴双眼，热散后两手猛然拿开，两眼也同时用力睁开。如此反复 3～5 次后，再以示指、中指轻轻按压眼球，或按压眼球四周。此法可通经活络，促进眼部血液循环及新陈代谢。

2. 运目法

两脚分开与肩同宽，挺胸站立，头稍仰。瞪大双眼，尽量使眼球不停转动（头不动），先从右向左转 10 次，再从左向右转 10 次，然后暂停，放松肌肉后，再重复上述运动。如此 3 遍。此法于早晨在花园内或有绿植的地方进行最好，有醒脑明目之功效。

3. 低头法

取下蹲姿势，用双手分别攀住两脚脚趾，并稍微用力地往上扳，用力时尽量朝下低头，这样有助于五脏六腑的精气上升至头部，从而起到营养耳目之作用。

4. 吐气法

腰背挺直坐位，以鼻子慢慢吸气，待气吸到最大限度时，用右手捏住鼻孔，紧闭双眼，再用口慢慢吐气。

5. 折指法

该法是小指向内折弯，再向后扳的屈伸运动。每天坚持早晚各做一遍，每遍进行 30～50 次，并在小指外侧用拇指和示指揉捏 50～100 次。经常做可养脑明目，还能缓解白内障和其他症状。

（五）按摩肝经，疏肝理气

1. 压肝经

从大腿根部腹股沟开始，沿大腿内侧面的中间（即肝经走行）一点一点地向下压，遇到痛点时停留片刻。每周 2 次。

2. 揉腹

将双手摩热，左手放在肚脐，右手放在后腰，沿腰带一圈来回按摩 36 次。也可将双手按于肚脐下方，先逆时针揉腹，再顺时针揉腹。坚持每天睡前 1 次。在揉腹时，感到有筋结，一定要逐渐揉开，这样做有助于恢复肝功能。

3. 推胁肋

取坐位或仰卧位，双手贴于胁肋两侧，自上而下地竖推双肋，共 30～50 次；或先将右手五指分开，由心口处至左腋下推擦 30～50 次，再将左手五指分开，由心口处至右腋下推擦 30～50 次。

4. 旋摩胁肋

取坐位或仰卧位，右手手掌贴于右侧胁肋部，顺时针旋摩 100 圈；左手以同样的方法逆时针旋摩左侧胁肋部100圈；也可两手同时操作。

5. 按揉期门穴、日月穴、太冲穴

取坐位或仰卧位，先以右手中指指腹按揉左侧期门穴（乳头直下，第6肋间隙）、日月穴（乳头下方，第7肋间隙）、太冲穴（足背侧，第1、2跖骨结合部前方凹陷中）各30秒，再以左手中指指腹按揉右侧期门穴、日月穴、太冲穴各30秒（图3-1）。

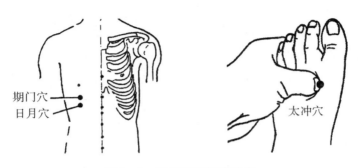

图3-1　通畅肝经按摩取穴

（六）丑时肝经当令宜熟睡

丑时是指1：00—3：00，此时为肝经当令，是肝脏修复的时间。肝藏血，肝血推陈出新，调节全身血液并疏导全身，使气血调和，发挥其濡养脏腑组织、维持相应功能的作用。《素问·五脏生成篇》指出："故人卧血归于肝。肝受血而能视，足受血而能步，掌受血而能握，指受血而能摄。"意为人休息时血归于肝脏，眼睛得到血的滋养就能看到东西，足得到血的滋养就能行走，手掌得到血的滋养就能把握，手指得到血的滋养就能抓取。"人动血运于诸经，人静血归于肝"，是说当人休息或情绪稳定时，机体的需血量减少，大量血液贮藏于肝；当劳动或情绪激动时，机体的需血量增加，肝排出其贮藏的血液，供应机体活动需要。如果丑时还未入睡，血液就会继续不停地"运于诸经"，无法归于肝并进而养肝，面色会显得青灰，情志倦怠而易烦躁。故肝经当令时定要熟睡，并且宜在精神愉快下入眠，以免过度压抑导致气血运行不畅。

二、五行养心

心主宰着整个人体生命活动，故称为"君主之官""五脏六腑之大主"。心在五行属火，心气与夏气相通应。心的主要生理功能包括主血脉与主神志两个方面。心主血脉，是指心气推动血液在脉中运行，周流不息，循环无端，发挥濡养作用。它是全身气脉的总枢纽，负责气血的总调配。心主血脉功能正常，则面色红润有光泽，舌色淡红，脉和缓有力，胸部舒畅。心主神志，是指心具有主宰人体生命活动和精神、意识、思维活动的功能。心血充盈，则精力充沛、意识清楚、思维敏捷；心血不足，则精神萎靡、心神不宁、思维迟钝。此外，心在体合脉，其华在面，开窍于舌，在志为喜，在液为汗。

（一）养心宜先养神

心主神明，对大脑的功能有着非常重要的影响，故养心首先要养神。"得神者昌，失神者亡"。调理心神，以不伤精神、调摄好七情为要，让身心保持愉悦。要注意做到以下几个方面。

1. 保持七情平和，情绪乐观。情志平和则气血宣畅，神明健旺，思维敏捷，对外界信息的反应灵敏正常。心在志为喜，即心的生理功能与七情中的"喜"关系密切。现代医学研究也证明，性格开朗、精神愉快、对人生充满乐观情绪的人能健康长寿，其心血管病的发病率也较低，而情绪急躁、精神抑郁、对人生充满悲观情绪的人则体弱多病，其心血管疾病的发病率也较高。故老年人应避免过度的喜怒、忧愁等不良情绪。尤其是大喜、暴怒直接影响心之神明，进而影响其他脏腑功能。

2. 适应环境，调整心态。老年人要做到人老心不老，退休不怠惰，热爱生活，保持自信，要不断学习，更新观念，努力适应不断变化的社会环境，调整自身心态。老年人应有意识地参加一些社交活动，交流思想，获得信息，建立融洽的人际关系，使精神生活得到互相纠正、互相补充，保持稳定的情绪。

3. 培养良好的兴趣爱好，如唱歌、跳舞、棋琴书画或养鸟种花等，来陶冶自身志趣，使得精神有所寄托，自然有利于养神。

4. 养成健身锻炼的好习惯，如打太极拳、慢跑、散步、打球等，既能增强体质，又能调整情绪。养心运动一定要掌握度，要循序渐进，剧烈运动会对心脏造成危害。

（二）合理膳食，补心养心

合理的饮食结构能够预防肥胖、高脂血症、冠心病、心绞痛和心肌梗死等疾病的发生。心脏饮食养生保健的基本原则是营养丰富、清淡饮食，提倡低热量、高蛋白、低脂肪、高维生素、低盐饮食。在饮食中宜适当食用植物蛋白、牛奶、瘦肉之类，并选用一些能降血脂的食物，如大豆、蘑菇、花生、生姜、大蒜、洋葱、茶叶、酸奶、海藻、玉米油、山楂等；最好少吃或不吃含胆固醇高的食物，如蛋黄、猪脑、猪肝、蟹黄、奶油等。低盐饮食对预防心血管疾病大有益处，钠盐摄食过多，会增加心脏负担，又易引起高血压等，故应以清淡饮食为宜。多吃新鲜的蔬菜和水果，因其富含维生素 C、钾、镁等元素，对心脏及血管有保护作用；同时，蔬菜中的纤维素还有助于将血管内多余的胆固醇清除掉。刺激性食物都会给心脏带来一定的负担，故老年人平时应戒烟限酒，忌食膏粱厚味或暴饮暴食。在食物补养方面，可常用西洋参泡水喝，常吃芦笋、桂圆、莲子、百合、黑木耳等，以益心气养心阴。

从五行养生角度来说，赤应心，赤色（红色）食物入心经，如胡萝卜、西红柿、红豆等，具有补血、利尿、活血化瘀、促进心脏活动之功效，尤其气色不佳、四肢冰冷的虚寒体质者更宜多吃。红色食物还能令人精神抖擞，增强自信心及意志力，使人充满力量，并且能够预防癌症、提高记忆力、减轻疲劳和稳定情绪。苦入心，苦味可助心宣泄火气，使多余的心火从身体中排泄掉，以免损伤脏腑功能。夏季适当吃一些橘皮、苦杏仁、苦瓜之类的苦味食品，能缓解由疲劳和烦闷带来的不良情绪，恢复体力，还能祛暑除热、健脾益胃。

（三）按摩穴位，保心护心

按摩手厥阴心包经和手少阴心经及其经络上的穴位，可起到畅通经络、养心宁神、调节心脏血液循环、预防疾病的作用。具体操作如下：推擦心经（上肢掌侧面内侧缘），并按揉极泉穴、灵道穴、通里穴、神门穴；推擦心包经（上肢掌侧面中间），并按揉内关穴、劳宫穴；最后双手交叠旋摩全腹（图3-2）。

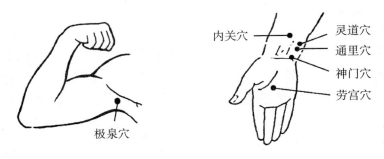

图3-2　益心按摩取穴

1. 极泉穴

极泉穴位于腋窝正中，腋动脉内侧。用大拇指点按极泉穴，拨动里面的小筋时手指会有发麻感，说明心血充盈、心经通畅。如果只痛而不麻，提示心血管有瘀阻。如果不痛也不麻，则提示心气血已严重亏虚，需及时补充。

2. 灵道穴

灵道穴位于前臂前区，腕掌侧远端横纹上1.5寸，尺侧腕屈肌腱的桡侧缘。常揉此穴能减慢心率，使气血舒缓、和谐，平静心神。

3. 通里穴

通里穴位于前臂前区，腕掌侧远端横纹上1寸，尺侧腕屈肌腱的桡侧缘。此穴专治懊恼、怔忡，可开心窍、通心神。

4. 神门穴

简易取穴法：仰掌，握紧拳头，手掌缘靠近小指侧，腕横纹上的凹陷即是此穴。神门穴是补益心气、镇静安神的要穴，可防治心痛、心悸、自汗、失眠、健忘等。经常刺激此穴，能鼓舞头面部气血；用脑后和缓按揉，能够解除疲乏、振作精神；救急时重力按掐，有助于提神醒脑。

5. 内关穴

内关穴位于前臂前区，腕掌侧远端横纹上2寸，掌长肌腱与桡侧腕屈肌腱之间。内关穴是治疗心脑血管疾病的要穴，有宁心安神、理气止痛之功效。按摩内关穴可防治心动过速或过缓、心绞痛、心律失常、高血压、哮喘、胸痛、胃脘痛等。

6. 劳宫穴

劳宫穴位于手掌心的凹陷处，当第二、三掌骨之间偏于第三掌骨，握拳屈指时中指尖所指处即是。按摩此穴能够起到畅通气血、清心醒脑的作用。

（四）中午小睡可养心

心经在午时（11：00—13：00）最活跃，此时是一天当中最有助于保养心脏的时段。以人体内阳气和阴气的变化来说，阳气是从凌晨 0：00 开始萌生，到午时达到顶峰，最为旺盛，午时过后则阴气渐盛，子时阴气最为旺盛，所以子、午两个时辰也是人体阴阳交替、气血交换之时。按照中医学的传统观点，午时为"合阳"，此时应"少息所以养阳"。此外，"心主血脉""心恶热"，而午时正是太阳高照、气温达到最高峰的时候，心脏内的阳气也达到最高点。为了让心脏受到更好的照顾，此时宜小憩，这样有利于心火下降，肾水也可运行到心火，形成"心肾相交"。

午时心气推动血液运行，宜养神、养气、养筋。此时要保持心情舒畅，午时适当休息或午睡，对于养心大有益处，可使下午乃至晚上精力充沛，尤其是老年人，有睡眠不实的特点，因此更需要"午休"，以利于心神宁静。但午睡也需要讲究科学方法，否则将会适得其反。午饭后不可立即睡觉。午餐后大量的血液流向胃，大脑供氧及营养明显下降，易引起大脑供血不足，因此午饭后最好休息十几分钟再睡。午睡时间不宜过长，否则会引起夜间失眠。起床后要适量运动，以利疏通周身气血，增强心脏的功能活动。理想的午睡方式是平卧。平卧能保证更多的血液流到消化器官和大脑，为身体供应充足的氧气和养料，有利于大脑功能恢复和帮助消化、吸收。

三、五行养脾

脾为后天之本，气血生化之源，五行属土，与胃相表里。脾与胃共为

"仓廪之官"。脾与长夏相应。脾的主要生理功能有主运化、主升清、主统血。脾主运化，是指脾具有将水谷化为精微并转输至全身的功能。由于水谷精微是人出生后气血生成的主要物质基础，故称脾为"后天之本""气血生化之源"。脾主升清，是指脾气的运化特点以上升为主，脾气将水谷精微向上输送至心、肺、头、目，通过心肺的功能化生气血而濡养全身。脾主升清，还可维持内脏位置的相对恒定。脾主统血，是指脾有统摄血液在脉中运行，防止其逸出脉外的功能。此外，脾在体合肉，主四肢，开窍于口，其华在唇，在志为思，在液为涎。

（一）多吃甘味和黄色食物养脾

《黄帝内经》指出"甘入脾"，甘味食物能补脾。甘味属土，土应四季之气。所以无论哪个季节都要以吃甘味食物为主，尤其春天更要多吃。因为春天是生发的季节，生长需要能量，甘味食品最能补气血，而且春天肝气旺，木克土，容易伤脾，甘味是脾的正味，能补脾。甘味食物有补中益气、调和脾胃的作用。性温味甘的食物宜选谷类，如糯米、玉米、黑米、高粱、燕麦；蔬果类，如南瓜、扁豆、红枣、桂圆、核桃、栗子；肉鱼类，如牛肉、猪肚、鲫鱼、鲈鱼、草鱼、其他各种淡水鱼虾等。人体从这些食物中吸取丰富的营养素，可使脾脏强健。"脾为阴土""喜燥而恶润"，故治脾病，宜多食糯米、面粉、莲子、南瓜等甘温食物以助其生；"胃为阳土""喜润而恶燥"，故治胃病，宜多食绿豆、冬瓜、丝瓜、黄瓜等甘凉食物以助其降胃火。

《黄帝内经》指出"黄色入脾"。黄色食物入脾经，如南瓜、小米、玉米、木瓜、芒果、橘子等，具有补中益气、促进食物消化与吸收之功效，以补脾健脾。黄色食物大多含有天然胡萝卜素，进入人体内可以转化为维生素A，有维护上皮组织健康、保护视力、抗氧化等多种功能。

（二）适度运动增强脾胃功能

适度运动可改善腹腔血液循环，帮助消化，进而增强脾胃功能。这里介绍几种健脾保胃的锻炼方法。

1. 多蹲少站

对于脾胃虚弱者来说，多做些蹲的运动，特别是在进食时蹲着，可使食物通过胃的速度减慢，同时胃下方的脏器对胃起到垫托作用。对治疗中气下陷引起的内脏下垂，尤其是胃下垂的疗效显著。

2. 上下楼梯

开始时一步一阶，逐渐过渡到一步两阶，上下往返 10 分钟左右，每日 3 次。速度由慢到快，运动量达到使心率维持在每分钟 120 次左右。

3. 仰卧起坐

取仰卧位，两臂伸平，下肢不动，靠腹肌的收缩力量坐起，然后躺下，重复进行。每日 3 次，每次 10 分钟。饭后半小时内不宜进行此运动。

（三）健脾和胃的按摩方法

1. 按揉腹部

取仰卧位或坐位，两手重叠，右手掌心贴在肚脐上，左手掌心贴于右手的手背，两手均匀用力，由脐向腹部四周逐渐扩大揉至全腹，再从腹部四周逐渐缩小范围揉至脐部。如此循环往复 50 圈。按摩时，逆时针为补，顺时针为泻。脾胃虚弱者要逆时针按摩，以强健脾胃的作用；食积、腹部胀满者要顺时针按摩，以促进消化。

2. 推擦两腿

取坐位，伸出手掌，四指并拢，两手拇指张开，拇指贴于大腿根部内侧，虎口朝向腿的前面，从大腿根部开始，推擦两腿至踝部，收回两手到大腿根部再进行推擦。反复 30～50 次，可以增强脾胃功能。推擦时手掌要贴紧两腿，用力均匀，力度以双腿能够承受、产生温热感为宜。

3. 按揉中脘穴、建里穴、天枢穴、足三里穴、三阴交穴

取坐位或仰卧位，以左手或右手中指指腹按揉中脘穴（腹正中线上，脐上 4 寸）、建里穴（腹正中线上，脐上 3 寸）、天枢穴（脐旁开 2 寸）、足三里穴（小腿外侧，犊鼻穴下 3 寸）、三阴交穴（小腿内侧，足内踝尖上 3 寸，胫骨内侧缘后方），每穴按揉 30～60 秒（图 3－3）。

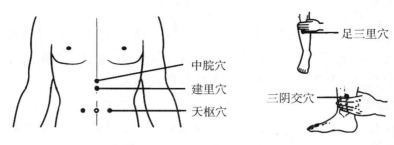

图 3 - 3　益脾和胃按摩取穴

（四）脾经在巳时最活跃

巳时是 9：00—11：00，此时气血运行到脾经。脾经旺，有利于饮食物的消化与营养吸收，机体化源充足，气血旺盛则血液充足。巳时养脾的方法如下。①叩齿咽津：津液中含有多种酶，吞咽后有利于帮助食物的消化与吸收。②拍打足太阴脾经：坐位时两腿并拢，用力挤压腿内侧脾经。③保护好脾的运化功能：脾喜燥恶湿，湿易伤脾气，造成脾困。④适当运动：脾主肌肉，若缺乏运动，肌肉会慢慢变得松软，脾的功能也会受到影响。⑤晒太阳：巳时太阳已经升起，阳气已出，晒太阳有助于补充脾的阳气，促进人体对营养物质的吸收。

（五）年老脾胃虚弱的调理法

人至老年，因机体消化液减少、机械性消化功能减弱，易造成消化不良、脾胃虚弱。因此，老年人在养生方面，一定要注意日常饮食。

1. 节制饮食，不偏食

老年人由于脾胃虚弱，故食物消化较为困难，饭后常出现腹胀感。因此，老年人每餐应以七八分饱为宜，尤其是晚餐要少吃。为均衡营养，保持身体健康，食物要多样化，如有可能，每天的主副食品种应保持 10 种左右。

2. 饮食宜清淡、宜慢

《茹淡论》指出："胃为水谷之海，清和则能受；脾为消化之器，清和则能运。"又指出"五味之过，损伤阴气，饕餮厚味，化火生痰，是'致疾伐命之毒'。"所以，老年人的饮食应以清淡为主，要细嚼慢咽。这是老年人养阴摄生的措施之一。盐摄入过多会增加心脏、肾脏负担，造成血压升高。老年人一般每天吃盐应以不超过 6g 为宜。另外，进食过快也对健康不利，细嚼慢咽可以减轻胃肠负担，促进消化。吃得慢些也容易产生饱腹感，防止进食过多，影响身体健康。

3. 饭菜要烂、要热

老年人的生理特点是脏腑生理功能衰退，消化液分泌量减少，胃肠消化功能降低。故补益不宜太多，多则影响消化和吸收的功能。另外，老年人牙齿常有松动和脱落，咀嚼肌变弱，因此，要特别注意照顾脾胃，饭菜要做得软烂一些。老年人对寒冷的抵抗力较差，如吃冷食可引起胃壁血管收缩，供血减少，并反射性引起其他内脏血液循环量减少，不利于健康。因此，老年人的饮食应稍热些，以适口进食为宜。

4. 多吃蔬菜、水果

新鲜蔬菜是老年人健康的朋友，它含有丰富的维生素 C 与纤维素，对保护心血管、防癌、防便秘有重要作用。每天的蔬菜摄入量应不少于 250g。另外，各种水果含有丰富的水溶性维生素和微量元素，这些营养成分对于维持体液的酸碱平衡有重要作用。为保持健康，老年人在每餐饭后应吃些水果。

四、五行养肺

肺为气之本，在脏腑中其位置最高，故称"华盖"。肺通过鼻与外界相通，易受邪，又称"娇脏"。五行属金，肺气与秋气相通应。肺的主要生理功能有主气、司呼吸，主宣发、肃降，宣散卫气，通调水道，朝百脉、主治节。肺主气的功能，包括主一身之气和呼吸之气两方面。肺主一身之气，指肺有主持、调节全身之气的作用。肺主呼吸之气，指肺是体内外气体交换的场所。肺主宣发、肃降，宣发是肺气向上、向外的运动，肃降是肺气向下、向内的运动。肺通调水道，指肺的宣发肃降对体内水液的输布和排泄起着疏通和调节的作用。肺朝百脉，指全身的血液通过百脉会聚于肺，经肺的呼吸，进行体内外清浊之气的交换，将富有清气的血液通过百脉输送全身。肺的治节作用主要表现在：①肺司呼吸，肺一呼一吸，呼浊吸清，对完成体内外气体交换起着调节作用。②调节气机，肺的呼吸运动是气的升降出入的具体表现，使气机协调通畅。③肺朝百脉，助心行血，能推动和调节血液的运行。④调节水液，肺通过宣肃运动，推动和调节水液的输布和代谢。此外，肺在体合皮，其华在毛，开窍于鼻，在志为悲，在液为涕。

（一）多吃辛味和白色食物养肺气

《黄帝内经》指出"辛入肺"。肺属金，味主辛。五行学说认为，火克金，火旺容易刑金，导致肺虚，应多吃辛辣味食物以护肺气。辛味具有发散、行气、活血、通窍、化湿等功用，辛味是入肺和大肠的，可补益肺气，气行则血行，气滞则血瘀，气血瘀滞的人要多吃辛味食物。辛味食物主要包括辣椒、胡椒、花椒、葱、姜、蒜，其中葱、姜、蒜等属于比较淡的辛味，而花椒、辣椒等则属于比较厚重的辛味。

《黄帝内经》指出"白色入肺"。白色食物入肺经，如银耳、百合、白萝卜等，具有补气、滋阴、养肺的作用。白色给人一种质洁、鲜嫩的感觉，常食之对调节视觉与安定情绪有一定作用，对于高血压、心脏病患者益处也颇多。

肺病患者应尽量多饮水，吃易消化或半流质食物，以利湿化痰，有利于及时排痰。忌烟酒，慎用辛辣刺激性食品，以避免引起过度的咳嗽。肺炎常伴有高热者，机体消耗甚大，应进食高热量、高蛋白且易于消化的食物，并适当多吃水果，以增加水分和维生素的摄入。

（二）运动益肺有方法

肺的养生保健要以保证肺的呼吸功能正常为原则，可采用以下方法。

1. 散步

散步是最简便、安全的运动，年老体弱者可从慢速散步开始，每日步行 500～1500m，逐渐改用稍快的速度行走，适应后再逐渐增加锻炼的时间和距离。每天锻炼 30 分钟左右，也可隔天锻炼一次，每次锻炼 1 小时以上。

2. 慢跑

跑步属于有氧运动，能显著增加肺通气量和肺活量，特别适合中老年人。每周跑步 3~4 次，早晚皆可。每次慢跑 300~500m。跑步时注意做到呼吸自然，距离适当，强度不宜过大，千万不要憋气。注意要循序渐进，持之以恒。

3. 扩胸运动

双臂伸直，手掌向下，向前平举，保持手掌向下，缓慢而有力地分别向两侧做扩胸动作，然后从两侧收回到身体两侧。双臂平举时吸气，双臂收回时呼气。开始练习时，可反复做 50 次，逐渐增加到 100 次。

4. 伸展运动

双臂伸直，向前上方举，缓慢而有力地向头后方伸展。上体也可轻微地向后弯，尽量让肩关节达到最大活动幅度，使肩关节有明显的"后震"感，随后双臂收回到身体两侧。双臂上举时吸气，双臂收回时呼气，反复做 30~50 次。

5. 拍肺功

每晚临睡前，坐在椅子上，身体直立，两膝自然分开，双手放在大腿上，头正目闭，全身放松，意守丹田，吸气胸中，同时用掌从两侧胸部由上至下轻拍，呼气时从下向上轻拍。持续 10 分钟。最后用手背随呼吸轻叩背部肺俞穴数十下。

6. 潜水或游泳

由于压力和阻力原因，游泳能很好地锻炼肺脏，可以增强呼吸系统的功能，加大肺活量，还能使皮肤血管扩张，改善皮肤供血，长期坚持能加快皮肤的血液循环。

（三）按摩能增强肺功能

1. 疏理肋间

取坐位或仰卧位，左手五指均匀分开，手掌贴于胸前，自左向右、由上而下擦右侧胸部 30~50 次，再用右手以同样的方法推擦左侧胸部 30~50 次。推擦时要将手掌和手指紧贴前胸，用力要均匀，以使胸部产生温热感。

2. 旋摩胸胁

取坐位或仰卧位，左右两手手掌分别贴于同侧胸胁，拇指相对，其余四指朝下，左手做逆时针方向旋摩，右手做顺时针方向旋摩，在两侧胸胁各旋摩 30 ~ 50 圈，至产生温热感为度。

3. 推擦胸腹

取坐位或仰卧位，两掌重叠贴于心口，自上而下推擦至小腹部，如此往返。注意调整呼吸，向下推擦时呼气，两手返回时吸气。推擦时手掌要紧贴胸腹部，用力适度，速度均匀，推擦 30 ~ 50 次。

4. 拍打胸背

取站立位，两脚自然分开与肩同宽，两手自然甩动。到体前的肘臂以肘带手，用手掌面拍击对侧胸部；到背后的肘臂以肘带手，用手背叩拍对侧背部。拍打时身体放松，呼吸自然，不要憋气。初拍者及身体虚弱者，拍打力量要轻，拍打时上身可稍稍自然转动。一般拍打 20 ~ 30 次。

5. 点按天突穴

取坐位或仰卧位，以示指指尖点按天突穴（胸骨上窝正中）20 ~ 30 次（图 3 - 4）。

6. 按揉膻中穴

取坐位或仰卧位，以中指或拇指指腹按揉膻中穴（两乳头连线的中点）30 ~ 60 秒。

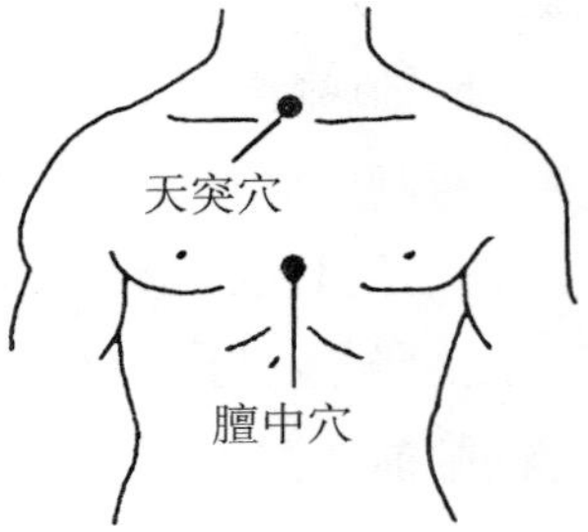

（四）寅时肺经当令宜睡眠

图 3 - 4　益肺按摩取穴

寅时是指 3：00—5：00，此时是肺经当令，为呼吸运作时间。其特点为"多气少血""肺朝百脉"。肝在丑时把血液推陈出新之后，将新鲜血液提供给肺，通过肺送往全身。故人在清晨时面色红润，精力充沛。寅时是一个很重要的时间段，它是阳气的开端，也是人的气机的开端。寅时人体体温最低，血压也最低，脉搏和呼吸都处于最弱状态，脑部供血最少，重症患者易在此时段发生意外，必须引起足够重视。如果在寅时经常醒来，则为气血不足的表现，应加以注意。老年人起床要慢，少早练。老年人肾气不足，如果寅时醒来，可以如《素问·刺法论》中记载："肾有久病者，可以寅时面向南，净神不乱思，闭气不息七遍，以引颈咽气顺之，如咽甚硬物，如此七遍后，饵舌下津令无数。"

（五）养肺适宜秋季

《黄帝内经》指出："秋三月，此谓容平。"意为秋季处于一种丰硕、从容、平静待收的景象。秋天是肺金所主的时令。肺的宣发与肃降功能正常，才能排出二氧化碳，吸入氧气，把痰和废物排出去，帮助心脏把气血津液散布于全身。秋季主收，要收敛神气。此外，秋天燥邪与寒邪最易伤肺。呼吸系统的慢性疾病也多在秋末天气较冷时复发，所以秋季保健以养肺为主。

1. 固护肌表

肺主一身肌表，而风寒之邪最易犯肺，会诱发或加重外感、咳嗽、哮喘等呼吸系统疾病。故在秋季天气变化之时，应及时增减衣服，适当进补，增强机体抵抗力，预防风寒等外邪伤肺。避免感冒，是肺脏养生之首要。

2. 防忧伤肺

忧、思、惊、恐等七情皆可影响气机而致病，其中以忧伤肺最甚。现代医学证实，常忧愁伤感之人易患外感等病症，特别到了深秋时节，老年人最易伤感，使抗病能力下降，致哮喘等宿疾复发或加重。因此，秋天应特别注意保持内心平静，以保养肺气。

3. 滋阴润肺

秋天气候干燥，湿气减少，导致皮肤干燥、口干鼻燥、咽痒、咳嗽、大便秘结等症。因此，秋令养肺为先。肺喜润而恶燥，燥邪伤肺。故应注意室内保持一定湿度，避免剧烈运动使人大汗淋漓，耗津伤液。饮食上则应以滋阴润肺、少辛增酸、防燥护阴为原则，多食用滋润的食物，多喝粥，如百合粥、杏仁粥、贝母粥，也可适当食用香油、芝麻、桑叶、菊花、芦根等辛凉和津润燥之物。中成药可遵医嘱选用六味地黄丸、麦味地黄丸等，以使肺脏安度金秋。

4. 补脾益肺

中医非常重视补脾胃以使肺气充沛，平时气虚微衰之人宜进食人参、黄芪、山药、大枣、莲子、百合、甘草等药食以补脾益肺，增强机体抗病能力，有利于预防与治疗肺系疾病。

5. 宜通便

《黄帝内经》认为，肺与大肠相表里，大肠的传导有助于肺气的肃降。若大肠功能失常，大便秘结，则肺气壅闭，气逆不降，致咳嗽、气喘、胸中憋闷等症，故防止便秘，保持肺气宣通十分重要。

五、五行养肾

肾藏有先天之精，为脏腑阴阳之根本，生命之源，故肾为先天之本，又被称为"作强之官、水脏"。肾为阴中之阴，五行属水，肾气与冬气相通应。肾的主要生理功能有主藏精，主水，主纳气。肾主藏精，是指肾对精气有封藏、贮存的功能。肾中精气是人体生命活动的根本，一方面促进人体的生长发育和生殖，另一方面调节机体的生理活动，全身脏腑经络及组织器官的阳和阴均根于肾阳和肾阴。肾阴肾阳的平衡对人体阴阳平衡起至关重要的调节作用。肾主水，是指肾有主持和调节人体津液代谢的功能。肾主水的功能主要靠肾精对水液的蒸腾气化作用而实现。肾的蒸腾气化对水液具有升清降浊的作用。肾主纳气，是指肾摄纳肺所吸入之清气而调节呼吸功能，有助于保持肺的吸气深度，防止呼吸表浅的功能。此外，肾主骨生髓，其华在发，开窍于耳和二阴，在志为恐，在液为唾。

（一）常食黑色食物有利肾脏

有利肾脏健康的饮食为清淡易消化、富含维生素、低脂肪、低胆固醇、低盐的食物。高脂和高胆固醇饮食易导致肾动脉硬化，使肾脏萎缩变性。高盐饮食可影响水液代谢。根据中医"五色归五脏"的说法，黑应肾，黑色食物或药物五行属水，入肾经，对肾脏具有滋补作用，如黑芝麻，其性平味甘，有补肝肾、润五脏的作用，对因肝肾精血不足引起的眩晕、白发、脱发、腰膝酸软、肠燥便秘等有较好的食疗保健作用；黑米有开胃益中、滑涩补精、健脾暖肝、舒筋活血等功效；黑豆味甘性平，有补肾强身、活血利水、解毒、润肤的功效，特别适合肾虚患者。黑色食物可调节人体生理功能，刺激内分泌系统，促进唾液分泌及胃肠消化，增强造血功能，有助于提高与肾、膀胱和骨骼关系密切的新陈代谢和生殖系统功能，对延缓衰老也有一定功效。另外，适当配用一些碱性食物，可以缓和代谢性酸性产物的刺激，有益于肾脏保健。

（二）运动益肾方法

1. 经常叩齿

口唇微闭，闭目，上下牙齿有节奏地互相叩击，铿锵有声，次数不限。刚开始锻炼时，可轻叩 20 次左右，可逐渐增加叩齿的次数，增大力度，一般以 36 次为佳，力度可根据牙齿的健康程度量力而行。

2. 运动肾经

端坐，全身放松，两腿自然分开，与肩同宽，双手屈肘侧举，手指向上伸，与两耳平。双手上举并吸气，以两肋部感觉有所牵动为度，随后复原并呼气。连续做 3～5 次为 1 组，每日可酌情做 3～5 组。动作不宜过大、过猛，可活动筋骨、畅达经脉，对年老、体弱、气短者有缓解作用。

（三）经常按摩，强肾益精

1. 腰部按摩

两手掌对搓至手心发热，分别放至腰部，手掌向皮肤，上下按摩腰部，至有热感为止。早晚各 1 遍，每遍约 200 次，可补肾纳气。或两手握拳，手臂向后用两拇指的掌关节突出部位向内做环形旋转按摩腰眼，逐渐用力，至有酸胀感为宜，持续 10 分钟左右，早、中、晚各 1 次。

2. 叩击腰部

取站立位或坐位，两手半握拳，交替上下叩击腰部各 30 次。

3. 按腹股沟

将两手放于大腿两侧的腹股沟处，以手掌沿斜方向轻轻按摩 30 余次。坚持每天按摩 10 分钟，对提高精力有一定功效。

4. 摩足心

足心的涌泉穴直通肾经，临睡前坚持温水泡脚，再将双手对搓至手心发热，用左手心按摩右脚脚心，用右手心按摩左脚脚心，每侧 100 下左右，以搓热双脚为度。

5. 推擦双耳

两手横放在两耳郭上，手心贴于两耳上，五指向后，均匀用力向后推擦。回手时将耳背带倒，再向前推擦。两手往返交替按摩，直至两耳发热为止。

6. 隔头提耳

左手臂弯曲，经头顶用左手拇示指捏着右耳上耳郭，向上轻轻提 14 次；再以右手臂弯曲，经头顶用右手拇示指捏着左耳上耳郭，向上轻轻提 14 次。

7. 穴位按摩

取坐位或站立位，用左手或右手的中指指腹按揉命门穴（腰部，后正中线上，第 2 腰椎棘突下凹陷处）、肾俞穴（第 2 腰椎棘突下，旁开 1.5 寸）、气海穴（下腹部，前正中线上，脐下 1.5 寸）、关元穴（下腹部，前正中线上，脐下 3 寸）、三阴交穴（内踝尖直上 3 寸，胫骨后缘凹陷处），每穴按揉 30 秒（图 3 - 5）。

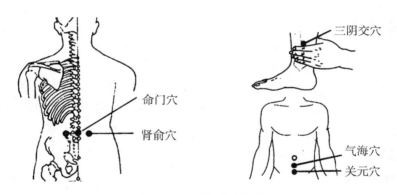

图 3 - 5　益肾按摩取穴

（四）肾经在酉时最活跃

酉时是 17：00—19：00，此时肾经当令。肾藏生殖之精和五脏六腑之精。肾为先天之本，肾在酉时进入储藏精华的阶段。此时是工作完毕需稍事休息之时，因此不宜过劳。酉时也是肾虚者补肾的最好时机。酉时调养肾脏应做到：①适量饮水。肾经与膀胱经相互络属，形成表里关系。肾主水，为调水之官，而膀胱为贮水（尿液）之器。申时膀胱经当令，是身体排泄的高峰时段，应该增加饮水量，加快尿液的生成，以促进体内废物的排泄。酉时再补充一杯水，就可以在身体的排泄高峰之后，再对肾脏和膀胱进行一次清理，将残余的垃圾废物全部清除干净，这样就能大大降低残留的毒素废物对肾脏、膀胱的危害，维护肾和膀胱的"长治久安"。②晚餐宜清淡。酉时正是晚餐时间，按时吃饭会对人的肾气有很大的保护作用。晚饭越清淡越好，要多吃一些对肾有好处的食物，主食中可加上黑豆、黑米等对肾脏有益的食物。任何补肾壮阳的食物和药物，最佳的滋补时机都是酉时，此时调补肾，可事半功倍。

（五）冬季护肾是根本

《黄帝内经》指出："冬三月，此谓闭藏。"意思即冬季是生机潜伏、万物蛰藏的时令。冬季为肾所当令。冬季万物生机潜伏闭藏，正是调养肾的大好时机。应以固护阴精为本，宜少泄津液。冬季养肾可以从以下几个方面进行。

1. 早睡早起、避寒保暖

《黄帝内经》指出："冬三月早卧晚起，必待日光。"意思是说在冬季应该早睡晚起，等太阳出来以后再活动。可见，在寒冷的冬季，保证充足的睡眠时间尤为重要，因为冬季昼短夜长，人们的起居也要适应自然界的变化规律，适量地延长睡眠时间，这样才有利于人体阳气的潜藏和阴精的积蓄，以顺应"肾主藏精"的生理状态。

2. 冷面

冷面即用冷水洗脸。冷水指水温 20℃ 左右的水，可以直接用来洗脸。用冷水洗脸，可提神醒脑，特别是早晨用冷水洗脸对大脑有较强的兴奋作用，能迅速消除倦意、振奋精神。冷水洗脸，还可促进面部的血液循环，增强机体的抗病能力。冷水的刺激可以使面部和鼻腔的血管收缩，刺激后血管反射性地扩张，一张一弛，既促进了面部的血液循环，改善了面部组织的营养供应，又提高了面部血管和皮肤的弹性，从而达到预防疾病的作用。

3. 温齿

温齿即用温水刷牙和漱口。温水指水温 35℃ 左右的水。口腔内的温度是恒定的，牙齿和牙龈在 35℃ 左右才能进行正常的新陈代谢。如果刷牙或漱口时不注意水温，经常给牙齿和牙龈以骤冷骤热的刺激，可能导致牙齿和牙龈出现各种问题，使牙齿寿命缩短。

4. 热足

每晚在临睡前用热水泡脚和洗脚。热水指水温在 45～50℃ 的水。足部位于肢体末端，又处于人体的最低位置，离心脏最远，血液循环较差。常言道"寒从脚下起"，因脚远离心脏，供血不足，热量较少，保温力差，所以除了白天要注意对脚的保暖外，还应坚持每晚用热水洗脚，以此促进全身的血液循环，增强机体防御能力，消除疲劳和改善睡眠。

第七节　社区老年人常用中医护理技术

经络是古人在长期生活保健和医疗实践中逐渐发现并形成的理论，是经脉与络脉的总称，是周身气血运行的通道。经络养生法，就是运用针刺、艾灸、按摩等中医护理技术，刺激经络穴位，激发精气，达到运行气血、旺盛代谢、通利经络、增进人体健康等目的的一种养生方法。利用经络养生的方法有多种，效果也不同，老年人可根据自身状况及病证的需要进行选择。

一、针刺保健及护理

（一）针刺保健的概念

针刺法是用不同的针具刺激人体的经络腧穴，施以提、插、捻、转、迎、随、补、泻等不同手法，以达到激发经气、调整人体功能、益寿延年的目的。针刺保健与针刺治病的方法相同，但各有侧重。针刺治病着眼于纠正机体阴阳、气血的偏盛偏衰，扶正祛邪，意在祛病除疾；而针刺保健则着眼于强壮身体，增进机体代谢能力，旨在养生延寿。针刺法比较专业，需要专业医生的帮助才能施行。

（二）针刺保健的作用

1. 疏通经络

针刺的作用主要在于疏通经络，使气血流畅。《灵枢·九针十二原》指出："欲以微针，通其经脉，调其血气。"机体某一局部气血运行不畅时，施以针刺即可激发经气，促其畅达。故针刺的作用首先在于"通"。经络畅通无阻，机体各部分才能密切联系，共同完成新陈代谢活动，维持机体健康状态。

2. 调理虚实

阴平阳秘是一种动态平衡。机体在正常情况下，也容易出现一些虚实盛衰的偏向。如不同的个体、不同的时期，其体质、耐力、适应能力、反应灵敏度等都可能会出现一定的偏差。针刺保健则可根据老年人的具体情况，纠正这种偏差，虚则补之，实则泻之，补泻得宜，可使弱者变强，盛者平和，以确保健康。

3. 平和阴阳

阴阳和谐乃是人体健康的关键。针刺可以通经络、调气血，使人体内外交通，营卫周流，阴阳和谐。如此新陈代谢自然会健旺，以达到养生保健的目的。

（三）针刺保健的原则

1. 评估

核对并了解老年人的身体状态、患病情况及相关因素；了解其年龄、体质、文化层次、当前精神状态、心理状态及合作程度；检查局部皮肤状况；评估环境是否光线充足、清洁、干燥、安静。

2. 配穴

针刺保健可选用单穴，也可以多个穴位为一组进行。欲增强某一方面功能者，可用单穴，以突出其效应；欲调理整体功能者，可选一组穴位，以增强其效果。在实践中应酌情而定。

3. 施针

针刺养生，施针宜和缓，刺激强度适中。一般来说，留针不宜过久，得气后即可出针。针刺深度也应因人而异，年老体弱者，进针不宜过深；形盛体胖之人，则可酌情适当深刺。

（四）针刺保健的注意事项

过饥、过劳、酒醉、精神紧张时不宜针刺；体弱者不宜给予强刺激；

皮肤有感染、溃疡、瘢痕、肿瘤出血倾向及高度水肿者，局部不宜针刺。

（五）针刺保健常用的穴位

现代研究证明，针刺某些强壮穴位可以提高人体自身的新陈代谢和抗病能力，促进机体康复。现将一些常用的养生保健穴位介绍如下（图3-6）：

1. 足三里穴

足三里穴在小腿外侧，犊鼻穴下3寸，犊鼻穴与解溪穴连线上，为全身性强壮要穴，可健脾胃、助消化、益气增力、提高机体免疫功能和抗病能力。用毫针直刺1~1.5寸，可单侧取穴，亦可双侧同时取穴。一般人针刺得气后，即可出针。但对年老体弱者，则可适当留针5~10分钟。每日1次，或隔日1次。

2. 关元穴

关元穴在下腹部，脐中下3寸，前正中线上。本穴为保健要穴，有强壮作用。用毫针斜刺0.5寸，得气后即出针。每周1~2次。

3. 气海穴

气海穴在下腹部，脐中下1.5寸，前正中线上。常针刺此穴，有强壮作用。用毫针斜刺0.5寸，得气后即出针，可与足三里穴配合施针。每周1~2次。

4. 三阴交穴

三阴交穴在小腿内侧，内踝尖上3寸，胫骨内侧面后缘。该穴对增强腹腔诸脏器，特别是生殖系统功能有重要的作用。用毫针直刺1~1.5寸，针刺得气后即出针。体弱者可留针5~10分钟。每日1次，或隔日1次。

5. 曲池穴

屈肘成直角，当肘横纹外端与肱骨外上髁连线的中点即曲池穴。此穴能调节血压、防止老年人视力衰退。用毫针直刺0.5~1寸，针刺得气后即出针。体弱者可留针5~10分钟。每日1次，或隔日1次。

6. 命门穴

命门穴在腰部，后正中线上，第2腰椎棘突下凹陷处。此穴为养生保健的重要穴位，多用于肾气不足、形体虚寒者，尤以遗精、阳痿、早泄、带下、泄泻、肢冷腹寒者效果较佳。用毫针斜刺0.5寸，得气后即出针。

每周 1~2 次。

7. 中脘穴

中脘穴在腹正中线上，脐上 4 寸。此穴为强壮要穴，具有健脾益胃、培补后天的作用。能调理肠胃功能，促进消化、吸收，从而使人体的营养物质充足，气血旺盛。用毫针直刺 0.5~1 寸，得气后出针。每周 1~2 次。

8. 肾俞穴

肾俞穴在第 2 腰椎棘突下，旁开 1.5 寸。此穴能补益肾精、温通元阳、强身壮腰、延缓衰老，是常用的保健穴位，对于肾炎、遗精等泌尿生殖系统的疾病也有效。用温针灸，毫针直刺 0.5~1 寸，每次温针灸 1~3 壮（放置艾团时）。每日或隔日 1 次，1 个月为一个疗程。

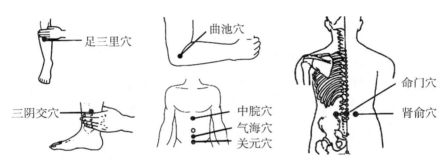

图 3-6　针刺保健常用的穴位

二、艾灸保健及护理

（一）艾灸保健的概念

灸，烧灼的意思。灸法是指用某些燃烧材料熏灼或温熨体表的一定部位，借灸火的热力及药物的作用，通过刺激经络腧穴以达到防治疾病以及养生保健的一种方法。通过增强人体抗病能力而达到强身保健目的的灸法，称为保健灸。保健灸不仅用于强身保健，亦可用于久病体虚之人的调养，是我国独特的养生方法之一。施灸的材料有很多，目前以艾叶制成的艾绒最为常用，因其味苦、辛温无毒，主灸百病。艾是多年生菊科草本植物，新制的艾绒含挥发油较多，灸时火力过强，故以陈旧者为佳。点燃后，热持久而深入，温热感直透肌肉深层，故为施灸佳料。

（二）艾灸保健的作用

1. 温通经脉，行气活血

《灵枢·刺节真邪》指出："脉中之血，凝而留止，弗之火调，弗能取之。"气血运行具有得温则行，遇寒则凝的特点。灸法其性温热，可以温通经络，促进气血运行。

2. 健脾益胃，培补后天

灸法对脾胃有着明显的强健作用。《针灸资生经》指出："凡饮食不思，心腹膨胀，面色萎黄，世谓之脾胃病者，宜灸中脘。"在中脘穴施灸，可以温运脾阳、补中益气。常灸足三里穴，不但能使消化系统功能旺盛，增强人体对营养物质的吸收，以濡养全身，亦可收到防病治病、抗衰防老的效果。

3. 培补元气，预防疾病

灸法可以激发人体正气，增强抗病能力，无病时施灸有防病保健的作用。《扁鹊心书·须识扶阳》指出："人于无病时，常灸关元、气海、命门、中脘，虽未得长生，亦可保百余年寿矣。"艾为辛温阳热之药，以火助之，两阳相得，可补阳壮阳，使真元充足、人体健壮。"正气存内，邪不可干"，故艾灸有培补元气、预防疾病之作用。

4. 升举阳气，密固肤表

《灵枢·经脉》指出："陷下则灸之。"气虚下陷，清阳不得升散，则皮毛不任风寒，因而卫阳不固，腠理疏松。常施灸法，可以升举阳气，密固肌肤，抵御外邪，调和营卫，起到健身、防病治病的作用。

（三）艾灸保健的操作要领

根据老年人体质情况及所需的养生要求选好穴位，将点燃的艾条或艾炷对准穴位，使局部感到有温和的热力，以感觉温热舒适，并能耐受为度。艾条灸是将艾条一头点燃，置于距施灸皮肤 2～3cm 处进行熏灸（温和灸，图3-7）；也可与施灸部不固定距离，一上一下活动地施灸（雀啄灸，图3-8）；或者反复旋转施灸（回旋灸，图3-9），使机体局部有温热感而无灼痛感。一般灸 10～15 分钟。艾炷灸是将艾用手搓成圆锥形的艾炷，直接或间接置于穴位上施灸的一种方法（图 3 - 10）。艾炷如蚕豆大者为大炷，如黄豆大者为中炷，如麦粒大者为小炷。燃烧一个艾炷，叫一壮。实际应用时，可据体质强弱而选择。体质强者，宜用大炷；体质弱者，宜用小炷。

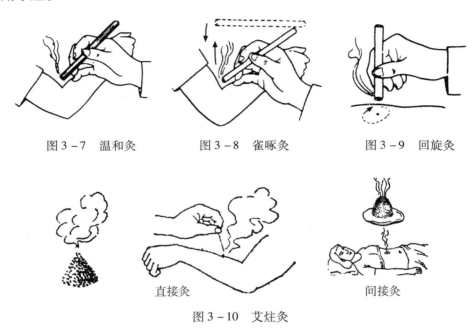

图 3 - 7　温和灸　　　图 3 - 8　雀啄灸　　　图 3 - 9　回旋灸

直接灸　　　　　　　　　间接灸

图 3 - 10　艾炷灸

（四）艾灸保健的注意事项

1. 灸时应防止艾火脱落烧伤皮肤和点燃衣服、被褥。

2. 施灸顺序一般是先灸上部，后灸下部；先腰背部，后胸部；先头身，后四肢。壮数是先少而后多，艾炷是先小而后大。

3. 黏膜附近、颜面、五官和大血管等部位，不宜使用直接灸，以免烫伤形成瘢痕。关节活动部位不宜用化脓灸，以免化脓溃破，不易愈合，甚至影响功能活动。

4. 灸后局部出现微红灼热属正常现象，无须处理。如局部出现水疱，小者可任其自然吸收；大者可用消毒针挑破，放出水液，涂以甲紫，用消毒纱布包敷。

（五）艾灸保健常用的穴位

一般来说，针刺保健的常用穴位，大都可以用于保健灸法；一些不宜针刺的穴位也可以艾灸（图 3 – 11）。

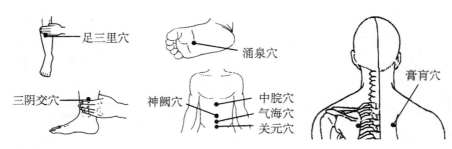

图 3 – 11　艾灸保健常用的穴位

1. 神阙穴

神阙穴在脐中央，为任脉要穴，具有补阳益气、温肾健脾的作用。用艾条温和灸，每次灸 7 ~ 15 壮，每日 1 次，灸 10 次后停 10 ~ 20 天，然后再灸。也可艾炷隔盐灸，即将纯净干燥的精盐填敷于脐部，使之与脐平，置艾炷灸之，有益寿延年之功。

2. 足三里穴

足三里穴在小腿外侧，犊鼻穴下 3 寸，犊鼻穴与解溪穴连线上。具有健脾益胃，促进消化、吸收，强壮身体之功。老年人常灸足三里还可预防中风，具有防老及强身作用。用艾条、艾炷灸均可，每次灸 15 ~ 20 分钟，隔日施灸 1 次，每月灸 10 次，或每月初一至初八（农历）连续施灸 8 天，效果更佳。

3. 膏肓穴

膏肓穴位于第 4 胸椎棘突下旁开 3 寸，常灸该穴有强壮作用。用艾条灸，每日灸 1 ~ 2 次，每次灸 10 ~ 15 分钟，灸至皮肤产生红晕为止。

4. 中脘穴

中脘穴位于脐上 4 寸，为强壮要穴，具有健脾益胃、培补后天的作用。一般可用艾条温和灸、艾炷直接灸、艾炷隔姜灸，每次灸 10 ~ 20 分钟，艾炷灸 5 ~ 7 壮，隔日 1 次，10 次为一个疗程。

5. 涌泉穴

涌泉穴在屈足蜷趾时足心最凹陷处。该穴具有补肾壮阳、养心安神的作用。此穴为老年人保健常用穴位之一，可健身强心，有益寿延年之功效。用艾炷隔姜灸，每次灸治 5～10 壮，艾炷如枣核或黄豆大小，以灸至局部皮肤红晕、发热为度，每日或隔日 1 次，10 次为一个疗程，间歇 5～7 天再灸。用艾炷直接灸，每次灸 3～5 壮，艾炷如枣核或黄豆大小，灸至皮肤有灼痛感时迅速更换艾炷，谨防起疱。

6. 关元穴

关元穴位于脐下 3 寸，能温肾固本、补气回阳、通调冲任、理气和血，为养生保健、强壮体质的重要穴位，也是老年人常用的保健灸穴。长期施灸可壮一身之气，使元气充足、虚损恢复，故可主治诸虚劳损。用艾条温和灸，每次施灸 10～20 分钟，以使局部皮肤红晕发热为度，每周灸 1～2 次，秋冬季也可每日连续灸，灸 10 余次后停 10～20 天，然后再灸。也可艾炷隔姜灸，每次灸 10～20 分钟，艾炷如枣核或黄豆大小，每日或隔日 1 次，或 3 日灸 1 次，10～15 次为一个疗程。

7. 气海穴

气海穴在下腹部，脐中下 1.5 寸，前正中线上，为诸气之海，是大补元气、总调下焦气机、养生保健的重要穴位。常灸此穴能培补元气、调理气机，对于真元之气不足、下焦气机失调所致的腹泻、阳痿遗精、月经不调均可调理。用艾条温和灸，隔日灸 1 次，每次灸 10～20 分钟，灸至皮肤产生红晕为止，7 次为一个疗程。

8. 三阴交穴

三阴交穴位于内踝尖上 3 寸，胫骨内侧面后缘，为足三阴经之交会穴，主治肝、脾、肾三脏的疾病，具有健脾和胃、补益肝肾、调经血、主生殖的作用。用艾条灸，每次 20 分钟左右，每日或隔日 1 次，每月灸 10 次。

三、推拿保健与护理

（一）推拿保健的概念

推拿（按摩）在我国历史悠久，不但被用于治病，还被广泛用于预防保健。推拿保健是运用特定手法作用于人体体表的特定部位或穴位，通过局部刺激，从而达到预防、保健目的的养生方法。由于推拿疗法具有简便易行、行之有效、安全易学等优点，故深受养生家的重视，将其作为益寿延年的方法，不断积累、整理、流传下来，成为深受广大群众喜爱的养生保健措施之一。

（二）推拿保健的作用

1. 疏通经络，行气活血

《素问·血气形志》指出："……经络不通，病生于不仁，治之以按摩"，说明按摩有疏通经络之功效。由于按摩大多是循经取穴，按摩刺激相应穴位，故可使气血循经络运行，防止气血滞留，达到疏通经络，畅达气血之目的。

2. 调整脏腑功能，增强抗病能力

脏腑是化生气血、通调经络、主持人体生命活动的主要器官。推拿具有调整脏腑功能的作用，主要是通过手法刺激体表直接影响脏腑功能，以及经络与脏腑间的联系来实现的。如一指禅推法在肺俞穴、肩中俞穴上操作，能调理肺气、止哮喘；点按脾俞穴、胃俞穴，能缓解胃肠痉挛、止腹痛。推拿对脏腑的不同状态，也会有双向良性调整作用。如推挤按揉内关穴既能使高血压患者的动脉压下降，也可使处于休克状态患者的动脉压上升；按揉或应用一指禅推法在足三里穴治疗，既能使分泌过多的胃液减少，也可使分泌不足的胃液增多。

3. 理筋整复，滑利关节

推拿滑利关节的作用表现为三个方面：①通过手法促进局部气血运行，消肿祛瘀，改善局部营养，促进新陈代谢。②运用适当的活动关节的手法松解粘连。③应用整复手法纠正"筋出槽""骨错缝"。

（三）推拿保健的常用手法

以合适的手法配合相应的穴位进行按摩，有助于老年人的身体健康。下面介绍几种基础的按摩手法，便于老年人及照护者学习。

1. 按法

按法是用拇指端或指腹、单掌或双掌重叠、肘关节鹰嘴突按压一定部位。用手指操作的，称为指按法；用掌操作的，称为掌按法；用肘关节操作的，称为肘按法（图3－12）。操作时着力部位贴体表，不可移动，用力要由轻而重，不可用暴力。适用于全身各部。

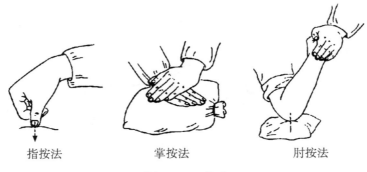

指按法   掌按法   肘按法

图3－12　按法

2. 摩法

摩法是将手指指面或手掌掌面附着在体表的腧穴或部位上，以腕关节连同前臂做有节律的环旋抚摩运动。用手指指面操作的，称指摩法；用手掌掌面操作的，称掌摩法（图3－13）。操作时肘关节自然屈曲，腕部放松，指掌自然伸直，动作缓和而协调，仅在皮肤上做有节律的环旋抚摩活动，而不带动皮下组织。频率为每分钟120次左右。适用于全身各部，常用于胸腹、胁肋及颜面部。

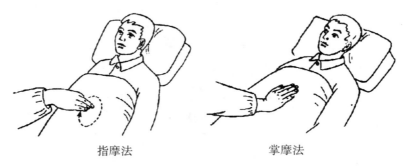

指摩法   掌摩法

图3－13　摩法

3. 揉法

揉法是用手指螺纹面、手掌大鱼际、掌根或全掌紧贴于一定的穴位或部位上，做轻柔缓和的旋转运动。用手指螺纹面操作的，称指揉法；用手掌操作的，称掌揉法。掌揉法分掌根揉、鱼际揉等（图3-14）。操作时以腕关节连同前臂环旋转动来带动指、掌的着力部位在一定的穴位上揉动。动作要协调，用力以使皮下组织随之回旋运动为度。操作过程中要持续、均匀、柔和而有节律，频率为每分钟120~160次。

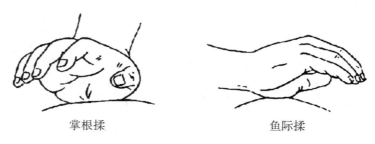

掌根揉　　　　　　　　　　　鱼际揉

图3-14　揉法

4. 推法

推法是用指、掌或肘部着力于人体一定穴位或部位上，做单方向直线移动。用手指操作的，称指推法；用肘部操作的，称肘推法；用掌操作的，称掌推法。操作时，指、掌或肘要紧贴体表，用力要稳，速度要缓慢、均匀，适用于全身各部位。一指禅推法是用拇指指腹或指端着力于推拿部位，以肘为支点，前臂做主动摆动，带动腕部摆动和拇指关节做屈伸活动（图3-15）。频率为每分钟120~160次。常用于头面、胸腹和四肢等处。

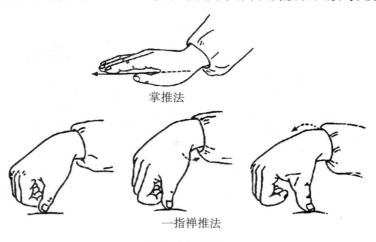

掌推法

一指禅推法

图3-15　推法

5. 拿法

拿法是用拇指和示、中两指，或用拇指和其余四指相对用力，在一定的穴位或部位上进行节律性地捏提（图3－16）。操作时，用力要由轻而重，不可骤然用力，动作要缓和而有连贯性。适用于四肢、肩、颈、腋下。

6. 搓法

搓法是用两手掌面对置地夹住或托抱肢体的一定部位，相对用力做往返的快速揉搓（图3－17）。操作时，双手用力要对称、均匀，搓动要快，移动要缓，动作要自然流畅。适用于腰、背、胁肋及四肢部，以上肢最为常用。

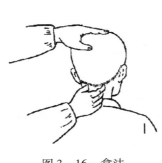

图3－16　拿法

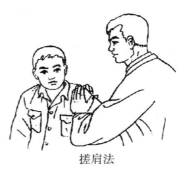

搓肩法

图3－17　搓法

7. 捏法

捏法是用拇指和其他手指放置在一定部位（经筋、肌肉、韧带）相对着力夹挤，并可沿其分布或结构形态辗转移动（图3－18）。操作时压力应均匀，动作应连贯而有节律性。适用于全身各部，常用于头颈部、四肢及背脊处。

8. 摇法

摇法是用双手托拿所摇关节的两端做环旋摇动；或用一手固定关节近端肢体，另一手握住关节远端肢体，以关节为轴，使肢体做被动的环旋动作（图3－19）。适用于颈、腰和四肢各关节，用以治疗半身不遂、颈椎病、肩周炎、急性腰扭伤、腰椎间盘突出症、四肢关节扭伤等疾病。

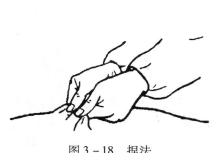

图 3 – 18　捏法

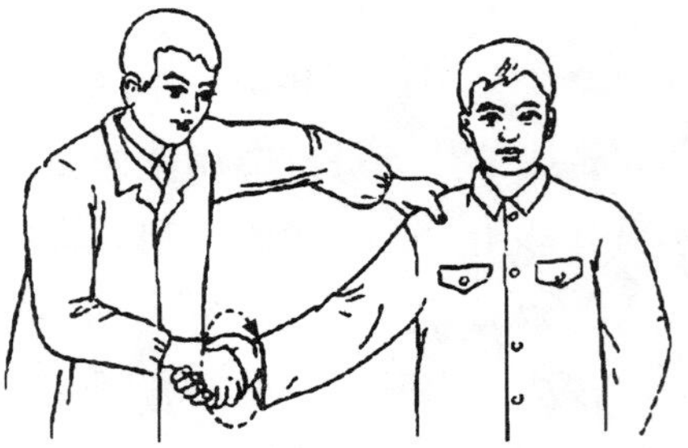

摇肩法

图 3 – 19　摇法

（四）推拿保健的注意事项

1. 按摩前要修整指甲，将指环等有碍操作的物品摘掉，避免损伤皮肤。

2. 为减少阻力或提高疗效，按摩者手上可蘸水、滑石粉、石蜡、姜汁、酒等润肤介质。

3. 按摩时间每次以 20～30 分钟为宜，按摩次数以 12 次为一个疗程。

4. 在大怒、大喜、大恐、大悲等情绪激动的情况下，不要进行按摩。

5. 饱食之后，不要急于按摩，一般应在饭后两小时左右为宜。

6. 按摩时，随时遮盖不需暴露的部位，防止受凉。当风之处，不要按摩。

7. 患有严重心脏病、出血性疾病、癌症、急性炎症及急性传染病者，以及皮肤有破损部位均禁止按摩。

（五）推拿保健的常用部位及方法

1. 揉太阳

用两手中指端，按两侧太阳穴进行旋转揉动，先顺时针转，后逆时针转，各 10～15 次，有清神醒脑作用，可防治头痛、头晕、眼花、视力下降。

2. 揉丹田

将双手搓热后，用右手示指、中指和环指在脐下 3 寸处旋转按摩，可补益肝肾、填精补髓、祛病延寿。

3. 摩中脘

将双手搓热后，重叠放在中脘穴位，顺时针方向按摩，然后再以同样的手法逆时针方向按摩，可调整胃肠道功能。

4. 捶背

（1）自己捶打　两腿开立，全身放松，双手半握拳，自然下垂。捶打时，先转腰，两拳随腰部的转动，前后交替叩击背部及小腹。左右转腰为1次，可连续做30～50次。叩击顺序为先下后上，再自上而下。

（2）他人捶打　坐、卧均可，坐时身体稍前倾；卧时，取俯卧位，两臂相抱，枕于头下。施术者用双拳沿脊背上下轻轻捶打，用力大小以捶击身体震而不痛为度。从上而下为1次，可连续捶打5～10次。按摩、捶打背部，可促进气血运行、和调五脏六腑、舒筋通络、益肾强腰。

5. 擦涌泉

将两手搓热，用左手掌擦右脚涌泉穴，右手掌擦左脚涌泉穴，以感觉发热为度，有温肾健脑、调肝健脾、安眠、改善血液循环、健步的功效，也可防治失眠、心悸、头晕、耳鸣等。

四、拔罐养生保健及护理

（一）拔罐养生保健的概念

拔罐养生保健是一种以罐为工具，利用燃烧、抽吸、蒸汽等方法造成罐内负压，使其吸附于体表腧穴或患处的一定部位，造成局部皮肤出现充血、瘀血现象，从而达到调节脏腑、平衡阴阳、疏通经络、防治疾病目的的方法。

（二）拔罐养生保健的作用

中医认为，拔罐法有温经通络、行气活血、消肿止痛、祛风散寒、吸毒拔脓等作用。

现代医学研究表明，拔罐法由于罐内形成负压吸住皮肤，可对人体产生多方面作用：①拔罐能产生温热刺激作用，温热刺激可扩张血管，促进局部血液循环，加强新陈代谢，使体内的废物、毒素加速排出，改善局部组织的营养状态，提高血管壁通透性，增强白细胞和网状细胞的吞噬能力，增强局部耐受性和机体的抵抗力。②拔罐形成的负压作用和温热作用对神经系统有较好的调节作用。其负压刺激和温热刺激，通过皮肤感受器和血管感受器的反射途径传到中枢神经系统，从而产生反射性兴奋，调节大脑皮质的兴奋与抑制过程，使之趋于平衡。同时，也能调节微循环，提高新陈代谢。③不同的拔罐法各有其特殊的作用。如走罐法具有与按摩法、保健刮痧疗法相似的效应，可以改善皮肤的呼吸和营养，有利于汗腺和皮脂腺的分泌，可增强关节、肌腱的弹性和活动性，促进周围血液循环。药罐法是在罐内负压和温热作用下，促使局部毛孔、汗腺开放，毛细血管扩张，血液循环加快，使药物可更多地被直接吸收，从而发挥药物和拔罐的双重效应。

（三）拔罐养生保健的方法

拔罐常用罐具有玻璃罐、竹罐、陶罐、抽气罐等。拔罐法种类繁多，本节仅以拔火罐法为例做重点介绍。

拔火罐法是最为常用的一种拔罐方法，它主要利用点火燃烧法排出罐内空气，形成负压以吸附于体表。拔火罐时罐具常用的吸附方法有闪火法、投火法、贴棉法等，这里重点介绍最为常用的闪火法（图3－20）。操作时用长柄止血夹夹住95%的乙醇棉球，点燃伸入罐内中段旋转1～2圈后，立即退出，然后将罐扣在施术部位。注意棉球不宜蘸取太多乙醇，且不能烧到罐口，以免烫伤皮肤。

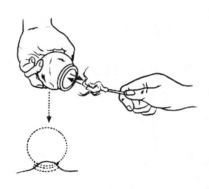

图3－20　闪火法

拔火罐的形式包括留罐、走罐、闪罐、留针拔罐和刺络拔罐。①留罐：拔罐后留置10～15分钟，使局部皮肤充血。留罐时间视拔罐反应、个体体质及吸拔力大小而定，罐具大、吸力强者应适当缩短留罐时间，夏季、肌肤反应明显、皮肤薄弱、老年人等留罐时间不宜过长，以免起疱伤及皮肤。②走罐：在施术部位和罐口涂上一层凡士林或按摩乳，使用闪火法将罐吸住后，立即用手握住罐体，略用力将罐向上下或左右往返推移，直至皮肤充血为止（图3－21）。适用于脊背、腰臀、大腿等肌肉丰厚、面积较大的部位。注意罐口必须光滑，以免拉伤皮肤，以玻璃罐为最好。③闪罐：用闪火法将罐拔住后立即起下，反复多次地拔住、起下，直至皮肤潮红、充血或瘀血即可。拔罐时动作要快而突然，有爆发力，发出"砰""砰"的声响。④留针拔罐：此法是将针刺与拔罐相结合的一种方法（图3－22）。在针刺得气留针时，将罐拔在以针为中心的部位，留罐与针5～10分钟，然后起罐起针。⑤刺络拔罐：用皮肤针、三棱针或粗毫针等在腧穴或患处点刺出血，或用三棱针挑刺出血，再行拔罐留罐，起罐后擦净挑刺部位血迹并用消毒敷料或创可贴贴敷。

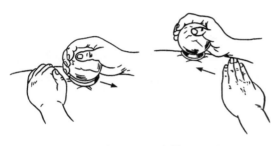

图3－21　走罐

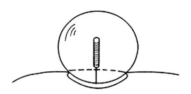

图3－22　留针拔罐

起罐时用一手按罐具向一个方向倾斜，另一手示指或拇指按住罐口部位的皮肤，使罐口与皮肤之间形成空隙，空气进入罐内则罐自起（图3－23）。起罐后如罐斑处有小水珠，可用纸巾或纱布轻轻拭去，如出现瘙痒，切不可搔抓皮肤，可以应用止痒膏。

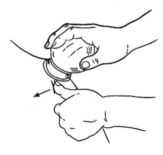

图3－23　起罐

（四）拔罐养生保健的注意事项

1. 拔罐时应采取合适的体位，以便能长时间保持体位。尽量选择肌肉丰厚的部位拔罐，骨凹凸不平、毛发较多处不宜拔罐。皮肤过敏、水肿、溃疡、肿瘤、大血管处均不宜拔罐。

2. 根据部位不同，选择大小合适的罐具，并检查罐口周围是否光滑，有无裂痕。

3. 拔罐时，动作要快、稳、准。冬季拔罐注意保暖，留罐时盖好衣被。

起罐时切勿强拉。

4. 采用火罐时应注意勿灼伤或烫伤皮肤。若烫伤或留罐时间过长而皮肤起水疱，小的水疱无须处理，仅敷以消毒纱布，防止擦破即可。水疱较大时，用消毒针将水疱刺破放出水液，涂以甲紫药水，或用消毒纱布包敷，以防感染。

5. 凡使用过的罐具，均应消毒处理后备用。

（五）拔罐养生保健的常用处方

1. 增加活力

增加活力可取劳宫穴、涌泉穴、三阴交穴、足三里穴。劳宫穴位于手掌心，具有振奋阳气、清心泻火、宽胸利气、增加活力的功能，配合涌泉穴、三阴交穴、足三里穴，效果更加显著。经常在此拔罐可解除疲劳，保持旺盛的精力。

2. 祛除浊气

祛除浊气可取涌泉穴、足三里穴。涌泉穴位于足心，经常拔罐可以及时祛除体内的湿毒浊气，疏通肾经，使经络气血通畅、肾脏功能正常、肾气旺盛。配合足三里穴更可使人精力充沛，进而延缓衰老，促进身体健康。

3. 疏通经络

疏通经络可取背俞穴、华佗夹脊穴。背俞穴及华佗夹脊穴纵贯整个颈背腰部，五脏六腑之经气均在此流通。现代医学证明，背俞穴及华佗夹脊穴位于人体脊髓神经根及动、静脉丛附近，这两处腧穴用走罐法，可以疏通五脏六腑之经气、调整全身气血经络、增强机体的抗病能力，尤其对颈椎病、腰椎病有明显疗效。

4. 培补元气

培补元气可取关元穴、气海穴、命门穴、肾俞穴。关元穴与气海穴皆为任脉之要穴，此二穴自古以来就是保健强身的要穴。命门穴，顾名思义为生命之门户也，为真气出入之所。肾俞穴为肾之要穴。经常拔这四个穴位，可以培补元气，益肾固精，达到强身健体、延年益寿的目的。

5. 调补精血

调补精血可取三阴交穴、气海穴、肾俞穴、心俞穴。三阴交穴是足太阴脾经、足少阴肾经、足厥阴肝经三条阴经的交会穴。肾为先天之本，主藏精，"精血同源"。脾为后天之本，气血生化之源。二者相互滋生，精血才能充盈。肝主藏血，可以调节人体流动的血量，全身血脉都归心所主，气又为血之帅，故常拔三阴交穴可调补肝、脾、肾三经的气血，配以肾俞穴、心俞穴、气海穴，可使先天之精旺盛、后天气血充足，从而达到健康长寿的目的。

6. 预防心血管疾病

预防心血管疾病可取内关穴、心俞穴、肝俞穴、肾俞穴。内关穴具有宁心安神、宽胸利气的作用。心俞穴为心脏之要穴，肝藏血，肾藏精，肝肾同源，二者都与人体心血管系统有着密切联系。故经常在这几个穴位上拔罐可以有效地预防心血管疾病的发生。

7. 预防呼吸道疾病

预防呼吸道疾病可取天突穴、肺俞穴、风门穴。呼吸系统疾病多是由于风寒之邪侵袭而致，肺为娇脏，最易受邪。天突穴位于任脉，刺激天突穴可以明显降低呼吸道阻力。肺俞穴为肺之要穴。风门穴为外邪出入之门户。故这三个穴位有着理肺止咳、祛风除邪、调畅气机的作用，经常拔罐能够预防呼吸系统疾病的发生。

8. 预防胃肠道疾病

预防胃肠道疾病可取足三里穴、脾俞穴、胃俞穴、中脘穴。足三里穴是人体极为重要的保健穴位，对于脾胃功能具有良好的双向调节作用。脾俞穴、胃俞穴为脾脏和胃的背俞穴。中脘穴为胃之募穴。在这几个穴位拔罐可以有效地调节脾胃功能，预防胃肠道疾病的发生。

五、刮痧养生保健及护理

（一）刮痧养生保健的概念

刮痧法是我国古代劳动人民在与疾病斗争的长期医疗护理实践中创造的一种外治法，该疗法历史悠久，源远流长。刮痧养生保健是应用边缘钝滑的器具蘸取一定的介质，在机体体表一定部位或者穴位上的皮肤反复刮动，使局部皮下出现瘀斑或痧痕，起到疏通经络、通调营卫、和谐脏腑的作用，从而达到保健的目的。

（二）刮痧养生保健的作用

1. 促进代谢，排出毒素

机体无时无刻不在进行着新陈代谢，代谢过程中产生的废物需要及时排泄出去。刮痧能够及时地将体内代谢的"垃圾"刮拭到体表，沉积到皮下的毛孔，使体内的血流畅通，恢复自然的代谢活力。

2. 调整阴阳

"阴平阳秘，精神乃治"。中医十分强调机体阴阳关系的平衡。刮痧对人体有双向调节作用，可以改善和调整脏腑功能，使其恢复平衡。

3. 舒筋通络

很多老年人都受到颈椎病、肩周炎、腰背痛的困扰。刮痧能够舒筋通络、消除疼痛病灶、解除肌紧张，在明显减轻疼痛症状的同时，也有利于病灶的恢复。

（三）刮痧养生保健的方法

选取舒适体位，充分暴露刮治部位，并做适当清洁。施术者手持刮具，蘸取植物油或清水，在选定的部位，从上至下、由内向外朝单一方向反复刮动，用力轻重以机体能耐受为度。刮动数次后，感觉涩滞时，需蘸植物油再刮，一般刮 10～20 次，以出现紫红色斑点或斑块为度。一般要求先刮颈项部，再刮脊椎两侧部，然后再刮胸部及四肢部位。刮背时，应向脊柱两侧，沿肋间隙呈弧线由内向外刮，每次 8～10 条，每条长 6～15cm。刮痧时间一般为 20 分钟左右，或以机体能耐受为度。

（四）刮痧养生保健的注意事项

1. 刮痧时，室内要保持空气流通，避免直接吹风，尤其天气转凉或天冷时要注意避免感受风寒。

2. 刮痧工具必须边缘光滑，没有破损。不能干刮，应不时蘸取润肤介质保持润滑，以免刮伤皮肤。

3. 刮痧时用力应均匀，力度适中。对不出痧或出痧少的部位不可强求出痧，禁用暴力。

4. 形体过于消瘦、有皮肤病、有出血倾向者不宜用刮痧疗法；五官孔窍禁刮。

5. 刮痧后应保持情绪稳定，避免发怒、烦躁、焦虑情绪等不良刺激；禁食生冷、油腻之品。

6. 刮痧间隔时间一般为 3～6 天，或以痧痕消退为准，3～5 次为一个疗程。

7. 使用过的刮具，应清洁消毒处理后备用（牛角刮痧板禁用水泡）。

（五）刮痧养生保健的常用处方

1. 头痛、头重

刮痧主要针对感冒、精神压力等所致的头痛、头重。

（1）偏头痛　①刮偏头部位，从太阳穴至率谷穴、风池穴；②刮颈侧至肩井区域；③刮上肢前臂内侧区域、内关穴等处。

（2）前头痛　①刮头前部位，印堂穴、阳白穴等；②刮上肢前臂内侧区域、列缺穴、神门穴等。

（3）头顶痛　①刮头顶百会穴；②刮头后风池穴；③刮脚底涌泉穴或足厥阴肝经穴。

（4）全头痛　①全头刮；②刮手背合谷穴。

2. 失眠

①全头刮；②肩上：肩井区域；③脊柱及其旁开 1.5 寸：督脉及膀胱经穴。

3. 疲劳

①全头刮，沿着颈椎寻找压痛点；②肩井至颈侧穴位；③前臂阴、阳面；④刮京骨穴处。

4. 食欲不振

①后颈部：哑门穴、大椎穴；②脊柱：身柱穴、命门穴；③腹部：中脘穴、神阙穴；④足三里穴及公孙穴等。

5. 便秘

①脊背：大肠俞穴、小肠俞穴、次髎穴（向下刮拭）；②腹部：天枢

穴、关元穴、腹结穴；③足部：公孙穴区。

六、耳穴压豆保健与护理

（一）耳穴压豆保健的概念

耳穴压豆法是在耳针疗法的基础上发展起来的一种保健方法，是用胶布将药豆或磁珠准确地粘贴于耳穴处，给予适度的揉、按、捏、压，使其产生热、麻、胀、痛等刺激感觉，以达到养生保健、防治疾病目的的一种外治疗法。

（二）耳穴压豆保健的作用

1. 保健抗衰作用

按摩耳穴可以激发经气、扶正祛邪、调整阴阳、泻其有余而补其不足，有调整脏腑功能、保持细胞内环境的平衡和稳定的功能，可以大大地延缓衰老进程，并具有健脑、明目、补肾、健脾、聪耳、利咽等功效。

2. 调节与调理作用

按摩耳穴总体上可以调节机体各项代谢功能，调节内分泌系统和自主神经功能，以及中医学认为的调整脏腑功能、阴阳平衡及气血平衡，从而达到维持健康的目的。

3. 预防作用

按摩耳穴具有补肾强身、扶正固本、提高免疫功能和抗病能力的作用，从而使病邪无隙可乘，预防疾病的发生。

4. 治疗作用

通过对相关耳穴的有效刺激，可以对一些急、慢性疾病起到治疗或辅助治疗的作用。

（三）耳穴压豆保健的方法

进行耳穴探查，找出阳性反应点，并结合人体自身情况，确定主、辅穴位。皮肤消毒后，左手手指托持耳郭，右手用镊子夹取割好的方块胶布，胶布中心粘上准备好的药豆，对准穴位紧贴并稍加用力，使耳朵感到酸、麻、胀或有发热感。贴后每天可自行按压数次，每次1～2分钟。两耳交替或同时贴用。标准耳穴定位示意图见图3－24。

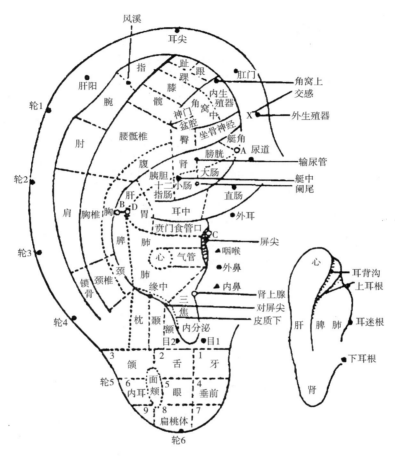

图3－24　标准耳穴定位示意图

（四）耳穴压豆保健的注意事项

1. 贴压耳穴应注意防水，以免脱落。一般每次耳穴贴压后保持3～7天。夏天建议3天更换一次。

2. 耳郭皮肤炎症或冻伤者不宜采用。

3. 过度饥饿、疲劳、精神高度紧张、年老体弱者按压宜轻，急性疼痛性病证者宜重手法强刺激。

（五）耳穴压豆保健常见处方

1. 头痛取额、枕穴。

2. 失眠取皮质下、神门、交感、耳尖穴。

3. 耳鸣、耳聋取耳、肾上腺、肝、肾穴。

4. 气喘取平喘、肺、肾上腺穴。

5. 神经衰弱取神门、皮质下、心穴。

6. 便秘取直肠下段及大肠穴。

7. 腹痛、腹泻、腹胀取胃、大肠、小肠或有关脏器相应部位。

8. 肾或输尿管结石取肾、膀胱、尿道、腰椎穴。

9. 肝区痛取肝、胆穴。

10. 坐骨神经痛取坐骨、臀穴。

11. 牙痛取颊、屏尖穴。

12. 慢性鼻炎取鼻、肺、肾上腺、额穴。

（焦艳会）

第四章　社区老年人常见慢性病的保健与护理

随着医疗、科技、经济的不断发展，老年人群的预期寿命逐渐延长，我国人口老龄化进程也呈现出日益加快的趋势。随着年龄的增长，老年人的各项身体功能下降，使其成为罹患各种慢性病的高危人群和主体人群。2020 年 11 月，《中共中央关于制定国民经济和社会发展第十四个五年规划和二〇三五年远景目标的建议》中要求，"把保障人民健康放在优先发展的战略位置，坚持预防为主的方针"，再次强调了预防的重要性。普及健康知识，改变健康观念，积极推动树立每个人是自己健康第一责任人的理念，掌握相关的医学知识，采取综合防治的策略，从而提高社区老年人慢性病的自我管理能力，对改善和提高老年人的生活质量具有积极的作用。

第一节　原发性高血压的保健与护理

一、概述

高血压是以动脉血压持续升高为特征的心血管疾病。根据病因的不同，高血压可分为原发性高血压和继发性高血压，其中原发性高血压通常简称为高血压，占所有高血压患者的 90% 以上，是社区居民中最常见的高血压类型。高血压是最常见的慢性病之一，也是心脑血管疾病最主要的危险因素，其主要并发症如脑卒中、心肌梗死、心力衰竭及慢性肾病等的致残及致死率高，严重消耗医疗和社会资源，给家庭和社会造成沉重负担，已成为我国一项重要的公共卫生问题。

高血压诊断的主要依据是在静息状态下，上臂肱动脉部位血压的测量值。在未用降压药的情况下，非同日 3 次测量，收缩压 ≥ 140mmHg 和（或）舒张压 ≥ 90mmHg，可诊断为高血压。患者既往有高血压病史，现正在服降压药，虽血压 < 140/90mmHg，仍诊断为高血压。根据血压升高水平，又进一步将高血压分为 1 级、2 级和 3 级（表 4 - 1）。

表 4 - 1　高血压水平分类

分类	收缩压/mmHg		舒张压/mmHg
正常血压	< 120	和	< 80
正常高值	120 ~ 139	和（或）	80 ~ 89
高血压	≥140	和（或）	≥90
1 级高血压（轻度）	140 ~ 159	和（或）	90 ~ 99
2 级高血压（中度）	160 ~ 179	和（或）	100 ~ 109
3 级高血压（重度）	≥180	和（或）	≥110
单纯收缩期高血压	≥140	和	< 90

注：当收缩压和舒张压属于不同级别时，以较高的级别作为标准。

高血压患者的诊断和治疗不能只依据血压水平，还必须对患者进行心血管风险评估并分层，即按血压分级和影响预后的因素（包括危险因素、靶器官损伤及并存临床情况），将高血压患者的心血管危险水平分为低危、中危、高危、很高危四层。心血管的危险因素包括年龄 > 55 岁（男）、> 65 岁（女）、吸烟、血脂异常、糖耐量受损和（或）空腹血糖异常、早发心血管病家族史、腹型肥胖、血同型半胱氨酸；靶器官损害包括左心室肥厚、颈动脉内膜增厚或斑块、肾功能受损等；并存的临床情况包括脑血管病、心脏病、肾脏病、外周血管病、视网膜病变、糖尿病。具体分层标准见表 4 - 2。

表 4 - 2　高血压患者心血管风险水平分层

其他危险因素和病史	高血压		
	1 级高血压	2 级高血压	3 级高血压
无其他危险因素	低危	中危	高危
1 ~ 2 个其他危险因素	中危	中危	很高危
≥3 个其他危险因素或靶器官损害	高危	高危	很高危
伴临床疾患	很高危	很高危	很高危

二、病因

原发性高血压的病因较多，主要为遗传易感性和环境因素相互作用的结果。一般认为在比例上，遗传因素约占 40%、环境因素约占 60%。

1. 遗传因素

原发性高血压有明显的家族聚集性，父母均有高血压，子女的发病率高达 46%，约 60% 的患者有高血压家族史。

2. 环境因素

（1）饮食　食盐摄入量与高血压的发生和血压水平呈正相关，但改变钠盐摄入并不能影响所有患者的血压水平，摄盐过多导致血压升高主要见于对盐敏感的人群。另外，有人认为饮食低钾、长期高蛋白质摄入、饮食中饱和脂肪酸摄入过多、饮酒也可能属于升压因素。我国人群叶酸普遍缺乏，导致血浆同型半胱氨酸水平增高，其与高血压发病呈正相关。

（2）精神应激　脑力劳动者高血压患病率超过体力劳动者，从事精神紧张度高的职业和长期在噪声环境中的工作者患高血压的较多。

（3）吸烟　吸烟可使交感神经末梢释放去甲肾上腺素增加，使血压升高；同时，吸烟所引发的氧化应激可通过损害一氧化氮介导的血管舒张而引发血压升高。

（4）其他因素　体重增加是血压升高的重要危险因素，腹型肥胖者容易发生高血压。50% 的睡眠呼吸暂停综合征患者患有高血压，且血压升高程度与疾病病程和严重程度有关。此外，口服避孕药、麻黄碱、肾上腺皮质激素等也可使血压升高。

三、临床表现

1. 症状

原发性高血压通常起病缓慢，早期常无症状，可偶于体格检查时发现血压升高，少数患者则在发生心、脑、肾等并发症后才被发现。高血压患者可有头晕、头痛、颈项僵硬、疲劳、心悸、耳鸣等症状，但并不一定与血压水平成正比，也可出现视物模糊、鼻出血等较重症状。

2. 高血压急症和亚急症

高血压急症指原发性或继发性高血压患者，在某些诱因作用下，血压突然和显著升高（一般超过180/120mmHg），同时伴有进行性心、脑、肾等重要靶器官功能不全的表现。高血压急症包括高血压脑病、颅内出血（脑出血和蛛网膜下腔出血）、脑梗死、急性心力衰竭、急性冠状动脉综合征、主动脉夹层动脉瘤、子痫、急性肾小球肾炎等。少数患者舒张压持续≥130mmHg，伴有头痛，视物模糊，眼底出血、渗出和视乳头水肿，肾脏损害突出，持续蛋白尿、血尿及管型尿，称为恶性高血压。应注意，血压的高低与急性靶器官损害的程度并非成正比，但如不及时将血压控制在合理范围内，会对脏器功能产生严重影响，甚至危及生命。高血压亚急症指血压显著升高但不伴靶器官损害，患者可以有血压明显升高造成的症状，如头痛、胸闷、鼻出血和烦躁不安等。

3. 并发症

高血压患者若血压控制不理想，可出现下列各种急慢性并发症。①脑血管病：包括脑出血、脑血栓形成、腔隙性脑梗死和短暂性脑缺血发作；②心力衰竭和冠心病；③慢性肾衰竭；④主动脉夹层。

四、辅助检查

1. 基本项目

血生化（血钾、空腹血糖、血清总胆固醇、甘油三酯、高密度脂蛋白胆固醇、低密度脂蛋白胆固醇、尿酸和肌酐）、血常规、尿液分析（尿蛋白、尿糖和尿沉渣镜检）、心电图。

2. 推荐项目

24小时动态血压监测、超声心动图、颈动脉超声、餐后2小时血糖、血同型半胱氨酸、尿蛋白定量、眼底、胸片、脉搏波传导速度以及踝臂血压指数等，必要时进行心、脑、肾功能检查。

五、护理要点

1. 环境

提供安静、温度适宜、舒适的环境，避免劳累、情绪激动、精神紧张、环境嘈杂等不良因素导致血压升高。

2. 生活方式

（1）饮食指导 高血压患者饮食宜清淡，低盐、低脂、低糖，宜高维生素、高纤维素、高钙、高钾。高血压饮食疗法最关键的是要减盐，中国营养学会推荐健康成人每日钠盐摄入量不宜超过6g，高血压患者不超过3g（普通啤酒瓶瓶盖去胶垫后一平盖相当于6g）。尽量避免进食高盐食物和调味品，如咸菜、腌菜、腌肉等；利用蔬菜本身的风味来调味，例如将青椒、番茄、洋葱等和味道清淡的食物一起烹煮；利用醋、柠檬汁、苹果汁、番茄汁等各种酸味调味汁来增加食物的味道；采用富钾低钠盐代替普通钠盐。限制总热量，尤其要控制油脂类型和摄入量。减少动物食品和动物油摄入，如动物内脏、肥肉、蟹黄、鱼子、蛋黄等富含饱和脂肪与胆固醇的食品。减少反式脂肪酸摄入，如各类西式糕点、巧克力派、咖啡伴侣、速食食品等。适量补充蛋白质，增加新鲜蔬菜、水果及膳食钙。摄入富含钾、钙、维生素和微量元素的食物，如新鲜蔬菜、水果、土豆、蘑菇等；推荐食用植物油；摄入富含膳食纤维的食物，如燕麦、薯类、粗粮、杂粮等；摄入富含优质蛋白、低脂肪、低胆固醇的食物，如脱脂奶粉、鸡蛋清、鱼类、去皮禽肉、瘦肉、豆制品等。鱼类蛋白是优质蛋白，且鱼油含较多不饱和脂肪酸，应多吃鱼类。

（2）控制体重 最有效的减重措施是控制热量摄入和增加体力活动。在饮食方面，要控制高热量食物（高脂肪食物、含糖饮料及酒类等）的摄入；在运动方面，规律的、中等强度的有氧运动是控制体重的有效方法。

（3）戒烟限酒 强烈建议并督促高血压患者戒烟，必要时指导患者寻求药物辅助戒烟（使用尼古丁替代品等）。所有患者均应控制饮酒量，每日酒精摄入量男性不应超过25g，女性不应超过15g。不提倡高血压患者饮酒，如饮酒，则应少量：白酒、葡萄酒（或米酒）、啤酒的量分别少于50ml/d、100ml/d和300ml/d。

（4）适当进行体育运动 指导患者根据年龄和血压水平选择适宜的运动方式，合理安排运动量。建议每周进行3~5次、每次30分钟的有氧运动，如步行、慢跑、骑车、游泳和跳舞等。中等强度的运动更有效、更安全。可选用以下方法评价中等强度。①主观感觉：运动中心跳加快、微微出汗、自我感觉有点累；②客观表现：运动中呼吸频率加快，可以与人交谈，但是不能唱歌；③步行速度：每分钟 120 步左右；④运动中的心率 = 170 − 年龄；⑤在休息后约 10 分钟内，锻炼所引起的呼吸频率增加明显缓解，心率也恢复到正常或接近正常，否则应考虑运动强度过大。

3. 症状护理

（1）头痛　①减少引起或加重头痛的因素：提供安静、温暖、舒适的环境。头痛时嘱患者卧床休息，抬高床头，改变体位时动作要慢。避免劳累、情绪激动、精神紧张、环境嘈杂等不良因素，可采用放松技术如深呼吸、听音乐等缓解头痛。②遵医嘱应用降压药物治疗。

（2）直立性低血压　①直立性低血压的表现：出现乏力、头晕、出汗、心悸、恶心、呕吐等，在联合用药、服用首剂药物或加量时应特别注意。②预防方法：服药时间可选在平静休息时，服药后继续休息一段时间再下床活动，如在睡前服药，夜间起床排尿时应注意；避免长时间站立，尤其在服药后最初几个小时；改变姿势时，特别是从卧位、坐位起立时动作宜缓慢；避免用过热的水洗澡；不宜大量饮酒。③直立性低血压发生时，应取平卧位，可抬高下肢，以促进下肢血液回流，以利于增加回心血量和脑部供血。

（3）高血压急症　①避免诱因：避免情绪激动、劳累、寒冷刺激和随意增减药量。②病情监测：定期监测血压，一旦发现血压急剧升高、剧烈头痛、呕吐、大汗、视物模糊、面色及神志改变、肢体运动障碍等症状，立即就医。

4. 用药指导

（1）坚持药物治疗，用降压药使血压降至理想水平后，应继续服用维持量，以保持血压相对稳定。对无症状者更应强调。

（2）遵医嘱按时按量服药，不能擅自突然停药，经治疗血压得到满意控制后，可遵医嘱逐渐减少剂量。突然停药可导致血压突然升高，特别是冠心病患者突然停用 β 受体阻断药可诱发心绞痛、心肌梗死等。

5. 家庭血压监测指导

推荐使用合格的上臂式自动血压计测量血压。血压未达标者，建议每天早晚各测量 1 次，每次测量 2 ~ 3 遍，连续 7 天，以后 6 天血压平均值作为医生治疗的参考。血压达标者，建议每周测量 1 天。测血压之前应休息 15～30 分钟，避免饮用咖啡、茶等刺激性饮料，身体保持放松状态，手掌向上平伸，肘部与心脏处于同一水平，上臂外展，与身体呈 45°，手放松勿握拳；袖带的下缘距肘窝 1～2cm，袖带卷扎的松紧度以刚好能插入一指为宜。缠得过紧，测得的血压值偏低，而过松则偏高。袖带的胶管应放在肱动脉搏动点；两次测量的时间间隔不得少于 3 分钟，且最好每次都能定时间、定部位、定体位进行测量。

6. 心理指导

应指导患者调整心态，学会自我心理调节，保持平和乐观的情绪，帮助患者缓解精神压力以及纠正不良的心理状况，有助于控制血压。

7. 定期随访

经治疗后血压达标者，可每 3 个月随访 1 次；血压未达标者，建议每 2～4 周随访 1 次。当出现血压异常波动或有症状时，应随时就诊。

六、预防保健

1. 定期监测血压，发现血压升高或出现头晕、头痛、颈项僵硬、耳鸣、疲劳、心悸等，应立即到医院就诊。

2. 合理膳食。①饮食宜清淡，避免油炸食品，少量多餐，忌暴饮暴食。②限制盐的摄入量，每人每日食盐量应该控制在 6g 以内，这里的食盐量包括烹调用盐及其他食物中所含钠折合成食盐的总量。③多吃含钾、钙丰富的而含钠低的食品，如土豆、茄子、海带、莴笋等；多吃含钙高的食品，如牛奶等。④限制脂肪的摄入，烹调时选用植物油。⑤多吃新鲜蔬菜和水果。

3. 日常生活要有规律，避免过度劳累，保证睡眠充足，戒烟限酒。

4. 坚持锻炼身体，增加体力活动，如散步、打太极拳、跳舞等。

5. 调整情绪，保持心情舒畅和心态平和，避免情绪激动、过度紧张和焦虑。

（刘 华）

第二节 冠心病的保健与护理

一、概述

冠状动脉粥样硬化性心脏病是指由于冠状动脉粥样硬化使管腔狭窄、痉挛或阻塞导致心肌缺血、缺氧或坏死而引发的心脏病，简称冠心病，归属为缺血性心脏病，是动脉粥样硬化导致器官病变的最常见类型。

二、病因

1. 年龄、性别

本病多见于 40 岁以上的人群，49 岁以后发病率明显增加。男性与女性相比，女性发病率较低，但女性在更年期后发病率上升。

2. 血脂异常

脂质代谢异常是动脉粥样硬化最重要的危险因素。总胆固醇、甘油三酯、低密度脂蛋白或者极低密度脂蛋白升高，高密度脂蛋白降低。

3. 高血压

无论收缩压升高还是舒张压升高，均会增加冠心病的发生风险。高血压患者患本病较血压正常者高 3～4 倍。

4. 吸烟

吸烟可造成动脉壁氧含量不足，促进动脉粥样硬化的形成。吸烟者与不吸烟者比较，冠心病的发病率和病死率增高 2～6 倍，且与每天吸烟量以及烟龄长短呈正相关，被动吸烟也是冠心病的危险因素。

5. 糖尿病和糖耐量异常

糖尿病是冠心病发病的高危因素。与无糖尿病患者比较，糖尿病患者心血管疾病风险增加 2～5 倍，且动脉粥样硬化进展迅速。糖耐量异常者也常伴发冠心病。

6. 其他危险因素

肥胖、缺乏锻炼、遗传因素、长期精神紧张等也是冠心病的危险因素。

三、临床表现

在冠状动脉血管狭窄不严重时，多于劳累、情绪激动、精神紧张、饱食、寒冷等出现心绞痛发作，表现为心前区的胸痛和胸闷，有时可放射到左上臂和左肩部。疼痛一般持续 3 ~ 5 分钟，诱因解除或含服硝酸甘油，症状可很快缓解。当诱因再次出现，上述症状可再次发生。如果胸痛发作频繁、持续时间延长、含服药物不能缓解，伴有出汗、恶心、呕吐、乏力、呼吸困难、不能平卧等全身症状时，需警惕可能发生"急性心肌梗死"，需立刻就近就医。

四、实验室检查

1. 心电图

心电图是诊断冠心病最简便和最常用的方法，尤其在患者症状发作时是最重要的检查手段。

2. 心电图负荷试验

对于安静状态下无症状或症状持续时间很短难以捕捉的患者，可以通过运动增加心脏的负荷而诱发心肌缺血。

3. 动态心电图

动态心电图是一种可以长时间连续记录并分析在活动和安静状态下心电图变化的方法。该方法可以观察并记录到患者在日常生活状态下心电图的变化，且无创、方便，患者容易接受。

4. 核素心肌显像

根据病史、心电图检查不能排除心绞痛，以及某些患者不能进行运动负荷试验时可做此项检查。核素心肌显像可以显示缺血区，明确缺血的部位和范围大小。

5. 血液学检查

测定血脂、血糖等可评估是否存在冠心病的危险因素。心肌损伤标志物是急性心肌梗死诊断和鉴别诊断的重要手段之一，目前临床中以心肌肌钙蛋白为主。

6. 冠状动脉造影

冠状动脉造影是诊断冠心病最主要和最可靠的方法，是相对的"金标准"。

五、护理要点

1. 避免诱发因素

过劳、激动、饱餐、寒冷、吸烟、便秘等常是诱发冠心病发作的因素。生活要有规律，避免劳累；保持平和的心态，避免情绪波动；少量多餐，避免暴饮暴食；注意防寒保暖，防止受凉；避免吸烟及吸烟环境；平时注意保持排便通畅，最好使用坐式马桶，排便时切忌过度用力，以免诱发心绞痛。

2. 饮食指导

冠心病患者宜食用低盐、低脂、低胆固醇、适量蛋白质及富含纤维素的清淡饮食。少量多餐，多吃新鲜水果和蔬菜。膳食结构要合理，避免摄入过多的脂肪和大量的甜食，预防肥胖、高脂血症、高血压和糖尿病的发生，超重和肥胖者更应主动减少热量摄入。少食肥肉、动物内脏、鱼子、花生等含油脂多、胆固醇高的食物，不宜食用油炸、煎炒、烧烤类食物。减少钠的摄入，一般每日不超过 6g。摄入蛋白质应适量，每日食物中蛋白质的含量以每千克体重 0.8 ~ 1.0g 为宜，牛奶、酸奶、鱼类和豆制品对防治冠心病有利。适当增加膳食纤维摄入，不仅可以保持大便通畅，还有助于降低血脂。

3. 运动指导

根据冠心病患者的身体情况确定运动的形式，以有氧运动为宜，如散步、骑车、游泳、打太极拳等。运动时以患者主观感觉轻松、睡眠改善、食欲增加、无任何不适为宜，逐步增加活动量。运动过程中出现不适，应立即停止活动。运动时应注意：①运动前后避免情绪激动。②运动前不宜饱餐。③运动要循序渐进，持之以恒，平时不运动者，不要突然从事剧烈的运动。

4. 胸痛护理

（1）减少或避免诱因　保持排便通畅，切忌用力排便。调节饮食，禁烟酒。保持心境平和，改变焦躁易怒、争强好胜的性格等。

（2）休息与活动　心绞痛发作时应立即停止正在进行的活动，就地休息。心肌梗死患者发病 12 小时内应绝对卧床休息，保持环境安静。

（3）饮食 心肌梗死患者起病后 4～12 小时给予流质饮食，随后过渡到低脂、低胆固醇清淡饮食，提倡少量多餐。

（4）心理护理 安慰患者，缓解其紧张不安的情绪，以减少心肌耗氧量。

（5）给氧 鼻导管给氧，保证患者血氧饱和度在 95% 以上。

（6）用药 心绞痛发作时给予舌下含服硝酸甘油，用药后注意观察患者胸痛变化情况，如服药后 3～5 分钟仍不缓解，可重复使用。心肌梗死患者遵医嘱给予吗啡或哌替啶止痛，注意有无呼吸抑制等不良反应。

5. 用药指导

遵医嘱服药，不可擅自增减药量，注意观察药物的不良反应。心绞痛患者外出时随身携带硝酸甘油以备急用。硝酸甘油见光易分解，应放在棕色瓶内并存放于干燥处，以免潮解失效。药瓶开封后每 6 个月更换 1 次药物，以确保疗效。

6. 心理指导

调整心态，减轻精神压力，改变急躁易怒的性格，保持心理平衡。可采取放松技术或与他人交流的方式缓解。要积极配合治疗，家人要给予精神支持，并创造一个良好的身心休养环境。

六、预防保健

1. 合理饮食，进食低盐、低脂、低胆固醇类食物；多食新鲜蔬菜、水果和稻谷；减少食物中盐的摄入，每日食盐量控制在 6g 以下；戒烟限酒；适量饮茶；限制总热量的摄入，控制体重增加。

2. 生活规律，保持足够的睡眠；忌急躁、激动或闷闷不乐；培养多种兴趣爱好。

3. 选择适合的运动方式，如步行、慢跑、打太极拳等。运动量因人而异，循序渐进，持之以恒。适宜的运动不但可以提高机体抵抗力，增加运动耐力，还有利于防治老年慢性疾病，如高血压、高脂血症、糖尿病等。

（刘　华）

第三节　慢性阻塞性肺疾病的保健与护理

一、概述

慢性阻塞性肺疾病（COPD），简称慢阻肺，是一种具有气流受限特征的可以预防和治疗的疾病。气流受限不完全可逆，呈进行性发展。慢阻肺主要累及肺脏，但也可引起全身（或除肺外）的不良效应。肺功能检查对确定气流受限有重要意义。在吸入支气管舒张剂后，第一秒用力呼气量（FEV_1）/用力肺活量（FVC）<70%表明存在持续气流受限。慢阻肺是危害人类健康的常见病、多发病，是致残率和死亡率高的慢性呼吸系统疾病。

二、病因

本病的确切病因尚不清楚，一般认为与慢性支气管炎和阻塞性肺气肿发生有关的因素都可能参与发病。已经发现的危险因素大致可以分为外因（即环境因素）与内因（即个体易患因素）两类。外因包括吸烟、粉尘和化学物质的吸入、空气污染、呼吸道感染及社会经济地位较低（可能与室内和室外空气污染、居室拥挤、营养较差有关）。内因包括遗传因素，气道高反应性，在新生儿期、婴儿期或儿童期由于各种原因导致的肺发育或生长不良。

三、临床表现

1. 咳嗽

慢性咳嗽常为最早出现的症状，随病程发展可终身不愈，常晨间咳嗽明显，夜间有阵咳或排痰。当气道严重阻塞时，通常仅有呼吸困难而不表现出咳嗽。

2. 咳痰

咳痰一般为白色黏液或浆液性泡沫样痰，偶可带血丝，清晨排痰较多。急性发作期痰量增多，可有脓性痰。

3. 呼吸困难

气短或呼吸困难为慢性阻塞性肺疾病的主要症状，早期在劳累时出现，后逐渐加重，以致在日常生活甚至休息时也感到气短。

4. 喘息和胸闷

部分患者特别是重度患者或急性加重时可出现喘息和胸闷。

5. 其他症状

疲乏、消瘦、焦虑等常在慢性阻塞性肺疾病病情严重时出现，但并非慢性阻塞性肺疾病的典型表现。

6. 体征

患者的体征为视诊胸廓前后径增大，肋间隙增宽，剑突下胸骨下角增宽，称为桶状胸。部分患者呼吸变浅、频率增快，严重者可有缩唇呼吸等。触诊双侧语颤减弱。叩诊肺部呈过清音，心浊音界缩小，肺下界和肝浊音界下降。听诊双肺呼吸音减弱，呼气延长，部分患者可闻及湿啰音和（或）干啰音。

四、辅助检查

1. 肺功能检查

肺功能检查是判断气流受限的主要客观指标。第一秒用力呼气量占用力肺活量百分率（FEV_1/FVC）是评价气流受限的一项敏感指标。第一秒用力呼气量占预计值百分率（FEV_1% 预计值）是评估 COPD 严重程度的良好指标，其变异性较小，易于操作。吸入支气管扩张剂后 $FEV_1/FVC < 70\%$ 者，可确定为不完全可逆的气流受限。

2. 胸部 X 线检查

COPD 早期胸片可无变化，以后可出现肺纹理增粗紊乱等非特异性改变，也可出现肺气肿改变。

3. 动脉血气分析

动脉血气分析可确定是否发生低氧血症、高碳酸血症及酸碱平衡紊乱，并有助于提示当前病情的严重程度。

4. 其他检查

慢阻肺急性加重常因微生物感染诱发，当合并细菌感染时，血常规检查白细胞计数增高，中性粒细胞数升高，痰涂片、痰培养可检出病原菌。

五、护理要点

1. 环境与休息

保持病室环境安静舒适、空气清新、温湿度适宜，协助患者采取舒适体位，卧位时可适当抬高床头，缓解呼吸困难。视病情安排适当的活动，以不感到疲劳、不加重症状为宜。

2. 饮食指导

呼吸困难、咳嗽、咳痰可使热量和蛋白质消耗增多，导致营养不良，应摄入足够热量和蛋白质。正餐进食量不足时，应安排少量多餐，避免在餐前和进餐时过多饮水。腹胀患者避免进食产气食物，如汽水、啤酒、豆类、马铃薯和萝卜等；避免食用易引起便秘的食物，如油煎食物、干果、坚果等，以免加重患者呼吸困难的症状。

3. 病情观察

观察咳嗽、咳痰及呼吸困难的程度，监测动脉血气分析和水、电解质、酸碱平衡情况。

4. 保持呼吸道通畅

协助患者清除呼吸道分泌物，保持呼吸道通畅，促进有效排痰。

（1）湿化气道　痰液多且黏稠、难以咳出的患者需多饮水，以达到稀释痰液的目的，也可每天进行雾化吸入。

（2）深呼吸和有效咳嗽　患者尽可能采用坐位，先进行深而慢的腹式呼吸5~6次，然后深吸气至膈肌完全下降，屏气3~5秒，继而缩唇，缓慢地经口将肺内气体呼出，再深吸一口气屏气3~5秒，身体前倾，从胸腔进行2~3次短促有力的咳嗽，咳嗽的同时收缩腹肌，或用手按压上腹部，帮助痰液咳出。也可让患者取俯卧屈膝位，借助膈肌、腹肌收缩，增大腹压，咳出痰液。

（3）胸部叩击排痰　协助患者取坐位或侧卧位；操作者五指并拢呈弓形，用患者能承受的中等强度的腕关节的力量，以40~50次/分的频率，由下至上、由外至内叩击，每次10~15分钟。同时指导患者深呼吸后用力咳痰。咳嗽时嘱患者身体略向前倾，腹肌用力收缩，在深吸气后屏气3~5秒再咳嗽，重复数次。咳嗽后注意观察患者有无缺氧，缺氧则应暂缓咳痰，并予以吸氧。一般采用鼻导管持续低流量吸氧，氧流量为 1 ~ 2L/min，应避免吸入氧浓度过高而引起二氧化碳蓄积。氧疗有效的指标：患者呼吸困难减轻、呼吸频率减慢、发绀减轻、心率减慢、活动耐力增加。密切观察氧疗的效果及不良反应，记录吸氧方式、浓度及时间。

5. 用药指导

遵医嘱应用抗生素、支气管舒张药和祛痰药，注意观察疗效及不良反应。指导患者正确使用雾化吸入器，以保证药物的疗效。糖皮质激素吸入药物治疗全身性不良反应少，少数患者可出现口腔念珠菌感染和声音嘶哑，因此吸药后应及时用清水含漱。口服用药宜在饭后服用，以减少对胃肠道黏膜的刺激。β_2 受体激动药不宜长期、规律、单一、大量使用，因为长期应用可引起 β_2 受体功能下降和气道高反应性，出现耐药。茶碱缓（控）释片有控释材料，不能嚼服，必须整片吞服。

6. 提倡长期家庭氧疗

对慢阻肺伴慢性呼吸衰竭的患者提倡家庭氧疗，长期家庭氧疗是慢阻肺稳定期患者重要的支持治疗，可以明显提高动脉血氧饱和度（SaO_2）和动脉血氧分压（PaO_2），减轻呼吸困难，提高舒适度、运动耐力和生活质量。长期家庭氧疗一般是经鼻导管吸入氧气，氧流量为 1 ~ 2L/min，吸氧持续时间每天 10 ~ 15 小时。应了解氧疗的目的、必要性及注意事项；注意安全，供氧装置周围严禁烟火，防止氧气燃烧爆炸；氧疗装置定期更换、清洁、消毒。

7. 呼吸功能锻炼

病情稳定期可进行呼吸功能锻炼，目前最常用的方法是缩唇呼吸和腹式呼吸。缩唇呼吸：患者闭嘴经鼻吸气，然后通过缩唇（吹口哨样）缓慢呼气，同时收缩腹部。吸气与呼气的时间比值为1:2 或1:3。每日训练2 次，每次 10 ~ 15 分钟。通过缩唇形成的微弱阻力来延长呼气时间，增大气道压力，延缓气道塌陷。腹式呼吸：可取卧位、半卧位或坐位，将两手分别放在前胸部和上腹部，全身肌肉放松，平静呼吸，用鼻缓慢吸气，膈肌最大程度下降，腹部凸出，手感到腹部向上抬起，经口缓慢呼气，腹肌收缩，膈肌松弛，膈肌随腹腔内压增大而上抬，推动肺部气体排出，手感到腹部下降。每日训练2 次，每次 10 ~ 15 分钟。

8. 心理指导

引导患者适应慢阻肺并以积极的心态对待疾病，培养各种兴趣爱好，如听音乐、画画、练书法等，以分散注意力，减少孤独感，缓解焦虑、紧张的精神状态。

六、预防保健

1. 戒烟

吸烟是导致 COPD 的主要危险因素，不祛除病因，单凭药物治疗难以取得良好的疗效。因此阻止 COPD 发生和进展的关键措施是戒烟。

2. 减少职业性粉尘和化学物质吸入

从事接触粉尘职业的人群，如煤矿、金属矿、棉纺织业、化工行业及某些机械加工等工作人员应做好劳动保护。

3. 减少室内空气污染

避免在通风不良的空间燃烧生物燃料，如烧柴做饭、在室内生炉火取暖、被动吸烟等。

4. 防治呼吸道感染

积极预防和治疗上呼吸道感染，包括秋冬季节注射流感疫苗；避免到人群密集的地方；保持居室空气新鲜；发生上呼吸道感染应积极治疗。

5. 加强锻炼

根据自身情况选择适合自己的锻炼方式，如散步、慢跑、游泳、爬楼梯、爬山、打太极拳等。

（刘　华）

第四节　老年肺炎的保健与护理

一、概述

肺炎指终末气道、肺泡和肺间质的炎症，可由多种病因引起，如感染、理化因素、免疫损伤等。肺炎是呼吸系统的常见病，尽管新的强效抗生素和有效的疫苗不断投入临床应用，但其发病率和病死率仍很高，其原因可能在于人口老龄化、病原体的变异、医院获得性肺炎发病率增高、病原学诊断困难和不合理应用抗生素引起细菌耐药性增高。老年肺炎是老年人群中发病率较高的一类疾病，此类患者通常没有典型的呼吸系统症状以及其他典型症状，并且发病之后病情迅速进展，严重影响老年人的身心健康以及生活质量，且此类疾病在发病初期较容易出现漏诊、误诊情况。

二、病因

1. 革兰氏阴性杆菌感染

革兰氏阴性杆菌感染较多见，多为大肠杆菌、克雷白杆菌、绿脓杆菌、流感杆菌等。

2. 呼吸道条件致病菌感染

老年人由于机体抵抗力降低，口咽部常存有真菌、厌氧菌等，可引起肺炎。

3. 混合感染

老年人由于免疫功能低下，常表现为由多种病原体所致的混合感染，如细菌、病毒、真菌、需氧菌、厌氧菌等。

4. 耐药菌增多

由于抗生素的广泛使用，造成致病微生物的基因发生改变而产生耐药，其中以革兰氏阴性杆菌最为突出。

三、临床表现

老年肺炎临床表现不典型，起病隐匿，常无咳嗽、咳痰、发热、胸痛等症状。首发症状常为呼吸急促及呼吸困难。呼吸道症状轻微或缺如，全身中毒症状则较常见，表现为精神萎靡、乏力、食欲不振、恶心呕吐、心率增快、心律失常、谵妄、意识模糊，重者血压下降、昏迷。肺部听诊可闻及湿啰音，或伴有呼吸音减弱及支气管肺泡呼吸音。病程较长，炎症吸收较为缓慢，容易反复发作，预后较差。

四、辅助检查

1. 血液检查

合并细菌感染时，血常规检查白细胞总数可升高或不高，但半数以上可见核左移、C反应蛋白（CRP）升高、血沉加快等。

2. 动脉血气分析

动脉血气分析可出现动脉氧分压下降，若合并慢性阻塞性肺疾病，二氧化碳分压可升高。

3. 胸部 X 线

胸部 X 线片显示肺部呈斑片状模糊致密阴影，密度不均，密集的病变可融合成较大的片状，病变广泛，可累及多个肺叶。

五、护理要点

1. 休息与环境

保持室内空气新鲜，温湿度适宜，注意卧床休息，避免劳累。

2. 饮食护理

饮食宜清淡易消化，含高热量、高蛋白、高维生素的流质或半流质食物，以补充因高热引起的营养物质的消耗。患者发热时注意多饮水（心肾功能正常者），这样有利于痰液的稀释和排出。

3. 病情观察

密切观察患者的神志、呼吸、血压、心率及心律等变化，同时注意监测体温，观察肤色、尿量、痰液情况等。如果患者出现烦躁不安、血压下降、心率加快、尿量减少、四肢厥冷、意识模糊等，可能是发生了感染性休克，应当予以重视，立即进行急救，否则会危及患者的生命。

4. 症状护理

患者发热时可用冰袋冷敷大动脉处，如腋下、腘窝、腹股沟等处，以及戴冰帽、温水擦浴等多种物理降温的方法对患者进行护理。呼吸困难者给予吸氧吸入，及时纠正患者的缺氧状态，使心肺功能得到改善。通过面罩给氧的氧流量设定为 5 ~ 10L/min，通过鼻导管给氧的氧流量设定为 3 ~ 5L/min。对氧浓度以及患者血氧饱和度进行严密监测，结合患者实际情况调整氧流量，以防患者发生氧中毒。指导患者进行有效咳嗽、咳痰的方法，采用胸部叩击排痰的方法促进排痰，必要时给予吸痰处理。

5. 用药指导

遵医嘱给予敏感抗生素，同时注意观察药物不良反应，如氧氟沙星的不良反应为恶心、皮疹等，头孢唑林钠可能会出现发热、皮疹、胃肠道症状等。另外，由于老年肺炎患者心肺功能较差，在输液时应当严格控制滴速，不宜过快，以防加重患者心肺负担，通常控制在 30～40 滴/分。

6. 心理护理

关心、安慰老年人，耐心倾听其诉说，细致解释老年人提出的问题。做好生活护理，使其以积极的心态配合治疗。

六、预防保健

1. 加强室外活动，多晒太阳，呼吸新鲜空气，增加肺活量。适当锻炼身体，增强体质，提高抗病能力。

2. 宜食用营养丰富、易于消化的食物，做到饮食均衡、营养充足。每天要适当多饮水，以利于痰液排出。

3. 尽量少去公共场所或大气污染严重的地方，戒烟。室内应保持通风换气，要根据气温变化合理增减衣物，切勿受凉感冒。

4. 积极治疗慢性病，尤其是呼吸道疾病。长期卧床的老年患者应经常变换体位，拍背排痰，以免发生坠积性肺炎。

5. 定期接种肺炎疫苗。

（刘　华）

第五节　消化性溃疡的保健与护理

一、概述

消化性溃疡指胃肠道黏膜被自身消化而形成的溃疡，可发生于食管、胃、十二指肠、胃－空肠吻合口附近以及含有胃黏膜的梅克尔（Meckel）

憩室。胃溃疡和十二指肠溃疡最为常见。溃疡的黏膜层缺损超过黏膜肌层，不同于糜烂。本病是全球性常见病，可发生于任何年龄。全世界约有10%的人一生中患过此病。临床上十二指肠溃疡较胃溃疡多见，两者之比约为3:1，十二指肠溃疡好发于青壮年，胃溃疡多见于中老年，后者发病高峰较前者约迟10年。男性患病较女性多。秋冬和冬春之交是本病的好发季节。

二、病因

近年来研究表明，幽门螺杆菌感染是消化性溃疡的主要因素；其次，胃酸分泌过多和胃黏膜保护作用减弱等也是引起消化性溃疡的重要因素。胃排空延缓和胆汁反流、胃肠肽的作用、遗传因素、药物因素、环境因素和精神因素等，都和消化性溃疡的发生有关。

三、临床表现

消化性溃疡的临床表现不一，部分患者可无症状，或以出血、穿孔等并发症为首发症状。典型的消化性溃疡有以下临床特征：①慢性过程，病史可达数年至数十年；②周期性发作，发作与缓解相交替，发作期可为数周或数月，缓解期也长短不一，发作常呈季节性，多在秋冬或冬春之交发病，可因精神情绪不良或过劳而诱发；③发作时上腹痛呈节律性疼痛，与进食有关。

1. 腹痛

疼痛部位多位于上腹中部、偏右或偏左。多数患者疼痛有典型的节律性。十二指肠溃疡表现为空腹痛，即餐后2~4小时或（和）午夜痛，进食或服用抗酸剂后可缓解；胃溃疡疼痛多在餐后1小时内出现，经1~2小时后逐渐缓解，至下餐进食后再次出现疼痛，午夜痛也可发生，但较十二指肠溃疡少见。部分患者无上述典型疼痛，而仅表现为无规律性的上腹隐痛不适，也可因并发症而发生疼痛性质及节律的改变。

2. 其他

消化性溃疡除上腹疼痛外，尚可有反酸、嗳气、恶心、呕吐、食欲减退等消化不良症状，也可有失眠、多汗、脉缓等自主神经功能失调的表现。

3. 体征

溃疡活动期可有上腹部固定而局限的轻压痛，十二指肠溃疡压痛点常偏右。缓解期则无明显体征。

四、辅助检查

1. 胃镜及胃黏膜活检

胃镜及胃黏膜活检是确诊消化性溃疡的首选检查方法。

2. X 线钡剂造影检查

X 线钡剂造影检查适用于对胃镜检查有禁忌或不愿接受胃镜检查者。溃疡的 X 线直接征象是龛影，对溃疡诊断有确诊价值。

3. 幽门螺杆菌检测

幽门螺杆菌检测是消化性溃疡的常规检测项目，可通过侵入性（如快速尿素酶测定、组织学检查和幽门螺杆菌培养等）和非侵入性（如尿素呼气试验、粪便幽门螺杆菌抗原检测等）的方法进行检测。其中，尿素呼气试验检测幽门螺杆菌感染的敏感性及特异性均较高，而无须胃镜检查，常作为根除治疗后复查的首选方法。

4. 粪便隐血试验

粪便隐血试验阳性提示溃疡有活动，如胃溃疡患者持续阳性，应怀疑有癌变的可能。

五、护理要点

1. 避免诱发因素

（1）对服用非甾体抗炎药者，若病情允许应停药；若必须用药，可遵医嘱换用对胃黏膜损伤小的非甾体抗炎药，如塞来昔布或罗非昔布。

（2）避免暴饮暴食和进食刺激性饮食，以免加重对胃黏膜的损伤。

（3）对嗜烟酒者，劝其戒除，但应注意突然戒断烟酒可引起焦虑、烦躁，反过来也会刺激胃酸分泌。

2. 饮食护理

（1）规律饮食，定时定量，少量多餐，不宜过饱，细嚼慢咽，避免餐间吃零食，睡前不宜进食。

（2）选择营养丰富、易消化的食物，除并发出血或症状较重外，一般无须规定特殊食谱。症状较重的患者以面食为主，因面食柔软易消化，且其含碱还可有效中和胃酸；不习惯吃面食者则以软米饭或米粥替代。由于蛋白质类食物具有中和胃酸的作用，可适量摄取脱脂牛奶，宜安排在两餐之间饮用，但牛奶中的钙质吸收有刺激胃酸分泌的作用，故不宜多饮。

（3）忌食生、冷、硬、粗纤维多的食物，忌食辛辣刺激性食物，如咖啡、浓茶、辣椒、醋等调味品。饮食宜以清淡、易消化、富有营养的食物为主，如鸡蛋、豆浆、米粥、馒头、面包、面条、鱼类等。鼓励患者进食高维生素饮食，蛋白质和脂肪摄入的量要适当控制。

3. 病情观察

注意观察腹部疼痛的部位、剧烈程度和规律变化，警惕胃穿孔。观察是否伴有呕吐、呕血、便血等症状。如果出现出血、穿孔和幽门梗阻等并发症，应立即就医，使患者顺利度过危险期。

4. 疼痛护理

消化性溃疡常有长期、反复、周期性发作的上腹部疼痛。应积极帮助患者去除加重或诱发疼痛的各种因素，减轻患者的痛苦。指导患者能够缓解疼痛的方法，如十二指肠溃疡表现为空腹痛或夜间痛，指导患者在疼痛前或疼痛时进食碱性食物（如苏打饼干等）或服用抑酸剂，也可采用局部热敷或针灸止痛。

5. 用药指导

消化性溃疡的治疗一般需要较长时间，患者必须坚持长期服药，才能达到最佳疗效。应遵医嘱用药，并注意观察疗效和不良反应，同时注意用药时间，如铋剂宜在三餐前和晚上给药，质子泵抑制剂（如奥美拉唑）宜在早餐前 30 分钟服用，促胃动力药物（如多潘立酮）宜在餐前服用，H_2 受体拮抗药（如西咪替丁）宜在餐中或餐后服用，也可把 1 日的剂量在睡前服用。避免服用对胃黏膜有损害的药物，如阿司匹林和止痛药物等，减少对胃的不良刺激。

6. 心理护理

精神紧张、情绪激动或过分忧虑，可引起自主神经功能紊乱，不利于食物的消化和溃疡的愈合。要及时与患者沟通，解除患者的思想顾虑，使患者保持乐观、愉悦的心情，树立战胜疾病的信心，从而减轻患者的心理负担，促进溃疡愈合。

六、预防保健

1. 幽门螺杆菌是溃疡最重要的病因及诱发因素，幽门螺杆菌主要通过消化道途径传播，常有家族聚集现象，因此，预防幽门螺杆菌感染尤为重要。家中有幽门螺杆菌感染者，建议采取分餐制，并消毒碗筷；饭前、便后洗手；聚餐时，建议使用公筷。

2. 避免劳累，注意减轻精神压力。

3. 养成良好的卫生习惯以及饮食习惯，适当增加体育锻炼，增强体质；忌烟酒，忌暴饮暴食；避免喝浓茶和咖啡，避免食用辛辣、冷、酸等刺激性食物。

4. 避免使用糖皮质激素和非甾体抗炎药，以免损害消化道黏膜。必须使用时要选择饭后服用，并与胃黏膜保护剂或抑酸剂一起服用。

（刘　华）

第六节　胃食管反流病的保健与护理

一、概述

胃食管反流病指胃十二指肠内容物反流入食管引起胃灼热等症状，以及引起咽喉、气管等食管邻近的组织损害。根据有无食管黏膜的糜烂、溃疡，可将胃食管反流病分为反流性食管炎和非糜烂性反流病。胃食管反流病在40~60岁为高峰发病年龄，男女发病无明显差异。

二、病因

胃食管反流病是由多种因素造成的消化道动力障碍性疾病，其主要发病原因是抗反流防御机制减弱和反流物对食管黏膜的攻击作用。

1. 精神心理因素

焦虑、抑郁等导致神经内分泌紊乱，易出现胃蠕动功能紊乱。

2. 饮食因素

食用刺激性的食物，如浓茶、咖啡等易胀气、易产酸的食物，或进食过饱，出现胃脘胀满、压力较大时易反流。

3. 身体因素

肥胖者的腹部脂肪较多，腹腔压力较大易出现食物的反流。

4. 年龄

老年人食管下括约肌松弛，吃饱或躺下时易反流。

三、临床表现

1. 胃灼热和反酸

胃灼热是指胸骨后和剑突下烧灼感，多在餐后 1 小时出现，平卧、弯腰或腹压增高时易发生。反流入口腔的胃内容物常呈酸性，称为反酸。反酸常伴胃灼热，是本病最常见的症状。

2. 吞咽疼痛和吞咽困难

有严重食管炎或食管溃疡时可出现吞咽疼痛，由于酸性反流物刺激食管上皮下的感觉神经末梢所引起。反流物也可刺激机械感受器引起食管痉挛性疼痛，严重时可为剧烈刺痛，向背、腰、肩、颈部放射，酷似心绞痛。由于食管痉挛或功能紊乱，部分患者又可出现吞咽困难，且发生食管狭窄时，吞咽困难持续加重。

3. 其他

反流物刺激咽部黏膜可引起咽喉炎，出现声音嘶哑、咽部不适或异物感。吸入呼吸道可发生咳嗽、哮喘，这种哮喘无季节性，常在夜间发生阵发性咳嗽和气喘。个别患者反复发生吸入性肺炎，甚至出现肺间质纤维化。

四、辅助检查

1. 胃镜检查

胃镜检查是诊断反流性食管炎最准确的方法，并能判断反流性食管炎的严重程度和有无并发症。

2. 24 小时食管 pH 监测

24 小时食管 pH 监测是诊断胃食管反流病的重要检查方法，可提供食管是否存在过度酸反流的客观证据，并了解酸反流的程度及其与症状发生的关系。

3. 食管 X 线钡剂造影检查

食管 X 线钡剂造影检查对诊断反流性食管炎敏感性不高，对不愿接受或不能耐受胃镜检查者可行该检查。

4. 食管滴酸试验

在滴酸过程中，出现胸骨后疼痛或胃灼热的患者为阳性，且多在滴酸的最初 15 分钟内出现。

5. 食管测压

食管测压可测定食管下括约肌的长度和部位、食管下括约肌压、食管下括约肌松弛压、食管体部压及食管上括约肌压等。食管下括约肌压 <6mmHg 易导致反流。

五、护理要点

1. 去除和避免诱发因素

①避免应用降低食管下括约肌压的药物及引起胃排空延迟的药物，如糖皮质激素、抗胆碱能药物、茶碱、地西泮、钙离子拮抗剂等。②避免饭后剧烈运动，避免睡前 2 小时进食，白天进餐后不宜立即卧床，睡眠时将床头抬高 15~20cm，以改善平卧位食管的排空功能。③应避免进食使食管下括约肌压降低的食物，如高脂肪食物、巧克力、咖啡、浓茶等，以高蛋白、低脂肪、无刺激、易消化饮食为宜，少食多餐，戒烟禁酒。④注意减少一切可引起腹压增高的因素，如肥胖、便秘、紧束腰带等。

2. 病情观察

观察患者疼痛的部位、性质、程度、持续时间及伴随症状，及时发现和处理异常情况。

3. 指导并协助患者减轻疼痛

①保持环境安静，减少对患者的不良刺激和心理压力。②嘱患者疼痛时深呼吸，以腹式呼吸为主，减少胸部压力刺激。③舒适体位。④保持情绪稳定。⑤指导患者放松和转移注意力的技巧。

4. 用药指导

遵医嘱应用促胃动力药、抑酸剂。促胃动力药包括多潘立酮（吗丁啉)、西沙比利、莫沙比利等，一般在饭前 30 分钟服用，可使血液中的药物浓度在进食时达到高峰。

5. 心理护理

减轻焦虑、恐惧心理，增加对疾病治疗的信心。

六、预防保健

1. 过度肥胖者会增大腹压而促成反流，所以应避免摄入促进反流的高脂肪食物，减轻体重。

2. 少食多餐，睡前 2 小时内不宜进食，避免夜间胃内容物和胃压减到最低程度，必要时将床头抬高 15～20cm，防止食物反流。

3. 避免在生活中长久增加腹压促进反流，如穿紧身衣及束紧腰带。

4. 应戒烟、戒酒，少食巧克力和咖啡等，避免使食管下括约肌压降低。

5. 平时加强腹肌锻炼有助于防止胃食管反流的发生。

（刘 华）

第七节 肝硬化的保健与护理

一、概述

肝硬化是一种由不同病因引起的慢性进行性弥漫性肝病。病理特点为广泛的肝细胞变性坏死、再生结节形成、纤维组织增生，正常肝小叶结构破坏和假小叶形成。临床早期症状不明显，后期主要表现为肝功能减退和门静脉高压，可有多系统受累，晚期常出现上消化道出血、感染、肝性脑病等严重并发症。

二、病因

1. 病毒性肝炎

病毒性肝炎在我国最常见，占 60%～80%，尤其是慢性乙型、丙型肝炎是引起慢性肝硬化的主要因素。

2. 酒精中毒

长期大量酗酒，是引起肝硬化的因素之一。

3. 营养障碍

长期营养摄入不足或不均衡、慢性疾病导致消化和吸收不良、肥胖或糖尿病等致非酒精性脂肪性肝炎，都可发展为肝硬化。

4. 药物或化学毒物

长期服用双醋酚丁、甲基多巴、异烟肼等药物，或长期接触四氯化碳、磷、砷等化学毒物，可引起中毒性肝炎，最终演变为肝硬化。

5. 循环障碍

慢性充血性心力衰竭、慢性缩窄性心包炎可使肝内长期淤血缺氧，引起肝细胞坏死和纤维化，称淤血性肝硬化，也称为心源性肝硬化。

6. 遗传性和代谢性疾病

由于遗传性或代谢性疾病会导致某些物质或其代谢产物沉积于肝，造成肝损害，并逐渐发展为肝硬化，如肝豆状核变性、遗传性血色素沉积症等。

7. 胆汁淤积

肝外胆管阻塞或肝内胆汁淤积时高浓度的胆红素对肝细胞有损害作用，久之可发生肝硬化。

8. 免疫性疾病

自身免疫性慢性肝炎及累及肝脏的免疫性疾病可进展为肝硬化。

9. 血吸虫病

由于虫卵在汇管区刺激结缔组织增生成为血吸虫病性肝纤维化，可引起显著的门静脉高压，亦称为血吸虫病性肝硬化。

10. 原因不明

部分肝硬化原因不明，称为隐源性肝硬化。

三、临床表现

肝硬化的病程发展通常比较缓慢，起病隐匿。根据是否出现腹水、上消化道出血或肝性脑病等并发症，分为代偿期肝硬化和失代偿期肝硬化。

（一）代偿期肝硬化

代偿期肝硬化早期无症状或症状轻，以乏力、食欲不振、低热为主要表现，可伴有腹胀、恶心、厌油腻、上腹隐痛及腹泻等。症状多呈间歇性，常因劳累或伴发病而出现，经休息或治疗可缓解。肝功能多在正常范围或轻度异常。

（二）失代偿期肝硬化

失代偿期肝硬化主要表现为肝功能减退和门静脉高压所致的全身多系统症状和体征。

1. 肝功能减退

（1）全身症状和体征　一般状况较差，疲倦、乏力、精神不振；营养状况较差，消瘦、面色灰暗黝黑（肝病面容）、皮肤及巩膜黄染、皮肤干枯粗糙、水肿、舌炎、口角炎等。部分患者有不规则发热，常与病情活动或感染有关。

（2）消化系统症状　食欲减退为最常见症状，进食后上腹饱胀，有时伴恶心、呕吐，稍进油腻饮食易引起腹泻。

（3）出血和贫血　常出现鼻出血、牙龈出血、皮肤紫癜和胃肠出血等，女性常有月经过多。由于营养不良（缺铁、叶酸和维生素 B_{12} 等）、肠道吸收障碍、脂肪代谢紊乱、胃肠道失血和脾功能亢进等因素，患者可有不同程度的贫血。

（4）内分泌失调　雌激素增多及雄激素减少，男性患者常有性功能减退、不育、男性乳房发育、毛发脱落等，女性患者可有月经失调、闭经、不孕等。部分患者出现蜘蛛痣，主要分布在面颈部、前胸、肩背和上肢等部位；手掌大小鱼际和指端腹侧部位皮肤发红称为肝掌。肾上腺皮质功能减退，表现为面部和其他暴露部位皮肤色素沉着。因肝脏对胰岛素灭活减少，致糖尿病患病率增加。肝功能严重减退时因肝糖原储备减少，易发生低血糖。

2. 门静脉高压

门静脉高压的三大临床表现为脾大、侧支循环建立和开放、腹水。

（1）脾大　门静脉高压致脾静脉压力增高，脾淤血而肿胀，一般为轻、中度肿大，有时可为巨脾。出现脾功能亢进时，脾对血细胞的破坏增加，使外周血中白细胞、红细胞和血小板减少。

（2）侧支循环的建立和开放　①食管下段和胃底静脉曲张：曲张的静脉破裂出血时出现呕血、黑粪及休克等表现。②腹壁静脉曲张：在脐周和腹壁可见迂曲静脉以脐为中心向上及下腹壁延伸。③痔静脉曲张：曲张静脉破裂时可引起便血。

（3）腹水　是肝功能失代偿期最为显著的临床表现。腹水出现前，常有腹胀，以饭后明显。大量腹水时腹部隆起，腹壁绷紧发亮，患者行动困难，可发生脐疝，膈抬高，出现呼吸困难、心悸，部分患者伴有胸腔积液。

（三）并发症

1. 上消化道出血

上消化道出血是由于食管下段或胃底静脉曲张破裂出血所致，为本病最常见的并发症。常在恶心、呕吐、咳嗽、负重等使腹内压突然升高，或因粗糙食物机械损伤、胃酸反流腐蚀损伤时，引起突然大量的呕血和黑粪，可导致出血性休克或诱发肝性脑病。

2. 感染

由于患者抵抗力低下、门腔静脉侧支循环开放等因素，增加了病原体的入侵繁殖机会，易并发感染，如自发性细菌性腹膜炎、肺炎、胆道感染、尿路感染、革兰氏阴性杆菌败血症等。

3. 肝性脑病

肝性脑病是晚期肝硬化的最严重并发症，也是肝硬化患者最常见的死亡原因，是由于严重肝病或门－体分流引起的、以代谢紊乱为基础的中枢神经系统功能失调的综合征，轻者临床表现仅为轻微智力损害，严重者可表现为意识障碍、行为失常和昏迷。

4. 原发性肝癌

肝硬化患者短期内出现病情迅速恶化、肝脏进行性增大、原因不明的持续性肝区疼痛或发热、腹水增多且为血性等，应考虑并发原发性肝癌。

5. 肝肾综合征

患者肾脏无明显器质性损害，又称功能性肾衰竭，是肝硬化终末期最常见的严重并发症之一。表现为少尿或无尿、氮质血症、稀释性低钠血症和低尿钠。

6. 电解质紊乱和酸碱失衡

患者出现腹水和其他并发症后电解质紊乱趋于明显，常见低钠血症、低钾低氯血症与代谢性碱中毒。

7. 肝肺综合征

严重肝病伴肺血管扩张和低氧血症，临床表现为顽固性低氧血症和呼吸困难。吸氧只能暂时缓解症状，但不能逆转病程。

8. 门静脉血栓形成

若发生门静脉血栓急性完全性梗阻，表现为腹胀、剧烈腹痛、呕血、便血、休克、脾脏迅速增大、腹水加速形成，且常诱发肝性脑病。

四、辅助检查

1. 血常规

肝硬化失代偿期可出现血红蛋白、红细胞、血小板、白细胞计数下降。

2. 尿常规

肝硬化晚期可出现蛋白尿、血尿和管型尿。有黄疸时尿中可出现尿胆红素、尿胆原增加。

3. 肝功能检查

肝硬化代偿期肝功能正常或轻度异常，失代偿期肝功能则多有异常。重症患者血清结合胆红素、总胆红素增高，胆固醇低于正常值。转氨酶轻、中度增高，肝细胞受损时多以谷丙转氨酶增高较显著，但肝细胞严重坏死时谷草转氨酶常高于谷丙转氨酶。血清总蛋白正常、降低或增高，但清蛋白降低、球蛋白增高、清蛋白/球蛋白降低或倒置；在血清蛋白电泳中，清蛋白减少，γ-球蛋白显著增高。凝血酶原时间有不同程度延长。

4. 影像学检查

（1）X线检查　食管－胃底钡剂造影，可见食管－胃底静脉出现虫蚀样或蚯蚓样静脉曲张变化。

（2）B超检查　肝被膜增厚，肝脏表面不光滑，肝实质回声增强，不规则，反射不均，门静脉高压时门脉直径增宽，脾大，腹腔积液。

（3）CT检查　肝脏各叶比例失常、密度降低、呈结节样改变，肝门增宽，脾大，腹腔积液。

5. 内镜检查

内镜检查可确定有无食管－胃底静脉曲张，阳性率较 X 线钡剂造影检查高，尚可了解静脉曲张的程度，并对其出血的风险进行评估。

6. 肝活检

肝穿刺活检可确诊肝硬化。

五、护理要点

1. 休息与体位

平卧位有利于增加肝、肾血流量，改善肝细胞的营养，提高肾小球滤过率，故应多卧床休息。可抬高下肢，以减轻水肿。阴囊水肿者可用托带托起阴囊，以利水肿消退。大量腹水者卧床时可取半卧位，以使膈肌下降，有利于呼吸运动，减轻呼吸困难和心悸。

2. 避免诱发因素

有大量腹水时，应避免使腹内压突然剧增的因素，例如剧烈咳嗽、打喷嚏等，保持大便通畅，避免用力排便。

3. 饮食护理

既保证饮食营养又遵守必要的饮食限制是改善肝功能、延缓病情进展的基本措施。饮食摄入的原则为高热量、高蛋白质、高维生素、易消化饮食，禁饮酒，适当摄入脂肪（动物脂肪不宜过多摄入），并根据病情变化及时调整。有静脉曲张者应食菜泥、肉末、软食，进餐时细嚼慢咽，咽下的食团宜小且外表光滑，切勿混入糠皮、硬屑、鱼刺等坚硬、粗糙的食物，以防损伤曲张的静脉导致出血。蛋白质是肝细胞修复和维持血浆清蛋白正常水平的重要物质基础，应保证其摄入量。蛋白质以豆制品、鸡蛋、牛奶、鱼、鸡肉、瘦猪肉为主。血氨升高时应限制或禁食蛋白质，待病情好转后再逐渐增加摄入量，应选择植物蛋白，例如豆制品，因其含蛋氨酸、芳香氨基酸和产氨氨基酸较少。多食新鲜蔬菜和水果，西红柿、柑橘等富含维生素 C，可保证维生素的摄取。限制钠和水的摄入，有腹水者应限制摄入钠 $500\sim800mg/d$（氯化钠 $1.2\sim2.0g/d$）；进水量在 1000ml/d 以内，如有低钠血症，应限制在 500ml/d 左右。少摄入含高钠食物，如咸肉、酱菜、酱油、罐头食品等。限钠饮食常使患者感到食物淡而无味，可适量添加柠檬汁、食醋等，改善食品的调味，以增进食欲。

4. 病情观察

观察腹水和下肢水肿的消长，准确记录出入量，测量腹围、体重。进食量不足、呕吐、腹泻者，或遵医嘱应用利尿药、放腹水者更应密切观察。监测血清电解质和酸碱度的变化，以及时发现并纠正水、电解质、酸碱平衡紊乱，防止肝性脑病、肝肾综合征的发生。

5. 皮肤护理

肝硬化患者常伴有水肿、皮肤干燥、瘙痒、机体抵抗力下降，因此，要注意皮肤的护理。每天可用温水擦浴，水温不能过高，不得用力搓拭，避免使用刺激性的药皂等；衣服宜柔软、宽松；床铺要平整、洁净，定时更换体位，以防局部组织长期受压、皮肤损伤，发生压疮或感染；皮肤瘙痒时勿搔抓，可涂抹止痒剂，以免皮肤破损和继发感染。

6. 用药指导

使用利尿药时应特别注意维持水、电解质和酸碱平衡。利尿速度不宜过快，每天体重减轻一般不超过 0.5kg，有下肢水肿者每天体重减轻不超过 1kg；避免使用损害肝脏的药物。

7. 心理护理

肝硬化为慢性病理过程，随着病情发展而加重，患者逐渐丧失工作能力，长期治病导致家庭生活、经济负担沉重，可使患者出现各种心理问题，如焦虑、抑郁、易怒、悲观等。因此应安慰患者，减轻患者的心理负担，树立战胜疾病的信心。

六、预防保健

1. 通过注射疫苗、避免病毒传播的高危行为和早期筛查，可预防并早期发现肝炎病毒感染。

2. 生活中应限制饮酒或不饮酒，酒精滥用是引发肝硬化的重要原因。

3. 养成良好的睡眠习惯。中医学认为，肝脏通常在晚上进行排毒代谢。晚上 11 点是肝脏开始排毒代谢的时间，此时人体如果还未进入睡眠，肝脏就不能进行排毒，毒素就会积聚于体内，最后导致肝细胞的损伤甚至癌变，因此切忌熬夜。

4. 保证营养充足。长期营养不足容易导致抵抗力下降，各种病菌就会入侵，容易导致肝病的发生。应保证营养充足，避免三高饮食，即高盐、高脂肪、高糖饮食，多吃绿色蔬菜和水果有助于提高免疫力，防止肝病的发生。

5. 保持健康体重。过多的脂肪会损伤肝脏，通过适当的运动、合理的饮食来保持健康的体重非常重要。

6. 遵医嘱用药，避免应用肝毒性药物，以防引起肝脏损害。

（刘　华）

第八节　慢性肾衰竭的保健与护理

一、概述

慢性肾衰竭是指各种原因造成慢性进行性肾实质损害，致使肾脏明显萎缩，不能维持基本功能，临床出现以代谢产物潴留，水、电解质、酸碱平衡失调，全身各系统受累为主要表现的临床综合征。

二、病因

1. 原发性肾脏疾病，如肾小球肾炎、慢性肾盂肾炎等，其中慢性肾小球肾炎为最常见病因。

2. 继发于全身疾病的肾脏病变，如高血压肾小动脉硬化症、系统性红斑狼疮、过敏性紫癜、糖尿病等引起的肾损害最后均可导致慢性肾衰竭。

3. 慢性尿路梗阻，如结石、前列腺增生等。

4. 先天性疾病，如多囊肾、遗传性肾炎、肾发育不良等均可导致肾衰竭。

我国以慢性肾小球肾炎、梗阻性肾病、糖尿病肾病、高血压、肾小动脉硬化症等较多见。

三、临床表现

慢性肾脏病起病缓慢，早期常无明显临床症状或仅有乏力、夜尿增多等症状。当发展至残余肾单位无法代偿满足机体需求时，才会出现明显症状。尿毒症时出现全身多个系统功能紊乱。

1. 水、电解质和酸碱平衡紊乱

可出现水、钠潴留或脱水、低钠血症、高钾或低钾血症、高磷血症、低钙血症、高镁血症、代谢性酸中毒等。

2. 糖、脂肪、蛋白质代谢障碍

可表现为糖耐量降低、低血糖、高甘油三酯血症、高胆固醇血症，以及蛋白质合成减少、分解增加及负氮平衡。

3. 各系统症状体征

（1）消化系统 食欲不振是最早、最常见的表现，还可表现为恶心、呕吐、腹胀、舌及口腔溃疡、口腔有氨臭味，严重时可出现上消化道出血。

（2）血液系统 贫血是尿毒症患者必有的症状。贫血程度与尿毒症（肾功能）程度相一致，促红细胞生成素（EPO）减少为主要原因。出血倾向可表现为皮肤、黏膜出血等。白细胞数减少，趋化、吞噬和杀菌能力减弱，易发生感染，透析后可改善。

（3）心血管系统 心血管系统病变是慢性肾衰竭最常见的死因。大部分患者（80%以上）有不同程度高血压，可引起动脉硬化、左心室肥大、心力衰竭。可出现心力衰竭，由水钠潴留、高血压、尿毒症性心肌病等所致。可出现心包炎，心包积液多为血性，一般为晚期的表现。动脉粥样硬化和血管钙化进展迅速，冠状动脉、脑动脉、全身周围动脉均可发生，主要由高脂血症和高血压所致。

（4）神经、肌肉系统 神经系统异常包括中枢和周围神经病变。中枢神经系统异常称为尿毒症脑病，早期表现为疲乏、失眠、注意力不集中等，后期可出现性格改变、抑郁、记忆力下降、计算和定向力障碍、幻觉甚至昏迷等。周围神经病变以肢端袜套样分布的感觉丧失最常见，也可出现肢体麻木、下肢疼痛、深反射减弱或消失。尿毒症时可出现肌肉震颤、痉挛、肌无力和肌萎缩等。

（5）肾性骨病 肾性骨病的发生与活性维生素 D_3 缺乏、继发性甲状旁腺功能亢进等因素有关，包括纤维囊性骨炎、骨软化症、骨质疏松症及骨硬化症。临床表现为自发性骨折、骨痛、行走不便等。

（6）呼吸系统 患者存在代谢性酸中毒时呼吸深而长，尿毒症毒素在体内潴留可引起尿毒症性支气管炎、肺炎、胸膜炎等。

（7）皮肤改变 皮肤瘙痒是常见的症状。面色较深而萎黄，轻度水肿，呈"尿毒症"面容，与贫血、尿素霜沉积有关。

（8）内分泌功能失调 肾脏本身内分泌功能紊乱，如 1，25（OH）$_2$ 维生素 D_3 生成不足导致肾性骨病，红细胞生成素不足导致肾性贫血，肾内肾素－血管紧张素 Ⅱ 过多出现血压升高。可出现外周内分泌腺功能紊乱，大多数患者均有继发性甲状旁腺功能亢进（血甲状旁腺激素升高）。部分患者可有性腺功能减退，女性表现为闭经、不孕，男性表现为阳痿、不育等。

4. 并发严重感染

易合并感染，以肺部感染多见。

四、辅助检查

1. 尿常规

常见蛋白尿，尿沉渣检查中可见红细胞、白细胞、颗粒管型和蜡样管型。尿比重或尿渗透压下降或等渗尿。

2. 血常规

红细胞计数下降，网织红细胞计数减少，血红蛋白浓度降低，白细胞计数可升高或降低。

3. 肾功能检查

肾功能降低，血肌酐、血尿素氮水平升高，肌酐清除率降低。

4. 血生化检查

血浆清蛋白降低，血钙降低，血磷升高，甲状旁腺激素水平升高，血钾和血钠可升高或降低，可有代谢性酸中毒等。

5. 其他检查

可有出凝血功能障碍，出血时间延长；缺铁时血清铁水平偏低。

6. 影像学检查

慢性肾衰竭早期 B 超显示肾脏大小正常，回声增多且不均匀；晚期显示皮质变薄、皮髓质分界不清、双肾缩小等。

五、护理要点

1. 休息与活动

患者应卧床休息，避免过度劳累。能起床活动的患者，则应鼓励其适当活动，如室内散步、在力所能及的情况下自理生活等，但应避免劳累和受凉。活动时以不出现心慌、气喘、疲乏为宜。一旦有不适症状，应暂停活动。贫血严重时应卧床休息，并告诉患者坐起、下床时动作宜缓慢，以免发生头晕。有出血倾向者活动时应注意安全，避免皮肤、黏膜受损。

2. 饮食护理

饮食治疗在慢性肾衰竭的治疗中具有重要意义，因为合理的膳食搭配不仅能减少体内氮代谢产物的积聚及体内蛋白质的分解，维持氮平衡，还能在维持营养、增强机体抵抗力、延缓病情发展等方面发挥重要作用。饮食原则为优质低蛋白、充足热量、低盐、低钾、低磷饮食。适当增加活动量，用餐前后清洁口腔，提供整洁、舒适的进食环境，提供色、香、味俱全的食物，烹调时可加用番茄汁、柠檬汁等调味以增强患者食欲，注意少量多餐。

（1）蛋白质　慢性肾衰竭患者应限制蛋白质的摄入，且饮食中 50% 以上的蛋白质为优质蛋白，如鸡蛋、牛奶、瘦肉、鱼等。低蛋白饮食的主要作用是延缓肾损害，当然不是越低越好，在满足机体需要的同时低蛋白饮食，若过低会导致营养不良、免疫力下降。具体摄入量应根据肾小球滤过率（GFR）来调整。①非糖尿病肾病患者，当 $GFR \geqslant 60ml/(min \cdot 1.73m^2)$ 时，蛋白质摄入量为 $0.8g/(kg \cdot d)$；当 $GFR < 60ml/(min \cdot 1.73m^2)$ 时，蛋白质摄入量为 $0.6g/(kg \cdot d)$；当 $GFR < 25ml/(min \cdot 1.73m^2)$ 时，蛋白质摄入量为 $0.4g/(kg \cdot d)$。②糖尿病肾病患者，从出现蛋白尿起，蛋白质摄入量应控制在 $0.8g/(kg \cdot d)$；当出现 GFR 下降后，蛋白质摄入量减至 $0.6g/(kg \cdot d)$。

（2）热量　供给足够的热量，以减少体内蛋白质的消耗。一般每天供应的热量为 126～147kJ/kg（30～35kcal/kg），摄入热量的 70% 由碳水化合物供给，可选用热量高蛋白质含量低的食物，如麦淀粉、藕粉、薯类等。

（3）其他 ①低盐：一般每天食盐摄入不超过 6g，水肿、高血压、少尿者需限制食盐摄入量，每天不超过 3g。②液体：液体入量包括饮食、饮水、服药、输液等以各种形式或途径进入体内的水分。液体入量视水肿程度及尿量而定。若每天尿量达 1000ml 以上，一般不需严格限水，但不可过多饮水。若每天尿量小于 500ml 或有严重水肿者需限制水的摄入，每天液体入量不应超过前一天 24 小时尿量加上不显性失水量（约 500ml）。③低钾：出现高钾血症或者每天尿量 <1000ml 时，需限制饮食中钾的摄入，含钾丰富的食物包括香蕉、苹果、橘子等，蔬菜经沸水煮后沥出可有效减少钾的含量。④低磷：低磷饮食，每天磷摄入量应 <600mg。⑤补充水溶性维生素，如维生素 C、维生素 B_6、叶酸等。⑥补充矿物质和微量元素，如铁、锌等。

3. 观察病情

观察有无消化不良、恶心、呕吐、消化道出血、贫血及出血倾向。注意监测血压、心率。观察有无电解质紊乱表现，如低血钾可致肌无力、肠胀气；高血钾可致心率缓慢、传导阻滞，严重时可引起心脏停搏。监测体重、尿量变化，必要时记录 24 小时的液体入量和尿量。

4. 皮肤及口腔护理

应用中性肥皂和沐浴液进行皮肤清洁，洗后涂上润肤剂，以避免皮肤干燥瘙痒。指导患者勤修剪指甲，以防皮肤瘙痒时抓破皮肤，造成感染，必要时遵医嘱给予抗组胺类药物和止痒剂，如口服氯雷他定或外涂炉甘石洗剂等。尿毒症患者口中常有尿臭味，且易发生牙龈肿胀、口腔炎，进食后必须漱口，防止口腔及咽部感染。水肿患者应注意衣着柔软、宽松。长期卧床者，应嘱其经常变换体位，防止发生压疮；年老体弱者，可协助其翻身或用软垫支撑受压部位。水肿患者皮肤菲薄，易发生破损，故需协助患者做好全身皮肤的清洁，清洗时勿过分用力，避免损伤。

5. 预防感染

房间定期通风并进行空气消毒，注意有无留置静脉导管和留置尿管等部位的感染；做好口腔护理及保持会阴部皮肤清洁卫生；卧床患者应定期翻身，指导有效咳痰，预防坠积性肺炎的发生；应尽量避免去人群聚集的公共场所；接受血液透析的患者，可进行乙肝疫苗接种，预防乙肝病毒感染。

6. 用药指导

当蛋白质摄入低于 0.6g/（kg·d）时，应补充必需氨基酸或 α-酮酸。必需氨基酸有口服制剂和静脉注射剂，成人用量为 0.1~0.2g/（kg·d），能口服者以口服为宜。α-酮酸用量为 0.1~0.2g/（kg·d），口服。高钙血症者慎用，需定期监测血钙浓度。遵医嘱应用对肾无毒性或毒性低的抗生素，并观察药物的疗效和不良反应。

7. 心理护理

慢性肾衰竭患者由于长期患病而失去安全感和治疗信心，后期需用透析疗法或肾移植维持生命，思想负担极重，应鼓励患者参加力所能及的社会活动，帮助患者适应特殊治疗要求，提高自我护理能力。

六、预防保健

1. 患有糖尿病、高血压等慢性病及有肾病病史的高危人群需定期体检，科学管理疾病，注意控制血糖、血脂和血压。

2. 遵医嘱用药，避免使用肾毒性药物，如止痛剂、氨基糖苷类抗生素等。

3. 健康饮食，切忌暴饮暴食；食物种类多样化，保证营养均衡；避免食用油炸、油煎、油焖、糖醋、腌制、酱汁等高油、高糖、高盐食品；烹调方式尽量选择煮、蒸、炖、烩等少油方式。

4. 坚持每天进行适当的体育锻炼，控制体重，避免肥胖，提高机体抵抗力，避免感冒。

5. 适当多饮水，不憋尿，预防尿路感染及尿道结石。

6. 作息规律，不熬夜，每天保证充足睡眠，让肾脏得到充分休息，有助于减轻肾脏负担。

7. 每年定期检查尿常规、肾功能和肾脏 B 超。对肾脏疾病应早发现、早治疗。

（刘 华）

第九节 糖尿病的保健与护理

一、概述

糖尿病是由遗传和环境因素相互作用引起的一组以慢性高血糖为特征的代谢异常综合征，因胰岛素分泌和（或）作用缺陷而引起碳水化合物、蛋白质、脂肪、水和电解质紊乱。随着病程的延长，可出现心、脑、肾、视网膜等多脏器损害，病情恶化时可出现酮症酸中毒、高血糖高渗状态等急性并发症。

糖尿病的临床诊断依据静脉血葡萄糖检测结果。目前国际通用的诊断标准和分类是世界卫生组织（WHO）（1999年）标准。糖代谢状态分类标准、糖尿病的诊断标准见表4-3、4-4。

表4-3　糖代谢状态分类标准

糖代谢分类	静脉血浆葡萄糖／（mmol/L）	
	空腹血糖（FPG）	糖负荷后2小时血糖（2hPPG）
正常血糖（NGR）	<6.1	<7.8
空腹血糖受损（IFG）	6.1～7.0	<7.8
糖耐量减低（IGT）	<7.0	7.8～11.1
糖尿病（DM）	≥7.0	≥11.1

注：IFG和IGT统称为糖调节受损（IGR，即糖尿病前期）。

表4-4　糖尿病的诊断标准

诊断标准	静脉血浆葡萄糖／（mmol/L）
（1）典型糖尿病症状加随机血糖或	≥11.1
（2）空腹血糖检测或	≥7.0
（3）葡萄糖负荷后2小时血糖	≥11.1

注：空腹状态指至少8小时未进食热量；随机血糖指不考虑上次用餐时间，一天中任意时间的血糖，不能用以诊断空腹血糖异常或糖耐量异常。

二、病因

糖尿病的病因至今尚未完全阐明。不同类型的糖尿病病因不同，即使在同一类型中也存在差异。引起糖尿病的病因可归纳为遗传因素和环境因素两大类。

1. 遗传因素

1型或2型糖尿病均存在明显的遗传异质性。糖尿病存在家族发病倾向，1/4~1/2的患者有糖尿病家族史。1型糖尿病遗传涉及多个基因，其中以人类白细胞抗原基因为最主要的影响因素。在2型糖尿病中已发现多种明确的基因突变，如胰岛素基因、胰岛素受体基因、葡萄糖激酶基因、线粒体基因等。

2. 环境因素

1型糖尿病患者感染某些病毒如柯萨奇病毒、风疹病毒、腮腺炎病毒等后可启动自身免疫反应，导致胰岛 β 细胞破坏。进食过多、体力活动不足导致的肥胖是2型糖尿病最主要的因素，使具有2型糖尿病遗传易感性的个体容易发病。

三、临床表现

1型糖尿病发病年龄通常小于30岁，起病迅速，有中度至重度的临床症状，体重明显减轻或体形消瘦，常有自发酮症。多数患者起病初期都需要胰岛素治疗。2型糖尿病可发生于任何年龄，多见于40岁以上人群，但近年来发病趋向低龄化，多数起病隐匿，症状相对较轻，半数以上患者可长期无任何症状，常在体检时发现高血糖。随着病程进展，可出现各种急、慢性并发症，通常还有肥胖、血脂异常、高血压等代谢综合征表现。

（一）代谢紊乱症状群

1. 多尿、多饮、多食和体重减轻

由于血糖升高引起渗透性利尿导致尿量增多；多尿导致失水，患者口渴而多饮；由于机体不能利用葡萄糖，且蛋白质和脂肪消耗增加，可引起消瘦、疲乏、体重减轻；为补充糖分，维持机体活动，患者常易饥多食。

故糖尿病的临床表现常被描述为"三多一少"（多尿、多饮、多食和体重减轻），常见于 1 型糖尿病患者。

2. 皮肤瘙痒

由于高血糖及末梢神经病变导致皮肤干燥和感觉异常，患者常有皮肤瘙痒。女性患者可因尿糖刺激局部皮肤，出现外阴瘙痒。

3. 其他症状

四肢酸痛及麻木、腰痛、性欲减退、阳痿不育、月经失调、便秘、视物模糊等。

（二）并发症

1. 糖尿病急性并发症

（1）糖尿病酮症酸中毒　1 型糖尿病患者有自发糖尿病酮症酸中毒倾向；2 型糖尿病患者在一定诱因作用下也可发生，常见的诱因有急性感染、胰岛素不适当减量或突然中断治疗、饮食不当、胃肠疾病、脑卒中、心肌梗死、创伤、手术、妊娠、分娩、精神刺激等。早期主要表现为乏力和"三多一少"症状加重，随后出现食欲减退、恶心、呕吐，常伴头痛、嗜睡、烦躁、呼吸深快且有烂苹果味。随着病情进一步发展，出现严重失水，表现为尿量减少、皮肤弹性差、眼球下陷、脉搏细速、血压下降、四肢厥冷，甚至昏迷。少数患者表现为腹痛，酷似急腹症，易被误诊。

（2）高渗高血糖综合征　常见诱因包括急性感染、外伤、手术、脑血管意外等应激状态，使用糖皮质激素、利尿药、甘露醇等药物，水摄入不足或失水，透析治疗，静脉高营养，等。少数患者因病程早期误诊而输入大量葡萄糖液或因口渴大量饮用含糖饮料而诱发或使病情恶化。起病缓慢，最初表现为多尿、多饮，但多食不明显或反而食欲减退。随病程进展，逐渐出现严重脱水和神经精神症状，患者表现为反应迟钝、烦躁或淡漠、嗜睡、定向力障碍、偏瘫等，易被误诊为中风。晚期逐渐陷入昏迷、抽搐、尿少甚至尿闭，无酸中毒样深大呼吸。失水严重，神经精神症状突出。

（3）糖尿病乳酸酸中毒　发病率较低，但病死率很高。大多发生于伴有肝、肾功能不全或慢性心肺功能不全等缺氧性疾病的患者，也常见于服用苯乙双胍者。表现为疲乏无力、厌食、恶心或呕吐、呼吸深大、嗜睡等，酸中毒表现明显。血、尿酮体不升高，血乳酸水平升高。

2. 感染

糖尿病患者代谢紊乱，导致机体抵抗力下降，因而极易感染，且常较严重。糖尿病并发的感染常导致难以控制的高血糖，而高血糖可进一步加重感染，形成一个恶性循环。泌尿系统感染最常见，如肾盂肾炎和膀胱炎，尤其见于女性患者，常反复发作，可转变为慢性肾盂肾炎。真菌性阴道炎也常见于女性患者。糖尿病患者是肺炎球菌感染的高风险人群，合并肺结核的发生率也显著增高。疖、痈等皮肤化脓性感染多见，可导致败血症或脓毒血症。足癣、体癣等皮肤真菌感染也较常见。牙周炎的发生率也增加，易导致牙齿松动。

3. 糖尿病慢性并发症

糖尿病慢性并发症的发生与很多因素相关，包括遗传、年龄、性别、血糖控制水平、糖尿病病程以及其他心血管危险因素等，常累及全身各重要器官。

（1）糖尿病大血管病变　糖尿病大血管病变是糖尿病最严重和突出的并发症，主要表现为动脉粥样硬化，侵犯主动脉、冠状动脉、脑动脉、下肢动脉等，引起冠心病、缺血性脑血管病、高血压、下肢血管病变等。糖尿病下肢血管病变主要是指下肢动脉病变，大多数无症状，足部动脉搏动明显减弱或消失，后期部分患者可出现缺血性静息痛，仅有 10% ~ 20% 的患者有间歇性跛行表现。

（2）糖尿病微血管病变　糖尿病微血管病变与糖尿病病程长、血糖控制不良、高血压、血脂异常、吸烟、胰岛素抵抗、遗传等因素有关。病变可累及全身各组织器官，主要表现在视网膜、肾脏，常见于糖尿病病史超过 10 年者。糖尿病患者中有 40% ~ 60% 会发生糖尿病肾病，是 1 型糖尿病的主要死因，在 2 型糖尿病中的严重性仅次于心脑血管疾病。糖尿病视网膜病变是糖尿病患者失明的主要原因之一，除视网膜病变外，糖尿病还可引起黄斑病、白内障、青光眼、屈光改变、缺血性视神经病变等。糖尿病心脏微血管病变和心肌代谢紊乱可引起心肌广泛坏死，称糖尿病心肌病，可诱发心律失常、心力衰竭等。

（3）糖尿病神经病变　糖尿病神经病变常累及周围神经，糖尿病周围神经病变最常见的类型是远端对称性多发性神经病变，典型表现呈手套或袜套样对称分布，下肢较上肢严重。患者常先出现肢端感觉异常（麻木、烧灼、针刺感或踩棉花感），有时伴痛觉过敏；随后有肢体疼痛，呈隐痛、刺痛，夜间及寒冷季节加重；后期感觉丧失，累及运动神经，可有手足小肌群萎缩，出现感觉性共济失调及神经性关节病等。糖尿病自主神经病变也较常见，可累及心血管、消化、呼吸、泌尿生殖等系统，表现为直立性低血压、晕厥、无痛性心肌梗死、吞咽困难、呃逆、上腹饱胀、胃排空延迟、腹泻或便秘、尿潴留、尿失禁、阳痿、月经紊乱等，还可出现体温调节异常和出汗，以及对低血糖不能正常感知等。

（4）糖尿病足　糖尿病足是指与下肢远端神经异常和不同程度的周围血管病变相关的足部感染、溃疡和（或）深层组织破坏，是糖尿病最严重的慢性并发症之一，重者可导致截肢。常见诱因有搔抓趾间或足部皮肤而致皮肤溃破、水疱破裂、烫伤、碰撞伤、修脚损伤及新鞋磨破伤等。轻者主要临床表现为足部畸形、皮肤干燥和发凉、酸麻、疼痛等，重者可出现足部溃疡与坏疽。

（三）低血糖症

对于非糖尿病患者来说，低血糖的诊断标准为血糖低于2.8mmol/L，而糖尿病患者只要血糖水平≤3.9mmol/L就属于低血糖范畴。出现低血糖的诱因常为使用外源性胰岛素或胰岛素促泌剂；未按时进食或进食过少；运动量增加；酒精摄入，尤其是空腹饮酒；胰岛素瘤等疾病；胃肠外营养治疗等。临床表现具有发作性，发作时间、频率随病因不同而异，与血糖水平以及血糖下降速度有关。具体可分为两类。①交感神经兴奋：多有肌肉颤抖、心悸、出汗、饥饿感、软弱无力、紧张、焦虑、流涎、面色苍白、心率加快、四肢冰冷等。老年糖尿病患者由于常有自主神经功能紊乱而掩盖交感神经兴奋表现，导致症状不明显，特别应注意观察夜间低血糖症状的发生。②中枢神经症状：初期为精神不集中、思维和语言迟钝、头晕、嗜睡、视物不清、步态不稳，后期可有幻觉、躁动、易怒、性格改变、认知障碍，严重时发生抽搐、昏迷。

四、辅助检查

1. 血糖测定

血糖测定的方法有静脉血浆葡萄糖测定、毛细血管血葡萄糖测定和 24 小时动态血糖测定 3 种。前者用于诊断糖尿病，后两种仅用于糖尿病的监测。24 小时动态血糖测定是指通过葡萄糖感应器监测皮下组织间液的葡萄糖浓度而反映血糖水平的监测技术，可以提供全面、连续、可靠的全天血糖信息，了解血糖波动的趋势，发现不易被传统监测方法所测得的高血糖和低血糖。常规监测血糖为毛细血管血葡萄糖的测定。

2. 葡萄糖耐量试验

当血糖值高于正常范围而又未达到糖尿病诊断标准或疑有糖尿病倾向者，需进行口服葡萄糖耐量试验。

3. 糖化血红蛋白（HbA1c）

测定 HbA1c 可反映取血前 8～12 周血糖的平均水平，而常规血糖测定只反映瞬时血糖值，因此 HbA1c 成为糖尿病病情控制的监测指标之一。

4. 胰岛 β 细胞功能检查

胰岛 β 细胞功能检查主要包括胰岛素释放试验和 C 肽释放试验，主要用于评价基础和葡萄糖介导的胰岛素释放功能。

5. 血脂检查

血脂检查可有高甘油三酯、高胆固醇、低密度脂蛋白胆固醇偏高。

6. 抗体测定

1 型糖尿病可出现谷氨酸脱羧酶抗体、胰岛细胞抗体及胰岛素抗体等。

五、护理要点

1. 饮食指导

（1）制订总热量　根据患者的年龄、性别、身高、体重、体力活动量、病情等综合因素来确定。首先要算出患者的标准体重，可参照公式计算：标准体重（kg）＝身高（cm）－105；再依据每个人日常体力活动情况来估算出每千克标准体重所需热量。儿童、青春期、哺乳期、营养不良、消瘦以及有慢性消耗性疾病者应酌情增加总热量；肥胖者要严格限制总热量和脂肪含量（表4-5）。

表4-5　成人糖尿病患者每天每千克标准体重所需热量

单位：kJ/（kg·d）

劳动强度	消瘦	正常	肥胖
轻体力劳动	147〔35kcal/（kg·d）〕	126〔30kcal/（kg·d）〕	84 ~ 105〔20 ~ 25kcal/（kg·d）〕
中体力劳动	159〔38kcal/（kg·d）〕	147〔35kcal/（kg·d）〕	126〔30kcal/（kg·d）〕
重体力劳动	159 ~ 209〔38 ~ 50kcal/（kg·d）〕	159〔38kcal/（kg·d）〕	147〔35kcal/（kg·d）〕

（2）食物组成和分配　糖尿病患者的饮食原则为高碳水化合物、低脂肪、适量蛋白质和高纤维素的膳食。碳水化合物应占糖尿病患者膳食总热量中的50% ~ 60%，是热量的主要来源。提倡食用粗制米、面和一定量的杂粮。蛋白质的摄入量占膳食总热量的10% ~ 15%，蛋白质的需要量成人每千克标准体重约1g。儿童、孕妇、哺乳期妇女、营养不良、消瘦、有消耗性疾病者宜增加至每千克体重1.5 ~ 2g。糖尿病肾病者应限制蛋白质摄入量为0.8g/（kg·d），若已有肾功能不全，应摄入优质蛋白质，摄入量应减至0.6g/（kg·d）。脂肪的摄入量不超过饮食总热量的30%，动物脂肪主要含饱和脂肪酸，植物油中含不饱和脂肪酸多，糖尿病患者易患动脉粥样硬化，应以植物油为主。饮食应定时定量，病情稳定者可按每天三餐1/5、2/5、2/5或各按1/3分配；病情不稳定者，应少量多餐，从3次正餐中匀出25 ~ 50g主食作为加餐用。每日的食盐摄入量应不超过6g，严格限制各种甜食，如糖果、点心、饼干、水果、含糖饮料等。对于血糖控制良好者，可在两餐间加食水果，如苹果、橙子、梨等。应增加膳食纤维的摄入，如豆类、富含纤维的谷物类（每份食物≥5g纤维）、蔬菜和全麦食物均为膳食纤维的良好来源。

2. 运动指导

运动的方式、强度、时间应根据患者的总体健康状况来定，推荐糖尿病患者的运动方式是低至中等强度的有氧运动，如散步、快步走、健美操、跳舞、打太极拳、游泳等。合适的运动强度为靶心率=〔220-年龄（岁）〕×

（60%～80%）。运动时间一般为40分钟，包括准备活动、运动训练和放松活动三部分，其中达到靶心率的运动训练时间为20～30分钟，餐后30分钟至1小时开始运动为宜。运动频率为每天1次或每周3～4次，肥胖患者可根据身体状况适当增加活动次数，应注意坚持循序渐进、量力而行和持之以恒的原则。

3. 糖尿病足的预防及护理

（1）每天检查足部 注意观察足部有无颜色、温度改变及足背动脉搏动情况；注意足部有无感觉减退、麻木、刺痛感；尤其注意检查足部有无皮肤破损，如水疱、裂口、红肿、胼胝、鸡眼等；避免自行修剪胼胝或用化学制剂来处理胼胝或趾甲。

（2）养成每日用温水洗脚的习惯 水温一般控制在40℃左右，时间以10～15分钟为宜。洗脚前用手腕掌部测试水温，若对温度不太敏感者，请家人代试水温，洗完后用柔软的毛巾擦干，尤其是脚趾间。若足部皮肤干燥，可涂润肤乳，保持足部皮肤润滑，防止发生皲裂。

（3）选择合适的鞋袜 最好选择透气好的纯棉浅色袜子，袜口不要太紧，以免影响血液循环。若袜子有破损，尽量更换新的，不要修补后再穿，因为修补后的部位不平整，长期摩擦，易引起足部损伤。鞋子最好也选择透气性好的棉质布鞋，不宜穿露脚趾的凉鞋，不宜穿鞋跟过高或鞋头过尖的鞋，鞋底要平、厚，鞋子大小合适，才能保护足部避免磨损或外伤。

（4）预防外伤 糖尿病患者由于足部感觉异常，容易受到创伤，若合并血管病变，破损的伤口不易愈合。因此即使是在家里也不宜赤脚走路，外出时不宜穿拖鞋。穿鞋前先检查鞋内有无异物。冬天应注意足部保暖，预防冻伤，但避免使用热水袋、火炉等给足部取暖，防止烫伤，夏天注意避免蚊虫叮咬。

4. 急性并发症酮症酸中毒、高渗高血糖综合征的护理

（1）预防措施 定期监测血糖，出现应激状况时每天监测。合理用药，不要随意减量或停用药物。保证充足的水分摄入，特别是发生呕吐、腹泻或严重感染时。

（2）病情监测 严密观察和记录患者的生命体征、神志、24小时液体出入量等。遵医嘱定时监测电解质、酮体和渗透压等的变化。

（3）急救配合与护理　立即开放两条静脉通路，准确执行医嘱，确保液体和胰岛素的输入；绝对卧床休息，注意保暖，给予持续低流量吸氧；加强生活护理，特别注意皮肤、口腔护理；昏迷者按昏迷常规护理。

5. 低血糖的护理

（1）加强预防　注意不能随意更换降糖药物或调整剂量，尤其是应用胰岛素注射治疗的患者，胰岛素注射时间过早、量过大更易引起低血糖。活动量增加时，要减少胰岛素的用量并及时加餐。容易在后半夜及清晨发生低血糖的患者，晚餐适当增加主食或进食蛋白质含量较高的食物。速效或短效胰岛素注射后应及时进餐；病情较重者，可先进餐再注射胰岛素。初用各种降糖药时要从小剂量开始，然后根据血糖水平逐步调整药物剂量。

（2）急救护理　一旦确定患者发生低血糖，应尽快补充糖分。神志清醒者，应尽快食用一些含糖量高的食物或饮料，如糖水、含糖饮料、饼干、面包等。若病情重、神志不清者，应立即将患者置于平卧位，头偏向一侧，并拨打急救电话。若有条件者，首先可采取静脉注射 50% 的葡萄糖 20 ～ 40ml。切勿给患者喂食或饮水，避免发生窒息。同时了解低血糖发生的诱因，避免再次发生。

6. 用药指导

糖尿病患者的药物治疗主要包括口服降糖药物和注射胰岛素，用药应遵医嘱、科学、个体化用药，不能随意停药减药，避免药物不良反应的发生。糖尿病患者应在医生的指导下用药，如糖皮质激素、避孕药、噻嗪类利尿剂、胰高血糖素、甲状腺激素，能对抗磺脲类药物及胰岛素的降血糖作用；而水杨酸类、保泰松、吲哚美辛（消炎痛）、巴比妥类等药物与降糖药联用会导致低血糖反应。

降糖药物应长期坚持服用，并根据血糖水平不断调整药物治疗方案。降糖药物的类别不同，给药时间不同，必须严格按医嘱执行，如磺脲类药应在餐前半小时服用，双胍类药在餐中或餐后服用，α 葡萄糖苷酶抑制剂应与第一口饭同服，服药后一定要规律进食，否则会因药物的降糖作用而引起低血糖反应。使用胰岛素治疗的患者，在餐前 30 分钟皮下注射，注射后要按时进食，否则会有低血糖危险。宜选择皮肤疏松的部位进行皮下注射，如上臂三角肌、臀大肌、大腿前侧、腹部等。腹部吸收最快，其次分别为上臂、大腿和臀部。若参加运动锻炼，宜在腹部注射，不宜在大腿、臀部、上臂等部位注射，以免加快胰岛素吸收，诱发低血糖。注射部位要经常更换，长期注射同一部位可能导致局部皮下脂肪萎缩或增生、局部硬结。注射胰岛素时应严格无菌操作，防止发生感染。

7. 病情监测

每 3～6 个月复查 1 次 HbA1c，血脂异常者每 1～2 个月监测 1 次，如无异常每 6～12 个月监测 1 次，体重每 1～3 个月测 1 次，每年全面体检 1～2 次，以尽早防治慢性并发症。应掌握监测血糖、血压、体重指数的方法，了解糖尿病的控制目标。

8. 心理指导

糖尿病是一种慢性终身性疾病，由于不能彻底治愈，患者容易产生焦虑、抑郁等消极情绪，进而影响疾病的控制。因此应加强患者的心理护理，鼓励患者家属积极参与糖尿病的控制，给予患者精神上的支持，指导患者进行自我心理调适的技巧，如放松训练、音乐疗法等。

六、预防保健

1. 糖尿病的发生是遗传和环境双重因素共同作用的结果，良好的生活习惯是预防糖尿病的关键，应合理饮食，增加蔬菜摄入量，限盐限酒，减少糖类摄入；控制体重、适量运动，超重和肥胖人群应加强体育锻炼，减轻体重。此外，吸烟和长期心情郁结会增加患糖尿病的风险，因此戒烟、保持心情舒畅也是重要的预防措施。

2. 有糖尿病前期史（IFG 或 IGT）、超重或肥胖、一级亲属有糖尿病、妊娠糖尿病病史、多囊卵巢综合征、年龄≥40 岁、缺乏体力活动、长期应用类固醇药物或抗精神病类药物者易患糖尿病。这些高危人群除了养成良好的生活习惯外，还要及早筛查，定期监测，做到早发现、早诊断、早治疗，及早严格控制血糖，从而降低糖尿病及相关并发症的发生率。

（刘　华）

第十节　阿尔茨海默病的保健与护理

一、概述

阿尔茨海默病，又称老年性痴呆，是一种病因未明的中枢神经系统原发性退行性疾病，多起病于老年期，起病隐匿，病程呈慢性进行性，早期症状不明显，容易被忽视。主要表现为逐渐加重的记忆障碍、失语、丧失完成有目的复杂活动的能力、不能通过特定感觉辨识以往熟悉的物体、视空间能力损害、抽象思维和计算力损害、人格和行为改变等。

二、病因

阿尔茨海默病的病因迄今不明，一般认为该病是复杂的异质性疾病，多种因素可能参与致病，如遗传因素、环境因素、神经递质和免疫因素等。

1. 遗传因素

流行病学研究提示，家族史是该病的危险因素。患者的家属中患同样疾病者高于一般人群，此外还发现先天愚型患病危险性增加。遗传学进一步研究证实，该病可能是常染色体显性基因所致。最近通过基因定位研究发现，脑内淀粉样蛋白的病理基因位于第21对染色体。

2. 环境因素

铝中毒、脑外伤等都可增加患病风险，化学物质有重金属盐、有机溶剂、杀虫剂和药品等。流行病学研究提示，痴呆的患病率与饮水中铝的含量高有关。临床和流行病学研究提示，严重脑外伤可能是该病的病因之一。

3. 神经递质

阿尔茨海默病患者的脑内存在广泛的神经递质水平下降，可累及乙酰胆碱系统、氨基酸类、单胺系统、神经肽类等，这些递质系统与学习和记忆密切相关。神经递质系统功能障碍包括神经递质减少和递质受体减少，目前最为明确的是乙酰胆碱和谷氨酸减少。

4. 其他

该病可能与炎症反应、神经毒性损伤、氧化应激、自由基损伤、血小板活化、雌激素水平低下和免疫功能缺陷等有关。

三、临床表现

起病缓慢或隐匿，多见于70岁以上老年人，女性较男性多，少数患者在躯体疾病、骨折或精神受到刺激后症状迅速进展。主要表现为认知功能下降、精神症状和行为障碍、日常生活能力逐渐下降。根据认知能力和身体功能的恶化程度分成三个时期。

第一阶段（1~3年）为轻度痴呆期。表现为记忆力减退，对近事遗忘突出；判断能力下降，患者不能对事件进行分析、思考、判断，难以处理复杂的问题；对工作或家务劳动漫不经心，不能独立进行购物、处理经济事务等，社交困难；尽管仍能做些熟悉的日常工作，但对新的事物却表现出茫然难解，情感淡漠，偶尔激惹，常有多疑；出现时间定向障碍，对所处的场所和人物能做出定向，对所处地理位置定向困难，复杂结构的视空间能力差；言语词汇少，命名困难。

第二阶段（2~10年）为中度痴呆期。表现为远近记忆严重受损，简单结构的视空间能力下降，时间、地点定向障碍；在处理问题、辨别事物的相似点和差异点方面有严重损害；不能独立进行室外活动，在穿衣、个人卫生以及保持个人仪表方面需要帮助；计算不能；出现各种神经症状，可见失语、失用和失认；情感由淡漠变为急躁不安，常走动不停，可见尿失禁。

第三阶段（8~12年）为重度痴呆期。患者已经完全依赖照护者，严重的记忆力丧失，仅存片段的记忆；日常生活不能自理，大小便失禁，呈现缄默、肢体僵直，查体可见锥体束征阳性，有强握、摸索和吸吮等原始反射。

四、辅助检查

1. 血液学检查

主要用于发现存在的伴随疾病或并发症、发现潜在的危险因素、排除其他病因所致痴呆，包括血常规、血糖、血电解质（包括血钙）、肾功能和肝功能、维生素 B_{12} 和叶酸水平、甲状腺素等指标。对于高危人群或提示有临床症状的人群应进行梅毒、人类免疫缺陷病毒、伯氏疏螺旋体血清学检查。

2. 脑脊液检查

脑脊液检查可发现 β 淀粉样蛋白（Aβ42）水平下降，总 Tau 蛋白或磷酸化 Tau 蛋白升高。

3. 脑电图

早期脑电图改变主要是波幅降低和 α 节律减慢。少数患者早期就有脑电图 α 波明显减少，甚至完全消失；随病情进展，可逐渐出现较广泛的 θ 波，以额、顶叶明显。晚期则表现为弥漫性慢波。

4. 影像学检查

CT 检查见脑萎缩、脑室扩大；头颅 MRI 检查显示双侧颞叶、海马萎缩；单光子发射计算机断层成像（SPECT）灌注成像和氟脱氧葡萄糖正电子发射体层成像（PET）可见顶叶、颞叶和额叶，尤其是双侧颞叶的海马区血流和代谢降低。

5. 神经心理学检查

对阿尔茨海默病的认知评估领域应包括记忆功能、言语功能、定向力、应用能力、注意力、知觉（视、听、感知）和执行功能七个领域。临床上常用的工具可分为：①大体评定量表，如简易精神状态检查量表（MMSE）、蒙特利尔认知评估量表（MoCA）、阿尔茨海默病认知功能评价量表（ADAS－cog）、长谷川痴呆量表（HDS）、Mattis 痴呆量表、认知能力筛查量表（CASI）等；②分级量表，如临床痴呆评定量表（CDR）和总体衰退量表（GDS）；③精神行为评定量表，如汉密尔顿抑郁量表（HAMD）、神经精神问卷（NPI）；④用于鉴别的量表，如 Hachinski 缺血指数量表（HIS）。注意选用何种量表、如何评价测验结果，必须结合临床表现和其他辅助检查结果综合判断。

6. 基因检测

有明确家族史的患者可进行基因检测，发现突变的基因有助于确诊。

五、护理要点

1. 生活护理

（1）日常生活的指导与帮助　注意老年人的饮食与营养、日常清洁卫生，生活自理有缺陷或完全不能自理者，应给予部分或全补偿性护理和帮助；督促老年人尽力按时自行完成穿衣、洗漱、进食、梳头、如厕等日常事宜，鼓励其参加力所能及的活动。

（2）训练自我照顾的能力　轻、中度痴呆症者，尽可能给予其自我照顾的机会，并进行生活技能训练，如反复练习洗漱、穿脱衣服等，以提高老年人的自尊。

（3）加强重症患者的护理　晚期痴呆症者，要专人照顾，注意饮食及大小便的护理，保证营养摄入。预防走失、跌倒及意外伤害的发生。长期卧床者，要定时翻身、清洁，以预防压疮及并发感染；喂食时，应避免呛咳引起肺部感染；发生肺部感染者，要指导老年人进行有效咳嗽或给予拍背，协助排痰；尿路感染者，应鼓励患者多饮水勤排尿，做好尿道和会阴部的护理。

2. 认知、思维障碍者的护理

（1）协助老年人确认现实环境　老年人房间及使用的物品、储柜等，可以用明显的标志标明，便于识记。房间色彩要明快、活泼，有温馨感；不宜采用冷色调。房间内的布置和物品摆设尽量不移动，且不放老年人未见过的物品，以减少其辨认环境的困难和错误。

（2）诱导正向行为　尽可能随时纠正或提醒老年人正确的时间、地点、人物等概念，诱导其向正向行为改变。

3. 安全护理

（1）防跌倒、坠床　患者的衣裤要合体，鞋要合脚、防滑。房间光线要充足，将患者的日常生活用品放在其看得见、找得着的地方，尽量减少障碍物，应减少室内物品位置的变动。地面要保持干燥、防滑，走廊、浴室等处要安装扶手。床不宜高，患者上床后要加用床档。

（2）防烫伤、烧伤　患者洗澡、喝水时注意水温不能太高，热水瓶应放在不易碰撞之处，以防发生烫伤。尽可能不要让患者直接接触电源、打火机、煤气等物品，避免因缺乏应急能力而导致烧伤、火灾等意外。

（3）防自伤或他伤　药品、锐器等应放在患者拿不到的地方或放入柜中加锁，以免误服，或发生自我伤害或伤人事件。

（4）防迷路走失　老年人外出活动或散步时应有家人陪同，以防走失。

可以在老年人衣兜里装上写有老年人及其家人的名字、家庭住址、电话号码的卡片。

4. 运动康复护理

进行适宜的运动不仅可以增强体质，同时对延缓病情发展具有重要的意义。运动原则为长时间、低强度、勤用脑、多思考。根据疾病的情况选择适宜的运动项目，如散步、打太极拳、健身操、手指操、打门球等，既可以锻炼身体又可以锻炼脑功能。运动时要注意安全、适度，要根据自身特点，在力所能及的范围内进行。

（1）记忆训练　如果经常提取、再储存曾经记忆的信息，遗忘的速度就会大大减缓。采用智力激发训练法，鼓励老年人回忆过去的生活，可帮助其认识目前生活中的人和事，恢复记忆并减少错误判断。对于记忆障碍严重者，通过编写日常生活活动安排表、画图、日历等，帮助其记忆。对容易忘记的事或经常出错的程序，设立提醒标志，以帮助其记忆。

（2）理解和表达能力训练　经常给患者讲述一件事情，讲完后可提问一些问题让其回答，或进行简单的数字计算；也可以让患者对一些物品进行归纳和分类，如让患者说出哪些属于蔬菜、水果等。

（3）联想思维训练　可寻找一些有益于智力的玩具，如拼图游戏、简单的折纸与手工等。

（4）社会适应能力训练　尽可能地让患者多了解外部的信息，训练患者简单的社会技能，鼓励患者参与一些力所能及的事情；结合日常生活常识，训练患者自行解决日常生活中的问题，发挥其最大能力。

5. 用药指导

（1）观察用药效果及不良反应　常用药物有：①改善脑代谢药物，不良反应有轻度的胃肠道反应，延长出血时间。②胆碱酯酶抑制剂，可选择性地抑制乙酰胆碱酯酶，改善认知功能，不良反应有恶心、呕吐、便秘、失眠、头晕。③谷氨酸受体拮抗药，有改善症状的作用，使用抗精神病药、镇静药者要注意观察患者有无血压下降的表现。患者因其记忆障碍、认知障碍等原因，服药后常不能诉说不适，要仔细观察患者用药的不良反应。

（2）正确给药　以口服药为主，但患者因疾病的原因会出现忘记吃药、吃错药、重复用药（忘记已经服过药），所以患者服药时必须按照给药时间分次发药，并帮助患者将药全部服下。吞咽困难的患者不宜直接吞服药片，要研碎后溶于水中服用；昏迷患者可由胃管注入药物。为确保患者用药的正确性，不论是对早期还是晚期患者，都要看着患者服药到口并咽下，才可离开。

（3）对拒绝服药者的护理　①常见拒绝服药的情况有：早期患者常不承认自己有病，拒绝服药；因存在抑郁情绪，认为活着没意义，而拒绝服药；中期会因幻觉、幻想、多疑而认为给的是毒药，拒绝服药；晚期患者会因认知力完全丧失和自我约束能力丧失，拒绝服药。②对拒绝服药患者的护理措施：不与患者争执，需要耐心说服、解释，把药品放到患者拿不到或找不到的地方；可以将药研碎拌在饭中或溶于水中吃下；对拒绝服药的患者，一定要看着患者把药吃下，防止患者在无人看管时将药吐掉，还要防止患者存药；若仍无法让患者服药，可与医师沟通，改用其他给药途径的药物如针剂等。

6. 心理护理

（1）关心理解老年人　在护理痴呆老年人时，照顾者的真诚最重要。对待老年人要特别亲切、耐心，并注意老年人的情绪变化，以保护老年人的自尊心。

（2）沟通技巧　与痴呆老年人谈话时，语调要低、温和；语速要慢，清晰说出每个字，语句要简短。

六、预防保健

1. 避免接触可能诱发本病的药物，如不滥用苯二氮䓬类药、抗胆碱能药、抗组胺药、阿片类药物，尽量少接触农药。

2. 饮食以蔬菜、豆类（黄豆、豌豆）、水果和全麦作为主要食物，搭配适量鱼、家禽和乳制品，以及少量红肉。多补充乌龙茶、绿茶等能抗氧化的食品。减少饱和脂肪和反式脂肪摄入（如奶油制品、糕点和油炸食品）。每天进食28g（一小把）坚果类食品，补充维生素E。居家自行监测血压、血糖，并定期监测血脂。

3. 适当锻炼身体，中等强度的锻炼对大部分成年人都是安全的。每周至少进行150分钟中等强度的有氧运动，如打太极拳、慢跑等。保证充足良好的睡眠，规律作息，早睡早起，出现睡眠障碍时及时咨询医生并治疗。

戒烟戒酒，远离二手烟。

4. 控制体重，65 岁以下人群应保持或减轻体重，使体重指数（BMI）达到并保持在 18.5～24.9kg/m² 范围内。65 岁以上人群不宜太瘦。

5. 保护头部，避免脑部外伤。有脑外伤史的老年人应尽早进行认知训练。

6. 增加社交及脑力活动，老年人可坚持进行一些社交及脑力活动，如上老年大学、读书、绘画、演奏乐器、参加朋友聚会、集体度假旅游等，并保持乐观积极的生活态度。

（刘　华）

第十一节　帕金森病的保健与护理

一、概述

帕金森病，又称震颤麻痹，是中老年常见的神经系统变性疾病，以静止性震颤、运动迟缓、肌强直和姿势平衡障碍为临床特征，主要病理改变是黑质多巴胺能神经元变性和路易小体形成。高血压脑动脉硬化、脑炎、脑外伤、中毒、基底核附近肿瘤以及吩噻嗪类药物等导致的震颤、强直等症状，称为帕金森综合征。

二、病因

帕金森病病因未明，目前认为是在多种因素交互作用下发病。

1. 环境因素

20 世纪 80 年代初发现的一种嗜神经毒 1－甲基 4－苯基－1，2，3，6－四氢吡啶在人和灵长类动物中均可诱发典型的帕金森病。有学者认为环境中的某些物质，如杀虫剂、除草剂或某些工业化学品等与 1－甲基 4－苯基－1，2，3，6－四氢吡啶结构类似，可能是帕金森病的病因之一。

2. 遗传因素

有报道 10% 左右的帕金森病患者有家族史，包括常染色体显性遗传或常染色体隐性遗传，而绝大多数患者为散发性。

3. 神经系统老化

本病多见于中老年人，60岁以上人口的患病率高达1%，而40岁以前发病者甚少，提示神经系统老化与发病有关。

三、临床表现

帕金森病常为60岁以后发病，男性稍多，起病缓慢，进行性发展。首发症状多为静止性震颤，其次为步行障碍、肌强直和运动迟缓等。

1. 静止性震颤

静止性震颤多始于一侧上肢远端，呈现有规律的拇指对掌和手指屈曲的不自主震颤，类似"搓丸"样动作。具有静止时明显震颤、动作时减轻、入睡后消失等特征，故称为"静止性震颤"。随病程进展，震颤可逐步涉及下颌、唇、面和四肢。少数患者无震颤，尤其是发病年龄在70岁以上者。

2. 肌强直

肌强直多从一侧的上肢或下肢近端开始，逐渐蔓延至远端、对侧和全身的肌肉。肌强直表现为屈肌和伸肌肌张力均增高，被动运动关节时始终保持阻力增高，类似弯曲软铅管的感觉，故称"铅管样肌强直"。多数患者因伴有震颤，检查时可感到均匀的阻力中出现断续停顿，如同转动齿轮感，称为"齿轮样肌强直"，这是由于肌强直与静止性震颤叠加所致。

3. 运动迟缓

随意动作减少减慢，多表现为开始的动作困难和缓慢，如行走时启动和终止均有困难。面肌强直使面部表情呆板，双眼凝视和瞬目动作减少，笑容出现和消失减慢，造成"面具脸"。手指精细动作很难完成，系裤带、鞋带等很难进行；有书写时字越写越小的倾向，称为"写字过小征"。

4. 姿势步态异常

早期走路时患侧上肢摆臂幅度减小或消失，下肢拖拽；随病情进展，步伐逐渐变小、变慢，启动、转弯时步态障碍尤为明显；晚期有坐位、卧位起立困难，有时行走过程中全身僵住，不能动弹，称为"冻结"现象；有时迈步后出现碎步、往前冲，越走越快，不能及时止步，称为"慌张步态"。

5. 非运动症状

可有感觉障碍，早期出现嗅觉减退或睡眠障碍。常见自主神经功能障碍的表现，如便秘、多汗、流涎、性功能减退和脂溢性皮炎等。

四、辅助检查

本病缺乏有诊断价值的实验室检查及其他检查。脑脊液中多巴胺的代谢产物高香草酸含量可降低，但缺乏特异性。

五、护理要点

1. 生活护理

（1）主动了解患者的需要，指导和鼓励患者自我护理，做力所能及的事情，必要时协助患者洗漱、进食、沐浴、料理大小便。

（2）对出汗多的患者，指导其穿柔软、宽松的棉质衣物，经常清洁皮肤，勤换被褥衣物，勤洗澡。若洗澡有困难，则应指导其家人协助完成的方法，如调节适宜的水温，洗澡用具放在患者容易拿到的地方，提供安全的保护措施。

（3）对于下肢行动不便、起坐困难者，应配备高位坐厕、坚固且带有扶手的高脚椅、手杖、床铺护栏、卫生间扶手等必要的辅助设施；保证床的高度适中（以坐位脚能着地为佳）；穿无须系鞋带的鞋子、便于穿脱的衣服，用粗柄牙刷、吸水管、固定碗碟的防滑垫、大手柄的餐具等；生活日用品如茶杯、毛巾、纸巾、便器、手杖等固定放置于患者伸手可及处，以方便患者取用。

2. 饮食护理

（1）饮食原则 给予高热量、高维生素、高纤维素、低盐低脂、适量优质蛋白的易消化饮食，并根据病情变化及时调整和补充各种营养素。由于高蛋白饮食会降低左旋多巴类药物的疗效，故不宜盲目给予过多的蛋白质；槟榔为拟胆碱能食物，可降低抗胆碱能药物的疗效，也应避免食用。

（2）饮食内容 主食以谷类为主，多选粗粮，多食新鲜蔬菜和水果，防止便秘，减轻腹胀；每天摄入适量的奶制品（2杯脱脂奶）、肉类（全瘦）、家禽（去皮）、蛋、豆类；少吃油、盐、糖。钙质有利于预防骨质疏松，每天应补充 1000～1500mg 钙质。

（3）进食方法　进食或饮水时抬高床头，保持坐位或半坐位；注意力集中，并给予患者充足的时间和安静的进食环境，不催促不打扰患者进食；对于流涎过多的患者，可使用吸管吸食流质食物；对于咀嚼能力和消化功能减退的患者，应给予易消化、易咀嚼的细软、无刺激性的软食或半流质食物，并少量多餐；对于咀嚼和吞咽功能障碍者，应选用稀粥、面片、蒸蛋等精细制作的小块食物或黏稠不易反流的食物，并指导患者少量分次吞咽，避免吃坚硬、滑溜及圆形的食物，如果冻等；喝鲜榨果汁等饮品时，每口食物应尽量为同一质感，不可混杂；对于进食困难、饮水反呛的患者，要及时插胃管给予鼻饲，防止经口进食引起误吸、窒息或吸入性肺炎。

3. 病情观察

应重点观察肌强直、肌震颤及其发展情况，吞咽困难及其程度，每日的进食量及体重变化情况，有无肺炎、压疮等并发症，发现异常应及时做相应的处理。动态病情监测有助于掌握病情的发展与演变、有无并发症及药物的治疗效果。

4. 运动护理

运动能避免肌肉萎缩及保持关节活动度，运动技巧能改善行走能力及减轻颤抖，因此应制订切实可行的锻炼计划。

（1）疾病早期　起病初期患者主要表现为震颤，应指导患者维持和增加业余活动，鼓励患者积极参与家居活动和社交活动，坚持适当的运动锻炼，如养花、下棋、散步、打太极拳、做操等，注意保持身体和各关节的活动强度与最大活动范围。

（2）疾病中期　对于已出现某些功能障碍或起坐已感到困难的动作要有计划、有目的地锻炼，告诉患者知难而退或简单地由家人包办只会加速其功能衰退。如患者感到从椅子上起立或坐下有困难，应每天做完一般运动后，反复多次练习起坐动作；起步困难者可以在患者脚前放置一个小的障碍物作为视觉提示，帮助起步，也可使用有明显节拍的音乐进行适当的听觉提示，练习走路；步行时要目视前方，不要目视地面，应集中注意力，以保持步行的幅度与速度；鼓励患者步行时两腿尽量保持一定距离，双臂要摆动，以保持平衡；转身时要以弧形线形式前移，尽可能不要在原地转弯；提醒患者不可一边步行一边讲话、碎步急速移动、起步时拖着脚走路、双脚紧贴地面站立及穿着拖鞋行走等，以避免跌倒；家人在协助患者行走时，勿强行拉拽患者向前行走；当患者感到脚粘在地上时，可指导患者先向后退一步再向前走。

（3）疾病晚期　晚期患者可出现显著的运动障碍而卧床不起，应帮助患者采取舒适体位，被动活动关节，按摩四肢肌肉。注意动作应轻柔，勿造成患者疼痛和骨折。

5. 用药指导

本病需要长期或终身服药治疗，应注意用药原则，了解常用药物种类与名称、剂型、用法、服药注意事项、疗效及不良反应的观察与处理。长期服药过程中可能会突然出现某些症状加重或疗效减退，应熟悉开－关现象、剂末恶化和异动症的表现形式以及应对方法。

开－关现象：指症状在突然缓解（开期，常伴异动症）与加重（关期）两种状态之间波动，一般"关期"表现为严重的帕金森病症状，持续数秒或数分钟后突然转为"开期"。多见于病情严重者，一般与服药时间和剂量无关，不可预料，处理比较困难，适当加用多巴胺受体激动药可以防止或减少发生。

剂末恶化：又称疗效减退，指每次服药后药物作用时间逐渐缩短，表现为症状随血药浓度发生规律性波动，可以预知，适当增加服药次数或增加每次服药剂量，或改用缓释剂可以预防。

异动症：表现为舞蹈症或手足徐动样不自主运动、肌强直或肌阵挛，可累及头面部、四肢和躯干，有时表现为单调刻板的不自主动作或肌张力障碍。主要有3种表现形式。①剂峰异动症：出现在用药12小时的血药浓度高峰期，与用药过量或多巴胺受体超敏有关，减少复方左旋多巴的剂量并加用多巴胺受体激动药或儿茶酚－氧位－甲基转移酶抑制药可改善。②双相异动症：指剂初和剂末异动症，目前机制不清，更换左旋多巴控释片为标准片或加用多巴胺受体激动药可缓解。③肌张力障碍：表现为足或小腿痛性肌阵挛，多发生于清晨服药之前，睡前加用复方左旋多巴控释片或起床前服用复方左旋多巴标准片可缓解。

（1）用药原则　从小剂量开始，逐步缓慢加量直至有效维持；服药期间尽量避免使用维生素 B_6、氯氨草、利血平、氯丙嗪等药物，以免降低药物疗效或导致直立性低血压。

（2）疗效观察　服药过程中要仔细观察震颤、肌强直和其他运动功能、语言功能的改善程度，观察患者起坐的速度、步行的姿态、讲话的音调与流利程度、写字、梳头、扣纽扣、系鞋带以及进食动作等，以确定药物疗效。

（3）药物不良反应　观察药物的不良反应以及应用过程中的注意事项。①多巴胺制剂：临床上常用的有美多巴、息宁、达适美等，不良反应有恶心、呕吐、便秘、眩晕等，以及异动症、开－关现象。应避免突然停药，出现开－关现象时最佳服药时间为饭前 30 分钟或饭后 1 小时。②抗胆碱能药：是最早用于治疗帕金森病的药物，主要是盐酸苯海索，此外有丙环定（开马君）、甲磺酸苯扎托品（苯甲托品）、东莨菪碱等，常见不良反应为恶心、呕吐、眩晕、口干、视物模糊等，合并前列腺增生及青光眼者禁用此类药物。③儿茶酚－氧位－甲基转移酶抑制剂：常用药物有托卡朋和恩替卡朋。这类药物单独使用无效，常与复方多巴胺制剂联合用药。④多巴胺受体激动剂：常用药物有普拉克索、罗匹尼罗、吡贝地尔等，常见的副作用包括胃肠道症状、嗜睡、幻觉、直立性低血压等。激动剂均应从小剂量开始，逐渐加量。⑤单胺氧化酶 B 抑制剂：常用药物为司来吉兰和雷沙吉兰。晚上使用易引起失眠，故建议早上或中午服用。胃溃疡者慎用，禁与 5－羟色胺再摄取抑制剂合用。⑥金刚烷胺：金刚烷胺与抗胆碱能药物，或者左旋多巴联合使用，有协同作用，并且对于改善患者的异动症，有一定的帮助，肾功能不全、癫痫、严重胃溃疡、肝病患者慎用。另外，对于哺乳期妇女，也不建议用金刚烷胺，长期用药可能会出现比较严重的皮肤网状青斑，还会出现踝部或小腿水肿。

6. 心理护理

患者因不自主的震颤、肌强直和运动减少，精细动作很难完成，给工作带来不便或困难，以及因"面具脸"的形成和流涎等自身形象的改变，而不愿参与社会活动，胆怯、逃避。因生活自理能力差或丧失，外加社会支持差，因而感到无望、无助、孤独、忧郁及自卑等，担心自己成为或即将成为生活上完全依赖他人的残疾者。

（1）细心观察患者的心理反应，鼓励患者表达并注意倾听他们的情感倾诉和对自己的想法和看法；鼓励患者客观地积极评价自己，尽量维持过去的兴趣与爱好，帮助他们培养和寻找新的简单易做的事物；提供正确的信息，避免批评性意见。

（2）促进患者与社会的交往，为患者创造良好的亲情和人际关系氛围，使其有重获角色责任的愿望和能力，安排家人和朋友多与其交流，有助于减轻患者的心理压力。

六、预防保健

在帕金森病的发生过程中，遗传因素是内因，环境因素是外因，这两种因素相互作用，导致帕金森病的易感性增加。早期采取综合性的预防措施，也许能够防止或者延缓帕金森病的出现和进展。

1. 在外因方面，长期接触杀虫剂、除草剂等化学品，从事电焊工作和接触重金属锰，服用海洛因等毒品等是帕金森病的危险因素，因此应做好防护措施避免接触。运动、喝咖啡、喝茶可以作为预防帕金森病的手段。现磨的咖啡、绿茶、红茶里面都有抗氧化的成分，可以减少自由基的产生；运动则可以促进脑内神经生长因子的产生，有助于延缓神经细胞的衰老和死亡。此外，规律的生活习惯和保持愉悦的心情也有助于身心健康，增强对疾病的抵抗力。

2. 在内因方面，若有阳性家族史，要加强健康体检，做到早发现、早诊断、早治疗，延缓帕金森病的进展。

（刘　华）

第十二节　脑卒中患者的保健与护理

一、概述

脑卒中是脑中风的学名，是指脑血管疾病患者因各种诱发因素引起脑内动脉狭窄、闭塞或破裂，造成急性脑血液循环障碍。临床上表现为一过性或永久性脑功能障碍的症状和体征。根据病理性质分类，可分为缺血性卒中和出血性卒中；前者又称为脑梗死，包括脑血栓形成和脑栓塞；后者包括脑出血和蛛网膜下腔出血。

二、病因

脑卒中的病因分为可控制因素和不可控制因素两大类。

1. 可控制因素，如高血压、高血脂、糖尿病、肥胖、吸烟、一过性脑缺血发作等。

2. 不可控制因素，如年龄、种族、遗传、气候等。

三、临床表现

1. 脑卒中的先兆症状

脸部、手臂或腿部麻木，尤其是身体单侧；说话困难或理解困难；单眼或双眼视力出现问题；视物不清；行走困难；头晕眼花；失去平衡或协调能力；不明原因的剧烈头痛。

2. 出血性脑卒中的临床表现

脑出血多突然发病，症状在数分钟至数小时内达高峰，多有血压明显升高，常有头痛、呕吐、肢体瘫痪、失语和意识障碍。临床表现主要取决于出血量和出血部位，蛛网膜下腔出血时突发头部剧烈胀痛或炸裂样痛，位于前额、枕部或全头部，常伴恶心、喷射状呕吐，50%的患者发病时有短暂的意识障碍或烦躁、谵妄等精神症状，脑膜刺激征阳性。

3. 缺血性脑卒中的临床表现

脑血栓形成的患者多在安静状态下发病，发病较缓，有先兆症状，出现意识清楚、偏瘫、失语，症状和体征因受累部位不同而不同。脑栓塞患者有心肌梗死等病史，发病急，出现偏瘫、短暂意识丧失、肢体抽搐。

四、辅助检查

诊断依靠典型的临床表现及头部 CT 检查，脑梗死患者在发病 24～48 小时后头部 CT 可见低密度梗死灶；脑出血患者发病后 CT 可显示边界清楚的均匀高密度病灶。

五、护理要点

1. 发病时的家庭救护

保持心脏功能，尽快清除患者口鼻中的黏液、呕吐物，昏迷患者头偏向一侧，以保持呼吸道通畅。搬运患者时，卧位者不要坐起或站立。从楼上搬运患者时应注意使其头部向上，以减轻脑部充血。

2. 治疗护理

缺血性脑卒中患者应积极配合医生开展早期溶栓治疗，注意观察溶栓药物的不良反应，如出血、过敏反应等；有条件者可进行血管内治疗，包括经皮腔内血管成形术和血管内支架安置术。出血性脑卒中的治疗护理要点是配合医生进行止血、防止再出血、控制脑水肿、减低颅内压、维持生命功能和防治并发症等治疗。严密观察病情变化，保守治疗效果不佳时联系神经外科进行手术治疗。

3. 康复护理

有后遗症者通过康复训练最大限度发挥患者残存的功能，提高患者的生活质量。在社区或患者家中进行康复护理，指导照顾者帮助患者进行被动运动，协助患者练习床上翻身、床上坐起、床边行走、室内行走以及一些小关节的精细运动。

4. 居家环境的评估

社区护士在评估脑卒中患者家庭环境时，要注意评估家庭居住环境。例如，门槛可能会绊倒患者，也不方便轮椅的出入；带轮子的桌椅可能会使患者摔倒；蹲式厕所不利于患者自己处理排泄问题；等等。护士应指导家属进行必要的改造，以方便患者活动，保障患者的安全。

5. 并发症的预防

脑卒中患者由于长期卧床，容易出现压疮、尿路感染、肺炎、便秘等并发症。社区护士在家庭访视时要注意观察患者有无并发症的早期表现，指导照顾者掌握预防并发症的护理要点及方法。例如不能下床的患者应经常将其扶起来坐一坐，轻轻拍打后背，促进两侧肺底的血液循环，预防坠积性肺炎。患者容易发生排尿障碍，应多饮水。预防压疮要给患者经常翻身、按摩受压部位等。社区护士还应经常检查照顾者的工作，发现问题及时予以纠正。

6. 重视患者的心理问题

脑卒中患者容易对治疗产生急躁情绪，或失去信心。护士应让患者参与康复护理计划的制订，所提目标要切合实际，不要过高，要及时鼓励患者。

六、预防保健

1. 健康教育

通过健康教育使人们都能了解脑血管病的基本知识，早期发现高危人群，提倡建立健康的生活方式，包括合理饮食、戒烟酒、适当运动、保持心理健康。

2. 危险因素监测和干预

具有脑卒中危险因素，但未合并其他慢性疾病者，要加强脑血管疾病危险因素的监测。发现相关的危险因素和疾病，如高血压、高脂血症、心脏病、糖尿病等，应积极治疗和控制，并定期监测。

3. 预防再发作

短暂性脑缺血发作应尽早治疗，服用抗血小板聚集剂和抗凝药物，防止其发展成完全性脑卒中。已有脑卒中者，要遵医嘱坚持服药，定期复查，防止脑卒中再发。

（宋　梅）

第十三节　癌症的保健与护理

一、概述

癌症是一组疾病，是各种恶性肿瘤的统称。其细胞的生长和分裂速度高于正常细胞，且往往可转移到其他组织。癌症和心血管疾病的死亡率在全世界排前两位。以肺癌、胃癌、食管癌、肝癌、乳腺癌、宫颈癌最为多见。

二、病因

癌症的病因尚未完全了解。目前较为明确的与癌症有关的因素可分为外源性因素和内源性因素两大类。

1. 外源性因素

（1）生活方式　如吸烟与癌症发生密切相关。约 1/3 因癌症而死亡的患者与吸烟有关，吸烟是肺癌的主要危险因素。摄入大量烈性酒可导致口腔、咽喉、食管恶性肿瘤的发生。高脂高盐食品可增加乳腺癌、食管癌、结肠癌等的发病。饮用污染水、吃霉变食物可诱发肝癌、食管癌、胃癌。

（2）环境污染　空气、饮水、食物的污染均可对人类造成严重危害。世界卫生组织已公布的与环境有关的致癌性物质包括砷、石棉、联苯胺、4－氨基联苯、铬、己烯雌酚、放射性氡气、煤焦油、矿物油、偶联雌激素等。环境中的这些化学或物理的致癌物通过体表、呼吸和消化道进入人体，诱发癌症。

（3）生物因素　生物因素主要为病毒，其中 1/3 为脱氧核糖核酸（DNA）病毒，2/3 为核糖核酸（RNA）病毒。DNA 病毒如 EB 病毒与鼻咽癌、伯基特淋巴瘤有关，人乳头状瘤病毒感染与宫颈癌有关，乙型肝炎病毒与肝癌有关。RNA 病毒如人类 T 淋巴细胞病毒 I 型与成人 T 细胞白血病/淋巴瘤有关。此外，细菌、寄生虫、真菌在一定条件下均可致癌，如幽门螺杆菌感染与胃癌发生有关，埃及血吸虫病可诱发膀胱癌，黄曲霉菌及其毒素可致肝癌。

（4）物理、化学因素　如电离辐射、X 线、放射性核素可引起皮肤癌、白血病等，细胞毒药物、激素、砷剂、免疫抑制剂等均有致癌的可能性。

2. 内源性因素

（1）遗传因素　遗传因素在大多数肿瘤发生中的作用是增加了机体发生肿瘤的倾向性和对致癌因子的易感性，即所谓的遗传易感性。如家族性结肠腺瘤性息肉者，因存在胚系细胞 APC 基因突变，40 岁以后大部分均有大肠癌变；Brca－1、Brca－2 突变与乳腺癌发生相关，发生率达 80% 以上。

（2）免疫因素　先天性或后天性免疫缺陷者易发生恶性肿瘤，如丙种蛋白缺乏症患者易患白血病和淋巴造血系统肿瘤，获得性免疫缺陷综合征

（AIDS，简称艾滋病）患者恶性肿瘤发生率明显增高。但大多数恶性肿瘤发生于免疫功能"正常"的人群，主要原因在于肿瘤能逃避免疫系统的监视并破坏机体免疫系统，其机制尚不完全清楚。

（3）内分泌因素　体内激素水平异常是肿瘤诱发因素之一，如雌激素和催乳素与乳腺癌有关，生长激素可以刺激癌症的发展。

三、临床表现

癌症的临床表现因其所在的器官、部位以及发展程度不同而不同，但早期多无明显症状，即便有症状也常无特异性，等患者出现特异性症状时，常已经属于晚期。一般将癌症的临床表现分为局部表现和全身性症状。

1. 局部表现

（1）肿块　肿块由肿瘤细胞增殖形成，常常是肿瘤诊断的重要依据。根据肿瘤发生部位的不同，肿块可表现为体表或体内肿物，也可表现为器官（如肝、甲状腺）或淋巴结肿大。一般来说，良性肿瘤生长较慢，肿块边界清楚，表面光滑，可活动；恶性肿瘤则生长较快，边界欠清晰，不易推动。

（2）疼痛　随着肿瘤的生长，常常引起所在器官的包膜或骨膜等紧张，胃肠道、泌尿道等器官梗阻或浸润等引发疼痛。因此，恶性肿瘤往往有明显的疼痛表现。由于肿瘤生长的渐进过程，肿瘤疼痛开始时多为隐痛、钝痛，后逐渐加重，直至疼痛难忍。其中，阵发性疼痛多为肿瘤引起空腔器官梗阻所致；灼痛则常常是肿瘤并发感染的表现；放射痛多由于神经干受到肿瘤侵袭或压迫所致，这时疼痛部位常无明显触痛。

（3）病理性分泌物　发生于口、鼻、鼻咽腔、消化道、呼吸道及泌尿生殖器官等部位的肿瘤，如果肿瘤并发感染或向腔内溃破，常常出现血性、黏液血性或腐臭的分泌物。收集这些分泌物进行细胞学检查有较高的诊断价值。

（4）溃疡　恶性肿瘤表面组织坏死后形成溃疡，肉眼或内镜观察下，溃疡常呈火山状或菜花状，边缘隆起外翻，基底凹凸不平，有坏死组织，质韧，易出血。

（5）出血　肿瘤出血往往来自溃疡或肿瘤破裂。体表肿瘤出血可直接发现，体内肿瘤少量出血常表现为血痰、黏液血便或血性白带；大量出血则表现为呕血、咯血或便血等。

（6）梗阻 无论良性还是恶性肿瘤，由于占位等原因，都可能影响呼吸道、胃、肠、胆管或泌尿道等中空性器官的通畅性，并导致呼吸困难、腹胀、呕吐、黄疸或尿潴留等，恶性肿瘤所致的梗阻症状往往进展较快。

（7）其他 肺癌可能导致胸腔积液；胃癌和肝癌可能导致腹腔积液；骨肿瘤则可能出现病理性骨折；颅内肿瘤除头痛等症状外，还可能出现视力障碍、面瘫、偏瘫等；肝癌除有肝大或肝区疼痛外，患者往往表现出食欲不振、腹胀等胃肠功能失调；甲状旁腺癌表现出钙代谢紊乱所致的骨病和肾病。

2. 全身症状

大多数恶性肿瘤发展到一定程度都会出现全身症状。当肿瘤组织坏死后，分解产物被吸收，患者可能出现发热。肿瘤并发感染时，往往也会表现出发热症状。此外，由于肿瘤代谢率较高，也可能导致发热。由于肿瘤出血或造血功能障碍等原因，恶性肿瘤患者可能有贫血症状。而晚期的肿瘤患者表现出全身衰竭、恶病质症状。

四、辅助检查

1. 酶学检查

由于癌组织生长异常，某些酶的活性与正常组织存在差异。因此，酶学检查对某些肿瘤有着重要的诊断意义。比如，肝癌患者血中 γ-谷氨酰转肽酶、碱性磷酸酶、乳酸脱氢酶和碱性磷酸酶的同工异构酶均可升高；骨肉瘤患者的碱性磷酸酶活性增强，而酸性磷酸酶活性则减弱；肺鳞状细胞癌患者的酸酶活性也因肿瘤组织的分化程度而出现改变。

2. 免疫学检查

癌细胞的化学组成及代谢与正常细胞不同，因而可能出现新的抗原物质，免疫学检查便成为肿瘤的一个诊断手段。原发性肝癌患者血清中的甲胎蛋白测定已成为诊断肝癌最有价值的指标。

3. 内镜检查

对生长在空腔器官或某些体腔的肿瘤，可用内镜进行观察以帮助诊断。

内镜检查常用于鼻、咽、喉、气管和支气管、食管、胃和十二指肠、胆道、直肠和结肠、膀胱、阴道、宫颈等部位，也可用于腹腔等部位。通过内镜可观察肿瘤的形态，并采取组织或细胞样本进行病理学检查。

4. 影像学检查

用于肿瘤诊断的影像学检查常有 X 线、磁共振、放射性核素以及选择性血管造影等。影像学检查对肿瘤诊断尤其是肿瘤定位具有重要作用。X 线检查可确定肿瘤的位置、形状和大小，并有助于判断肿瘤性质。

5. 病理检查

细胞学检查是肿瘤病理检查的一种。肿瘤细胞较正常细胞容易脱落，因而可以用各种方法收集，鉴定其性质并作为诊断依据。

6. 活体组织检查

活体组织检查是肿瘤确诊和确定其类型的准确性最高的方法。可以通过各种途径取得肿瘤组织，如内镜钳取、手术切取等。活体组织检查会造成一定的损伤，可能导致恶性肿瘤的扩散，因此常常在手术前短期内或手术中采用。

五、护理要点

1. 创造良好的环境

为患者创造安静、整洁、舒适安全的环境。由于癌症患者免疫力较差，因此应保持室内空气流通、温湿度适宜，室内注意消毒，桌面、地板用 84 消毒液擦拭，必要时对室内空气进行消毒，减少感染机会，有利于疾病恢复。

2. 生活护理

对癌症晚期患者的生活进行全面护理，包括呼吸、排泄、进食、睡眠、活动、个人卫生等。尤其是卧床不起或接受放、化疗后反应重者，无力完成基本生活需要，需要他人全方位照料，如帮助擦洗、换衣、喂饭等。对病情或症状较轻者，只要能够进行自我护理，应鼓励其自我护理，以促进其身体功能及体力恢复。

3. 饮食护理

癌症患者行放、化疗时常伴有恶心、呕吐、消化不良，加上生理上的痛苦、精神上的包袱，而不思饮食，需要对患者讲解营养支持对机体恢复的重要性。鼓励患者进食易消化且营养丰富的流质或半流质饮食，饮食清淡易消化，注意补充热量和蛋白质，必要时采用鼻饲或完全的胃肠外营养，保证患者的营养供给。创造良好的进食环境，稳定患者情绪。根据患者饮食习惯调整饮食，注意增加食物的色香味，尝试新花样，少量多餐，促进患者的食欲。鼓励患者多吃新鲜的蔬菜和水果。

4. 便秘护理

便秘是麻醉镇痛药常见的副作用。此外，活动量和进食量减少也是原因之一。癌症患者胃肠蠕动减慢，常发生腹胀、大便秘结，应鼓励患者进食富含纤维素的食物，如麦麸、麦片、豆类、燕麦片、芹菜、韭菜等，同时帮助患者定时排便并行腹部环形按摩，促进排便。便秘严重时，肛注开塞露 20ml 或 0.5% 肥皂水 50ml 后按摩腹部以增加润肠通便的效果；病情许可的情况下鼓励并协助其下床活动，促进排便。

5. 皮肤护理

晚期癌症患者全身衰竭，机体活动减少，由于疼痛而长时间处于一种强迫体位，生活不能自理；身体消瘦，容易发生压疮。应帮助患者采取良好的舒适体位，协助患者勤翻身、勤按摩，避免患者身体局部长期受压，促进血液循环，防止压疮发生。对有压疮发生倾向的患者，应尽量避免采用易产生剪切压力的体位，注意按摩骨突处，骨突处可用气垫褥，保持床铺平整、干燥、整洁；每天用温水擦浴全身，增加舒适感，促进血液循环，有助于防止压疮发生。

6. 疼痛护理

（1）药物止痛法　该方法是处理癌症患者疼痛的主要手段。世界卫生组织推荐癌症三阶梯给药法，原则为按阶梯给药，以药效的强弱顺序递增使用，其目的是要达到癌症患者夜间睡眠时无痛，白天休息时无痛，日间活动时无痛，真正提高患者的生存质量。轻度疼痛者可用一级止痛药，如阿司匹林、对乙酰氨基酚（扑热息痛）；中度疼痛者可用二级止痛药，如可待因、曲马多及其制剂；发生重度或剧烈疼痛时，可改用三级止痛药，如哌替啶（度冷丁）、吗啡类，注意按时给药，药量可根据个体需要加以调整。

（2）自控镇痛法　该方法是用新型的注射泵经静脉、皮下或椎管内连续性输注止痛药，患者可自行间歇性给药。该方式用药灵活，可根据患者的需要提供合适的止痛药物剂量。增减范围、间隔时间，从而做到个体化给药。这就增加了患者自我照顾和对疼痛的自主控制能力，减轻了患者的痛苦和心理负担。

（3）心理行为疗法　患者精神状态不同，疼痛耐受力程度也不同。紧张忧虑、对死亡恐惧、对治疗没有信心均可加剧疼痛；疼痛加剧时反过来又会影响情绪，形成恶性循环。因此应给患者解释、安慰、鼓励，使其从心理上摆脱对疼痛的恐惧，减轻心理压力，提高疼痛阈值。此外还可采用催眠疗法、放松疗法、音乐疗法、正念冥想等辅助镇痛。

7. 治疗护理

（1）化疗后的护理　化疗后，患者可出现食欲不振、厌油腻、恶心、呕吐等现象，可以适当使用一些止吐、促进胃肠蠕动药物进行治疗。注意饮食应清淡易消化，可增加富含优质蛋白的食物以及富含维生素的新鲜蔬菜和水果。化疗后机体抵抗力下降，应注意预防感染。进行血常规检查，观察白细胞、血小板变化，当白细胞或者血小板减少时，可应用升白细胞或升血小板药物进行治疗。

（2）放疗后的护理　由于放射线的刺激，照射野的皮肤可出现发红、瘙痒、水疱、破溃等反应，这些反应是暂时的。对于皮肤瘙痒的患者，可嘱其用手轻拍瘙痒部位，或外涂冰片滑石粉即可，但冰片滑石粉不能用得太多，以免堵塞毛孔，引发毛囊炎。切勿用手抓挠，否则会导致皮肤溃破、感染、长期不愈合。干性皮炎可局部外涂比亚芬2～3次，以保护放疗区的皮肤；对于局部渗出性皮肤反应，可暴露皮肤损伤区，使其保持干燥或在破损区涂抹具有收敛作用的药物，使其干燥愈合。大面积皮损时，要停止放疗并对症处理，合并感染时需抗感染治疗，保持创面清洁、干燥，以利愈合。此外，避免局部刺激，内衣要柔软宽大。大面积照射后，抑制骨髓造血，白细胞计数下降，机体抵抗力降低，易发生感染，因此应注意预防感染，并定期行血常规检查。

（3）手术后护理　术后注意卧床休息，避免用力排便，尤其是胸腹部手术后，若出现便秘，可用开塞露，以防因过度用力导致伤口发生继发性出血。手术前后注意加强营养，提高机体抵抗力，有助于伤口愈合。注意观察体温的变化及伤口部位疼痛是否加重，应检查伤口有无感染征象，保持伤口干燥，如有渗液或切口敷料被污染时要及时更换无菌敷料。切口感染长期未愈合者，应在无菌操作下再次彻底清创。

8. 心理护理

患者在知晓自己的诊断后，预感疾病的预后不佳，加之躯体的痛苦，会出现愤怒、抑郁、焦虑，甚至绝望等负性心理反应，而患者的负性情绪又会加重其躯体不适。因此应及时予以心理疏导，尽量满足他们的需要，与患者谈心交友，处处关心患者，鼓励其说出自己的恐惧心理和忧虑情绪，让患者感受到温暖，避免自杀等意外的发生。耐心倾听患者的感受，并给予支持和鼓励。同时介绍有关癌症进展的信息，增强患者治疗的信心；指导患者保持乐观的生活态度，用积极的心态面对疾病，树立战胜疾病、延长生存期的信心。同时家人应尽可能多抽时间陪伴他们，多与患者交流，让患者感到自己被重视，生活在温暖和希望中，让其感受到在生命的最后阶段能得到亲人的关爱，从而有尊严地度过人生旅程的最后一段。

六、预防保健

应认识癌症发生的危险因素，采取健康的生活方式，防止癌症的发生。癌症发病原因复杂，但 80% 是由生活方式和环境所致。因此，健康的生活方式、良好的生活习惯是个人应对癌症最为有效的武器。

1. 合理膳食、均衡营养。饮食应低盐、低脂、富含纤维素及适量蛋白质，避免暴饮暴食，避免食用辛辣、刺激、油腻、过烫、腌制的食物。多食用谷物、蔬菜、水果和豆类食物。

2. 加强体育锻炼，增强体质，提高免疫力。保持健康体重，避免过度肥胖。

3. 生活要规律，避免熬夜，应戒烟限酒。吸烟对身体有百害而无一利，二手烟也应当避免。可适量饮酒，但应避免酗酒。

4. 避免接触砷、石棉、联苯胺等致癌物质，做好职业防护。

5. 一些与癌症发生密切相关的细菌（如幽门螺杆菌）、病毒（如人乳头状瘤病毒、肝炎病毒、EB 病毒等）是会传染的。通过保持个人卫生和健康生活方式、接种疫苗（如肝炎病毒疫苗、人乳头状瘤病毒疫苗）可以避免或降低相关感染风险，从而预防癌症的发生。

6. 保持良好的心态，劳逸结合，避免过度疲劳。

7. 每年应进行癌症筛查，尤其是有癌症家族史的人群，做到早发现、早诊断、早治疗，可提高癌症治愈率。

（刘　华）

第五章　社区老年人常见传染病的预防与护理

第一节　概　述

一、概念

传染病是由病原微生物（如朊粒、病毒、衣原体、立克次体、支原体、细菌、真菌、螺旋体）和寄生虫（如原虫、蠕虫、医学昆虫）感染人体后产生的有传染性、在一定条件下可造成流行的疾病。中华人民共和国成立后，在"预防为主"的卫生工作方针指引下，许多传染病已经被消灭或发病率已大幅度降低。但有些传染病如病毒性肝炎仍广泛存在，某些传染病如结核病的发病率又呈上升趋势，一些新的传染病如艾滋病、严重急性呼吸综合征（SARS）陆续被发现，对人民的身体健康造成极大危害。因此，防治传染病的任务仍然十分艰巨。

二、基本特征

（一）有病原体

每种传染病都是由特异性病原体所引起的，临床上检出病原体对明确诊断具有重要意义。

（二）有传染性

这是传染病与其他感染性疾病的主要区别，其传染强度与病原体种类、数量、毒力、易感者的免疫状态等有关。传染病患者具有传染性的时期称为传染期，是决定患者隔离期限的重要依据。

（三）有流行病学特征

1. 流行性

按传染病流行过程的强度和广度可分为以下几种。①散发：是指在一定地区内某传染病的发病率呈历年一般水平，各病例间在发病时间和地点方面无明显联系地散在发生。②流行：当某病发病率显著超过该病常年发病率水平或为散发发病率的数倍时称为流行。③大流行：当某病在一定时间内迅速传播，波及全国各地，甚至超出国界或洲界时称为大流行或世界性流行，如 2003 年的严重急性呼吸综合征（曾称传染性非典型肺炎）大流行、2009 年的甲型 H1N1 流感大流行。④暴发：指某一局部地区或单位，在短期内突然出现众多的同一种疾病的患者，如食物中毒等。

2. 地方性

地方性是指某些传染病或寄生虫病由于中间宿主的存在、地理条件、气温条件、人们生活习惯等原因，常局限于一定的地理范围内发生，如自然疫源性疾病、疟疾、血吸虫病、丝虫病及黑热病等。

3. 季节性

不少传染病的发病率每年都有一定的季节性，主要原因为气温的高低和昆虫媒介的有无。

4. 外来性

外来性指国内或地区内原来不存在，而从国外或外地通过外来人口或物品传入的传染病，如霍乱。

（四）感染后免疫

传染病痊愈后，人体对同一种传染病病原体及其产物都能产生特异性免疫，不同的传染病病后免疫状态有所不同，有的传染病患病后可终身免疫，有的还可再次感染。

三、流行过程的基本条件

传染病在人群中发生、发展和转归的过程称为传染病的流行过程。传染源、传播途径和人群易感性是构成流行过程的 3 个基本条件。

1. 传染源

传染源指体内有病原体生存、繁殖并能将病原体排出体外的人和其他动物，包括患者、隐性感染者、病原携带者及受感染的其他动物，患者是重要的传染源。

2. 传播途径

传播途径指病原体离开传染源后，经不同方式到达另一个易感染者所经过的途径。

（1）呼吸道传播　病原体存在于空气中的飞沫或气溶胶中，易感者吸入时被感染，如麻疹、白喉、结核病、禽流感和严重急性呼吸综合征等。

（2）消化道传播　病原体污染食物、水源或食具，易感者于进食时被感染，如伤寒、细菌性痢疾和霍乱等。

（3）接触传播　①直接接触：是指传染源与易感者直接接触所造成的传染，如狂犬病、化脓性感染；②间接接触：是指接触了被污染的各种物品、用具所致的传播，如肠道传染病。

（4）虫媒传播　被病原体感染的吸血节肢动物，如按蚊、人虱、硬蜱等，于叮咬时把病原体传给易感者，如流行性乙型脑炎、疟疾、斑疹伤寒等。

（5）血液、体液传播　病原体存在于携带者或患者的血液或体液中，通过应用血制品、分娩或性交等传播，如疟疾、乙肝、丙肝和艾滋病等。

（6）医源性感染　指在医疗工作中人为造成的某些传染病的传播。一类是指易感者在接受治疗、预防、检疫措施时，由于所用器械受医护人员或其他工作人员的手污染而引起的传播，如乙肝、丙肝、艾滋病等；另一类是药品或生物制品受污染而引起的传播。

3. 人群易感性

对某种传染病缺乏特异性免疫力的人称为易感者，易感者在某一特定人群中的比例决定该人群的易感性。当易感者在某一特定人群中的比例达到一定水平，若又有传染源和合适的传播途径时，则很容易发生该传染病流行。某些病后免疫力很巩固的传染病，经过一次流行之后，需经过一定时间当易感者的比例再次上升至一定水平时，才会发生另一次流行，这种现象称为传染病流行的周期性。在普遍推行人工主动免疫的情况下，可把某种传染病的易感者水平始终保持很低，从而阻止其流行周期性的发生。

四、临床特点

病程发展的阶段性：传染病从发生、发展至恢复多呈阶段性，一般分为 4 期。

1. 潜伏期

潜伏期是指从病原体侵入人体起至开始出现临床症状为止的时期。各种传染病的潜伏期不同，可为数小时、数天、数月甚至数年不等。每种传染病的潜伏期都有一个相对固定不变的限定时间（最长、最短），是确定传染病检疫期的重要依据，也为临床诊断提供了帮助。

2. 前驱期

从起病至症状明显开始为止的时期称为前驱期。该期在前驱期中的临床表现通常是非特异性的，如发热、头痛、全身不适、食欲不振等，一般持续 1～3 天。前驱期已具有传染性。起病急骤者可无前驱期。

3. 症状明显期

此期可出现该传染病特征性的症状和体征，如特征性皮疹、肝脾大、黄疸、脑膜刺激征等。病情由轻而重，逐渐或迅速达高峰。

4. 恢复期

机体免疫力增强至一定程度，体内病理生理过程基本终止，患者症状及体征基本消失，临床称为恢复期，多为痊愈。在此期间，患者体内可能还有残余病理或生化改变，病原体还未完全清除，其传染性还会持续一段时间。

五、预防

传染病的防治必须以预防为主，而且预防必须立足于社区。一般要求在疫情出现之前，采取措施加强传染病的经常性预防工作，针对传染病流行过程的 3 个基本环节，采取综合性预防措施。在疫情发生时，应积极采取有效措施，迅速控制和消灭疫情，以维护社区健康。

（一）管理传染源

1. 对患者的管理

应做到"五早"，即早发现、早诊断、早报告、早隔离、早治疗。

（1）疫情监测　设定传染病监测制度，提高监测预警能力。开展健康教育，提高群众对传染病的识别能力，有计划地进行健康体检对早发现、早诊断具有重要意义。

（2）疫情报告　社区卫生服务机构的人员要认真学习《中华人民共和国传染病防治法》《突发公共卫生事件应急条例》等法律、法规和传染病防治知识，熟练掌握传染病诊断、报告、隔离消毒及疫情处理的程序，切实增强传染病疫情报告意识，发现传染病病例要认真做好传染病登记，填写传染病报告卡，在规定时限内向相应疾病预防控制中心报告。在社区卫生服务机构设立传染病疫情报告员，传染病报告员接到临床医生的传染病报告后要进行核实诊断，认真做好记录，并及时上报区疾病预防控制中心。认真开展疫情主动监测工作，对门诊日志登记至少每 10 日开展一次疫情搜查，发现漏报的传染病病例，要及时进行补报。

严格执行传染病报告制度是早期发现传染病的重要措施，所有医务人员均为法定报告人。无论确诊或疑似传染病患者，还是病原携带者，一旦发现，必须在规定时限内，向有关部门报告疫情。2004 年 12 月 1 日起实施的《中华人民共和国传染病防治法》将传染病分为甲、乙、丙 3 类（表5 - 1）。甲类传染病属于强制管理的传染病，要求发现后 2 小时内向发病当地的卫生防疫机构报告；乙类传染病为严格管理的传染病，要求发现后 6小时内上报，但对严重急性呼吸综合征、炭疽中的肺炭疽和人感染高致病性禽流感 3 种乙类传染病，应按甲类传染病的管理要求上报，并采取相应的预防控制措施；丙类传染病为监测管理的传染病，可在发现后 24 小时内向当地疾病控制中心上报。

表 5 - 1　我国法定传染病的分类

分类	种类	疾病名称
甲类	2	鼠疫、霍乱
乙类	26	严重急性呼吸综合征、艾滋病、病毒性肝炎、脊髓灰质炎、人感染高致病性禽流感、麻疹、流行性出血热、狂犬病、流行性乙型脑炎、登革热、炭疽、细菌性和阿米巴性痢疾、肺结核、伤寒和副伤寒、流行性脑脊髓膜炎、百日咳、白喉、新生儿破伤风、猩红热、布鲁氏菌病、淋病、梅毒、钩端螺旋体病、血吸虫病、疟疾、新冠肺炎
丙类	11	流行性感冒、流行性腮腺炎、风疹、急性出血性结膜炎、麻风病、流行性和地方性斑疹伤寒、黑热病、棘球蚴病、丝虫病，以及除霍乱、细菌性和阿米巴痢疾、伤寒和副伤寒以外的感染性腹泻病、手足口病

2. 对病原携带者的管理

应尽可能地在人群中检出病原携带者，进行治疗、教育、调整工作岗位和随访观察。特别是对食品制作供销人员、炊事员、保育员，应做定期带菌检查，及时发现、及时治疗及调换工作。

3. 对接触者的管理

对传染病的接触者，应根据该种疾病的潜伏期，分别按具体情况采取检疫措施，密切观察，并适当做药物预防或预防接种。

4. 动物传染源的管理

根据动物所患的病种及其经济价值，予以隔离、治疗、杀灭或焚毁处理。在流行地区可通过对动物如家禽、家畜进行预防接种以降低发病率。

（二）切断传播途径

切断传播途径是以消灭被污染环境中的病原体及传递病原体的生物媒介为目的的措施。应根据传染病的不同传播途径，采取相应的措施，如消化道传染病重点应加强饮食卫生、个人卫生和粪便管理、保护水源、消灭苍蝇等措施；呼吸道传染病则要加强通风、空气消毒，提倡外出戴口罩，流行期间少去公共场所等；虫媒传染病以开展爱国卫生运动和防虫、杀虫、驱虫措施为主；血源性传染病应加强血源和血制品的管理，防止医源性传播。

（三）保护易感人群

保护易感人群的措施包括特异性和非特异性两个方面。

1. 非特异性保护易感人群的措施包括改善营养、锻炼身体和提高生活水平等，可提高机体的非特异性免疫力。在传染病流行期间，应保护好易感人群，避免其与患者接触。对有职业性感染可能的高危人群，及时给予预防性措施，一旦发生职业性接触，应立即进行有效的预防接种或服药。

2. 特异性保护易感人群的措施是指采取有重点有计划的预防接种，提高人群的特异性免疫水平。人工自动免疫是有计划地对易感者进行疫苗、菌苗类毒素的接种，使人体在 1～4 周内主动产生免疫力，维持数月至数年，免疫次数 1～3 次，主要用于预防传染病。人工被动免疫采用的是含特异性抗体的免疫血清，包括抗毒血清、人类免疫球蛋白等，给人体注射后免疫力立即出现，但持续时间仅 2～3 周，免疫次数多为 1 次，主要用于治疗某些外毒素引起的疾病，或与某些传染病患者接触后的应急措施。

预防接种对传染病的控制和消灭起着关键性作用。人类由于普遍接种牛痘疫苗，现已在全球范围内消灭了曾对人类危害很大的天花。由于我国在儿童中坚持实行计划免疫，全面推广脊髓灰质炎疫苗，目前我国已基本消灭脊髓灰质炎。2016 年发布的国家免疫规划疫苗儿童免疫程序，更新了新生儿和儿童需要接种的疫苗种类和接种顺序。

六、消毒与隔离

（一）消毒

消毒是用化学、物理、生物学的方法，杀灭或消除环境中的病原微生物的一系列方法，目的是切断传播途径，控制传染病的传播。

1. 消毒的种类

（1）预防性消毒　指虽未发现传染源，但对可能受病原体污染的场所、物品和人体所进行的消毒，如垃圾、粪便的无害化处理，饮用水及餐具的消毒等。

（2）疫源地消毒　指对目前存在或曾经存在传染源的地方进行的消毒。

疫源地消毒又可分为两类。①随时消毒：指对传染源的排泄物、分泌物及其所污染的物品随时进行消毒。②终末消毒：当患者出院、转院或死亡后，对其原居住场所进行的最后一次彻底的消毒，目的是杀灭由传染源排到外界环境中的病原体。

2. 常用消毒方法

（1）物理消毒法　是指利用物理因素清除或消灭病原体的方法，可分为两种。①热力灭菌法：包括煮沸消毒、高压蒸汽灭菌、预真空型压力蒸汽灭菌和脉动真空压力蒸汽灭菌、巴氏消毒法和干热灭菌法，其中高压蒸汽灭菌是医院最常用的消毒灭菌方法。②辐射消毒：分为非电离辐射（如紫外线、微波）消毒和电离辐射（如 γ 射线）消毒。

（2）化学消毒法　是指使用化学消毒剂杀灭病原体的方法。化学消毒剂包括含氯消毒剂、氧化消毒剂、醛类消毒剂、杂环类气体消毒剂、碘类消毒剂、醇类消毒剂及其他消毒剂。

（二）隔离

隔离是指将处于传染期间的传染病患者或病原携带者安置在指定的地方，集中进行治疗和护理，使其与健康人和非传染病患者分开，其目的在于控制传染源，防止医院内感染和传染病的扩散和蔓延。

2009 年卫生部发布的《医院隔离技术规范》规定了不同传播途径疾病的隔离和预防，在标准预防的基础上，将疾病分类隔离系统改为 3 种类型，即接触隔离、飞沫隔离、空气隔离，更新了某些按疾病隔离的内容，增加了耐甲氧西林金黄色葡萄球菌、耐万古霉素肠球菌等新出现的耐药性病原菌的隔离措施。

1. 隔离的种类和措施

（1）接触隔离　适用于经常接触传播的疾病，如肠道感染、多重耐药菌感染、皮肤感染等。

患者的隔离措施：①限制活动范围。②减少转运，如需转运，应采取有效措施，减少对其他患者、医务人员和环境表面的污染。

医务人员的防护措施：①接触隔离患者的血液、体液、分泌物、排泄物时，应戴手套；离开隔离病室前和接触污染物品后，应摘除手套并洗手和（或）手消毒，手上有伤口时应戴双层手套。②进入隔离病室，进行可能污染工作服的操作时，应穿隔离衣；离开病室前，脱下隔离衣，按要求悬挂，每天更换清洗与消毒；若使用一次性隔离衣，用后按医疗废物管理要求进行处置。接触甲类传染病应按要求穿防护服，离开病室前，脱去防护服，防护服按医疗废物管理要求进行处置。

（2）飞沫隔离 适用于经飞沫传播的疾病，如麻疹、百日咳和流行性脑脊髓膜炎等呼吸道传染病。

患者的隔离措施：①在遵循隔离原则的基础上，应限制患者的活动范围，减少转运。当必须转运时，医务人员应注意加强防护。②病情允许时，应戴外科口罩，并定期更换。③患者之间、患者与探视者之间相隔距离应在1m以上，探视者应戴外科口罩。④病房加强通风或进行空气消毒。

医务人员的防护措施：①应严格按照区域流程，在不同的区域穿戴不同的防护用品，离开时按要求摘脱，并正确处理使用过的物品。②与患者近距离（1m以内）接触，应戴帽子及医用防护口罩；进行可能产生喷溅的诊疗操作时，应戴护目镜或防护面罩，穿防护服；当接触患者及其血液、体液、分泌物、排泄物时应戴手套。

（3）空气隔离 适用于经空气传播的疾病，如肺结核、水痘等，在标准预防的基础上，还应采用空气传播的隔离与预防。

患者的隔离措施：①无条件收治时，应尽快将其转送至有条件收治呼吸道传染病的医疗机构，并注意转运过程中医务人员的防护。②当病情允许时，应戴外科口罩，定期更换，并限制其活动范围。③应严格进行空气消毒。

医务人员的防护措施：①应严格按照区域流程，在不同的区域穿戴不同的防护用品，离开时按要求摘脱，并正确处理使用过的物品。②进入确诊或可疑传染病患者病房时，应戴帽子及医用防护口罩；进行可能产生喷溅的诊疗操作时，应戴护目镜或防护面罩，穿防护服，当接触患者及其血液、体液、分泌物、排泄物时应戴手套。

（三）社区医护人员的个人防护

近年来，医护人员的职业暴露问题越来越引起人们的关注，一旦出现院内感染，不但威胁到医护人员自身的安全及健康，而且还可能成为新的传染源，造成医护人员之间、医患之间的相互交叉感染。因此，在消除传染源或污染源、切断传播途径的同时，医护人员的个人防护对预防院内感染也十分重要。

1. 洗手

与患者或污染物接触后应彻底清洗双手，以防止传递病原体。在接触患者前后，接触患者分泌物、排泄物后，进出隔离病房，穿戴防护用品或脱去后；在同一患者身上由污染操作转为清洁操作时，戴手套与脱手套前、后，均应进行洗手。

2. 戴手套

戴手套是预防经"手"感染的另一个有效方法。下列情况时必须戴手套：①可能会接触患者血液、体液、分泌物、排泄物及污染物的操作。②在采血、静脉穿刺、伤口换药、处理被血液污染的器械和持血液标本等时。③医务人员手上有伤口时。在进行操作过程中，手套破损后应立即更换，脱手套后仍须立即彻底洗手。

3. 穿隔离衣

①在可能接触有传染性的分泌物、渗出物时或进入隔离室的所有人员都必须穿隔离衣。②隔离衣潮湿后应立即更换。脱隔离衣时应将污染面向里，然后放在污衣袋内，做上隔离标记，运送到洗衣房进行消毒、清洁处理。③穿脱清洁隔离衣应规范操作。

4. 戴口罩、护目镜和面罩

为了避免吸入气溶胶和防止患者的体液、血液等传染性物质溅入医护人员眼睛、口腔及鼻腔内，医护人员应戴口罩、面罩及护目镜。

5. 污染物品、标本和废物的处理

①锐器物处理：用过的针头或其他锐器应及时放入专门的容器内，操作后要亲自处置。②血标本处理：手持化验标本时应戴手套。化验标本应放在带盖的试管内，再放到密封的容器内送检，送检时应防止标本溢出。③血渍清理：先用1:10的漂白粉水浸润血渍15～30分钟，再戴手套用抹布擦拭，擦后立即彻底洗手。④医疗废物的处理：所有废弃的医疗用品都应放在有生物危害标记的专门容器内，送往规定地点进行焚烧处理。

6. 针刺伤的防护

安全处理使用过的针头，严格遵守临床废弃垃圾管理规定。一旦发生针刺伤，应立即挤出少量血液，用流动水冲洗，再用碘酒、乙醇消毒后包扎伤口，并及时进行相关病毒血清检查。若被传染病患者血污染的针头刺伤，应立即采取有关的预防治疗措施，并随访观察，必要时注射疫苗和（或）特异性的免疫球蛋白。

7. 疫苗接种

如预防乙型肝炎病毒（HBV）感染最有效的措施是接种乙肝疫苗。

第二节　流行性感冒的预防与护理

一、概述

流行性感冒简称流感，是由流感病毒引起的急性呼吸道传染病。流感病毒的传染性强，主要是通过呼吸道传播，流感病毒特别是甲型流感病毒易发生变异，人群普遍易感，发病率高，已多次引起全世界的暴发流行。临床特点为上呼吸道卡他症状较轻，而高热、头痛、乏力等全身中毒症状较重。在慢性病患者和老年人中可引起严重并发症。

二、流行病学

1. 传染源

患者和隐性感染者是本病的主要传染源。症状出现前 2 天到症状出现后大约 1 周均可传播流感病毒，儿童达 10 天或更长时间，以病初 2～3 天的传染性最强。

2. 传播途径

流感病毒主要经飞沫传播。病毒随咳嗽、打喷嚏、说话所致飞沫传播，也可通过病毒污染的茶具、食具、毛巾等间接传播。

3. 人群易感性

人群普遍易感，感染后对同一亚型会获得一定程度的免疫力，同型免疫力通常不超过 1 年，不同亚型间无交叉免疫性。病毒变异后，人群重新易感，故可反复发病。

4. 流行特征

流感常突然发生，迅速蔓延，发病率高和流行过程短是流感的流行特征。流行往往沿交通线传播，从大城市向中小城市、农村扩散。以冬春季节为多。大流行的发生与下列 4 种因素有关：①潜伏期短，仅 1~2 天；②流感病毒具有较强传染性，易发生变异；③以呼吸道空气飞沫传播为主要方式；④感染后免疫力持续时间短且各型及各亚型之间无交叉免疫性。大流行主要由甲型流感病毒引起。一般每 10~15 年可发生一次世界性大流行，每 2~3 年可有一次小流行。乙型流感多呈局部流行或散发，亦可大流行。丙型一般只引起散发。

三、临床表现

潜伏期为 1~3 天，最短为数小时，最长可达 4 日。流感的症状通常较普通感冒重，在临床上可分为单纯型、胃肠型、肺炎型和中毒型四种表现类型。

1. 单纯型

起病急，主要表现为高热、寒战、头痛、乏力、食欲减退、全身肌肉酸痛等全身中毒症状，上呼吸道卡他症状相对较轻或不明显，少数病例可有咳嗽、鼻塞、流涕、咽干咽痛、声嘶等上呼吸道症状。体温 1~2 天达高峰，3~4 天后逐渐下降，热退后全身症状好转，乏力可持续 1~2 周，上呼吸道症状持续数日后消失。此型最为常见，预后良好。

2. 胃肠型

主要症状为呕吐、腹泻、腹痛、食欲下降等，较少见，一般多发生于儿童。

3. 肺炎型

患者可表现为高热不退、气急、发绀、咯血、极度疲乏等症状，甚至呼吸衰竭。此型少见，主要发生于婴幼儿、老年人、孕妇、慢性心肺疾病患者和免疫功能低下者。病初与单纯型流感相似，1~2 天后病情加重。查体双肺呼吸音低，满布湿啰音，但无实变体征。痰液中可分离到流感病毒。使用抗菌药物治疗无效。本型病死率高，最后多因呼吸及循环衰竭于 5~10

天内死亡。

4. 中毒型

有全身毒血症表现，可有高热或明显的神经系统和心血管系统受损表现，晚期亦可出现中毒型心肌损害，严重者可出现休克、弥散性血管内凝血（DIC）、循环衰竭等。病死率较高，预后不良，极少见。

四、辅助检查

1. 血常规

白细胞总数正常或降低，淋巴细胞相对升高。若合并细菌感染，白细胞总数与中性粒细胞百分比升高。

2. 血清学检查

应用血凝抑制试验或补体结合试验等测定急性期和恢复期血清中抗体，如有 4 倍以上升高或单次检测抗体滴度 >1:80，则有诊断意义。

3. 病原学检查

（1）病毒分离　在疾病的第 2～3 天，可从鼻咽部、气管分泌物中直接分离流感病毒。上呼吸道标本应在发病 3 天内留取，下呼吸道标本可随时留取。

（2）蛋白水平检查　采用鼻甲黏膜印片或荧光抗体技术检测病毒抗原，但其敏感性及特异性尚不理想。

（3）核酸检测　用普通反转录聚合酶链反应（RT－PCR）直接检测患者上呼吸道分泌物中的病毒 RNA。该检测方法快速、敏感且特异性高。

五、护理要点

1. 一般护理

（1）隔离　按照呼吸道隔离要求，隔离患者 1 周或至主要症状消失。轻症患者可自行居家隔离，避免与他人密切接触，如外出需戴口罩。

（2）休息与活动　急性期应卧床休息，协助患者做好生活护理；保持环境清洁和通风；尽量减少到人群密集场所活动，避免接触呼吸道感染者。

（3）饮食护理　发热期应多饮水，给予易消化、富含维生素的流质或半流质饮食。伴呕吐或腹泻严重者，应适当增加静脉营养的供给。

2. 病情观察

观察患者的生命体征，有无高热不退、呼吸急促、发绀、血氧饱和度下降；观察有无咳嗽、咳痰，咳嗽的性质、时间、诱因、节律、音色，痰液的性状、量等。

3. 对症护理

（1）患者有咳嗽、咳痰、胸闷、气急、发绀等肺炎症状时，应协助其取半卧位，予以吸氧，必要时吸痰，并报告医生及时处理。必要时，予以呼吸机辅助呼吸。

（2）采取有效的降温措施，通常应用物理降温方法，如用冰帽、冰袋冷敷大动脉走行处；对高热伴寒战、四肢厥冷的患者采用 32～35℃的温水擦浴。降温时应注意：①冷敷时，避免持续长时间冷敷在同一部位，以防局部冻伤；②注意周围循环情况，如有脉搏细速、面色苍白、四肢厥冷表现的患者，禁用冷敷和酒精擦浴；③全身发疹或有出血倾向的患者禁忌酒精擦浴；④应用药物降温时，注意不可在短时间内将体温降得过低，以免大汗导致虚脱。

4. 治疗护理

由于个体存在差异，应在医生指导下充分结合患者个人情况选择合适的药物，并密切观察用药后的疗效和不良反应。金刚烷胺有一定的中枢神经系统不良反应，如头晕、嗜睡、失眠和共济失调等，老年人及有血管硬化者，孕妇及有癫痫病史者禁用。

六、预防

1. 管理传染源

隔离患者，可在病后 1 周或退热后 2 日解除隔离，疑似患者进行适当隔离与治疗，减少大型集会与集体活动。

2. 切断传播途径

流行期在公共场所及室内应加强通风与环境消毒，可选用漂白粉或其他消毒液喷洒消毒。

3. 保护易感人群

接近患者时应当戴口罩，避免密切接触，注意个人防护。对易感人群及尚未发病者，可给予疫苗及金刚烷胺、奥司他韦等药物预防，但是药物预防不能代替疫苗接种。

目前，预防人类流感的最有效的方法仍是疫苗接种，这也是预防流感的基本措施。我国目前使用全病毒灭活疫苗、裂解疫苗和亚单位疫苗，均有很好的免疫原性及安全性。

第三节　新型冠状病毒肺炎的预防与护理

一、概述

新型冠状病毒肺炎是一种急性感染性肺炎，其病原体是一种先前未在人类中发现的新型冠状病毒，即 2019 新型冠状病毒（简称新冠病毒）。新冠病毒可在复制过程中不断适应宿主而产生突变。2020 年 2 月 7 日，国家卫健委决定将"新型冠状病毒感染的肺炎"命名为"新型冠状病毒肺炎"，简称"新冠肺炎"。2 月 11 日，WHO 将其命名为 Corona Virus Disease 2019（COVID – 19）。

患者初始症状多为发热、乏力和干咳，并逐渐出现呼吸困难等严重表现，部分患者以嗅觉、味觉减退或丧失等为首发症状。多数患者预后良好，部分严重病例可出现急性呼吸窘迫综合征或脓毒症休克，甚至死亡。目前，缺乏针对病原体的有效抗病毒药物，以隔离治疗、对症支持治疗为主。

二、流行病学

1. 传染源

本病传染源主要是新型冠状病毒感染的患者和无症状感染者。潜伏期具有传染性，也可能成为传染源。

2. 传播途径

经呼吸道飞沫和密切接触传播是本病的主要传播途径。接触病毒污染的物品也可造成感染。在相对封闭的环境中长时间暴露于高浓度气溶胶情况下，存在经气溶胶传播的可能。由于在粪便、尿液中可分离到新型冠状病毒，故应注意其对环境污染造成接触传播或气溶胶传播。

3. 易感人群

人群普遍易感。感染后或接种新型冠状病毒疫苗后可获得一定的免疫力，但持续时间尚不明确。

三、临床表现

新冠肺炎患者以发热、干咳、乏力为主要表现，少数患者在感染新型冠状病毒后可无明显临床症状。临床分型不同，其表现也不同。

轻型患者可表现为低热、轻微乏力、嗅觉及味觉障碍等，无肺炎表现。重症患者多在发病一周后出现呼吸困难和（或）低氧血症，严重者可快速进展为急性呼吸窘迫综合征、脓毒症休克、难以纠正的代谢性酸中毒和出凝血功能障碍及多器官功能衰竭等，极少数患者还可有中枢神经系统受累及肢端缺血性坏死等表现。

除上述症状之外，还可出现多系统表现：

1. 嗅觉、味觉改变

部分患者以嗅觉、味觉减退或丧失等为首发症状，WHO 将嗅觉或味觉丧失列为新型冠状病毒感染的新症状。嗅觉丧失是一种潜在的筛查症状，有助于发现疑似病例或指导检疫防护。因此，建议将新发、突发的嗅觉丧失患者视为新型冠状病毒的潜在感染者。

2. 消化系统症状

新冠肺炎相关消化系统症状可表现为食欲下降、恶心、呕吐、腹泻、腹痛、肝酶异常等，重症患者可出现消化道出血。其中以腹泻最为多见，腹泻次数、持续时间及严重程度报道不一。有文献报道指出，腹泻可作为预测重症患者的独立危险因素。新型冠状病毒感染者可表现出多种消化系统症状，甚至可作为首发症状，这需要引起医务工作者的高度重视，以便及早识别，并做好相应的防护、消毒工作。

3. 眼部症状

患者可有眼部症状，主要表现为结膜炎。新型冠状病毒感染者的主要眼部症状为眼痛、眼痒、异物感、流泪、眼分泌物多，主要表现为结膜充血、结膜水肿。眼部症状可出现在发热或呼吸道症状前 1~7 天，也可出现在发热等症状后。

4. 神经系统症状

新冠肺炎患者虽然主要以呼吸系统症状为主要表现，但在疾病进程中可伴随多种神经系统症状，部分患者甚至以神经系统症状为首发症状，而没有典型的呼吸道症状。

重症新冠肺炎患者更易发生缺血性脑卒中，而脑卒中的发生可能会进一步导致这些患者的不良预后，部分患者可死于脑卒中。

部分新冠肺炎患者的脑电图可表现为异常癫痫样放电或慢波活动，当新冠肺炎患者出现不明原因的意识障碍、混乱或精神状态改变、觉醒障碍和异常的阵发性运动（肌阵挛）时，脑电图可作为辅助诊断的一部分，以协助明确病因。

新型冠状病毒感染诱发的吉兰－巴雷综合征可表现为急性炎性脱髓鞘性多发性神经病（AIDP）、急性运动轴索性神经病和以急性呼吸肌麻痹、步态共济失调和腱反射减弱为特征的米勒－费希尔（Miller－Fisher）综合征等。

5. 皮肤表现

主要好发于躯干和四肢。在新冠肺炎早期皮肤表现中，红斑、丘疹是最常见的表现，其次是丘疱疹和血管病变，包括瘀点、瘀斑、紫癜、冻疮外观与雷诺现象等。此外，还可以表现为水痘样疹甚至鳞屑性皮疹等。

重型病例或晚期病例中最突出的现象是"COVID 趾"，即冻疮样病变，好发于肢端，皮损最初为淡红色斑丘疹，类似于冻疮。1 周左右，皮损颜色逐渐加深变为紫色，可自行缓解，患指（趾）无雷诺现象。其他表现还有口腔溃疡，伴有牙龈炎和水疱。

四、辅助检查

1. 一般检查

发病早期外周血白细胞总数正常或减少，可见淋巴细胞计数减少；多数患者 C 反应蛋白升高和血沉加快，降钙素原正常。重型、危重型患者可见 D－二聚体升高、外周血淋巴细胞进行性减少、炎症因子升高。

2. 病原学及血清学检查

（1）病原学检查　采用 RT－PCR 和（或）二代测序（NGS）方法在鼻咽拭子、痰和其他下呼吸道分泌物、血液、粪便、尿液等标本中可检测出新型冠状病毒核酸。检测下呼吸道标本（痰或气道抽取物）更加准确。

（2）血清学检查　新型冠状病毒特异性 IgM 抗体、IgG 抗体阳性，发病 1 周内阳性率较低。一般不单独以血清学检测作为诊断依据，需结合流行病学史、临床表现和基础疾病等情况进行综合判断。

3. 影像学检查

早期呈现多发小斑片影及间质改变，以肺外带明显。进而发展为双肺多发磨玻璃影、浸润影，严重者可出现肺实变，胸腔积液少见。

五、护理要点

1. 一般护理

（1）隔离　新冠肺炎存在家庭聚集现象，出现疑似症状时应及时至传染科就诊，需要在具备有效隔离条件和防护条件的医院隔离治疗。

（2）休息与活动　保证充足睡眠、注意休息、避免熬夜。重症患者应当接受鼻导管或面罩吸氧。

（3）饮食护理　注意营养、避免偏食、保证摄入食物多样化，尤其是新鲜蔬菜、水果等；保证充足蛋白质，主要摄入优质蛋白质，如瘦肉、鱼、虾、蛋、大豆等；保证充足的饮水量，每天 1500～2000ml；不食用野生动物（即野味），禽、肉、蛋要充分煮熟后食用；养成良好的饮食习惯，按时按量用餐，避免暴饮暴食。

2. 病情监测

注意监测体温，如有发热、乏力、咳嗽等症状应及时就诊。建议在出院后第 2 周、第 4 周到医院随访、复诊。

3. 采取有效降温措施

通常应用物理降温方法，如用冰帽、冰袋冷敷头部或大动脉走行处，可有效降低头部温度；对高热伴寒战、四肢厥冷的患者采用 32～35℃ 的温水擦浴。降温时应注意：①冷敷时，避免持续长时间冰敷在同一部位，以防局部冻伤；②注意周围循环情况，如有脉搏细速、面色苍白、四肢厥冷表现的患者，禁用冷敷和酒精擦浴；③全身发疹或有出血倾向的患者禁忌酒精擦浴；④应用药物降温时，注意不可在短时间内将体温降得过低，以免大汗导致虚脱。

4. 治疗护理

由于个体存在差异，应在医生指导下充分结合患者个人情况选择最合适的药物。避免盲目或不恰当地使用抗菌药物，尤其是联合使用广谱抗菌药物。继发细菌感染时，建议根据药敏试验结果选用抗菌药物。

六、预防

1. 管理传染源

出现呼吸道症状时应及时到发热门诊就医。近期去过高风险地区或与确诊、疑似病例有接触史的，应主动进行新型冠状病毒核酸检测。

2. 切断传播途径

居室及公共场所保持清洁，勤开窗，可选用消毒液喷洒消毒。

3. 保护易感人群

尽量减少外出，不要去人群聚集场所；外出前往公共场所、就医和乘坐交通工具时，佩戴医用外科口罩或 N95 口罩；不要接触、购买和食用野生动物；注意手卫生，勤洗手，使用洗手液或肥皂，用流动水洗手，或使用含酒精成分的免洗洗手液；注意多喝水、多休息、避免熬夜、适度运动，以提高个体免疫力。

目前，预防新型冠状病毒肺炎的最有效的方法仍是疫苗接种，它也是预防新冠肺炎的基本措施。我国目前使用三种灭活疫苗、一种腺病毒载体疫苗和一种重组蛋白疫苗，均有很好的免疫原性及安全性。

第四节　结核病的预防与护理

一、概述

结核病是由结核分枝杆菌引起的，累及全身多个脏器，其中以肺结核最为常见，占各器官结核病总数的 80% ～ 90%，是最主要的结核病类型。痰中排菌者被称为传染性肺结核病，除少数可急起发病外，临床上多呈慢性过程。

二、流行病学

1. 传染源

开放性肺结核患者的排菌是结核的主要传染源。

2. 传播途径

主要为患者与健康人之间经空气传播。患者咳嗽排出的结核分枝杆菌悬浮在飞沫核中,当被其他人吸入后即可引起感染。其他途径如饮用带菌牛奶经消化道感染,患病孕妇经胎盘引起母婴间传播,经皮肤伤口感染和上呼吸道直接传播均极罕见。

3. 易感人群

生活贫困、居住拥挤、营养不良等因素是社会经济落后地区人群结核病高发的原因。免疫抑制状态患者尤其好发结核病。

三、临床表现

感染后结核菌可向全身传播,可累及肺脏、胸膜以及肺外器官。免疫功能正常的宿主往往将病灶局限在肺部或其他单一的脏器,而免疫功能较弱的宿主往往可发生播散性结核病或者累及多脏器。除结核病患者外,一般人群中的结核病约80%的病例表现为肺结核,15%表现为肺外结核,而5%则两者均累及。

(一)肺结核的症状和体征

1. 全身症状

发热为肺结核最常见的全身毒性症状,多数为长期低热,每于午后或傍晚开始,次晨降至正常,可伴有倦怠乏力、夜间盗汗,或无明显自觉不适。有的患者表现为体温不稳定,于轻微劳动后体温略见升高,休息半小时以上仍难平复;妇女于月经期前体温增高,月经后亦不能迅速恢复正常。当病灶急剧进展扩散时则出现高热,呈稽留热或弛张热,可有畏寒的表现,但很少出现寒战。

2. 呼吸系统症状

浸润性病灶咳嗽轻微,干咳或仅有少量黏液痰。有空洞形成时痰量增加，若伴继发感染，痰呈脓性。合并支气管结核则咳嗽加剧，可出现刺激性呛咳，伴局限性哮鸣或喘鸣。1/3～1/2 的患者在不同病期有咯血。此外，重度毒血症状和高热可引起气急，广泛肺组织破坏、胸膜增厚和肺气肿时也常发生气急，严重者可并发肺心病和心肺功能不全。

3. 体征

体征取决于病变性质、部位、范围或程度。粟粒性肺结核偶可并发急性呼吸窘迫综合征，表现为严重呼吸困难和顽固性低氧血症。病灶为以渗出型病变为主的肺实变且范围较广或干酪性肺炎时，叩诊呈浊音，听诊闻及支气管呼吸音和细湿啰音。继发性肺结核好发于上叶尖后段，故于肩胛间区闻及细湿啰音有较大提示性诊断价值。空洞性病变位置浅表而引流支气管通畅时有支气管呼吸音或伴湿啰音；巨大空洞可闻带金属调空瓮音。慢性纤维空洞性肺结核的体征有患侧胸廓塌陷、气管和纵隔移位、叩诊呈浊音、听诊呼吸音减弱或闻及湿啰音，以及肺气肿征象。支气管结核患者可闻及局限性哮鸣音，于呼气或咳嗽末较为明显。

（二）肺外结核的临床类型和表现

肺结核是结核病的主要类型，此外其他如淋巴结结核、骨关节结核、消化系统结核、泌尿系统结核、生殖系统结核以及中枢神经系统结核构成了整个结核病的疾病谱。腹腔内结核病变，包括肠结核、肠系膜淋巴结结核及输卵管结核等，在发展过程中往往涉及邻近腹膜而导致局限性腹膜炎。肾结核则占肺外结核的 15%，系结核分枝杆菌由肺部等原发病灶经血行播散至肾脏所引起，起病较为隐匿，多在原发性结核感染后 5～20 年才发病。多见于成年人，儿童少见。女性生殖器结核则可在出现不明原因月经异常、不孕等情况下被发现。结核性脑膜炎则可表现头痛、喷射性呕吐、意识障碍等中枢神经系统感染症状。总之，结核病是一种全身性疾病，肺结核仍是结核病的主要类型，但其他系统的结核病亦不能忽视。

四、辅助检查

1. 影像学检查

（1）X 线检查　是诊断结核病的必要手段，可发现早期轻微的结核病变。

（2）CT 能提高分辨率，对病变处的细微特征进行评价，效果优于 X 线检查。

（3）MRI 及增强 MRI 有助于早期诊断，尤其是诊断骨关节结核与结核性脑膜炎时，比其他检查方法更加敏感，在肾结核、骨关节结核、结核性脑膜炎等多种结核的诊断中具有重要意义。

2. 病原学检查

（1）痰结核分枝杆菌检查 是确诊肺结核的主要方法，也是制订化疗方案和评价治疗效果的主要依据。主要包括痰标本的收集、痰涂片检查、结核分枝杆菌培养及结核杆菌核酸检测（为结核病诊断的金标准）、药物敏感性测定及耐药基因分析等。

（2）尿液培养 有助于泌尿系统结核的诊断。

（3）脓或关节液涂片镜检 有助于骨与关节结核的诊断。

（4）腰椎穿刺 可明确是否有中枢神经系统结核。

3. 免疫学检查

结核菌素试验（纯蛋白衍化物，简写为 PPD）常作为结核感染的流行病学指标，也是卡介苗接种效果的验证指标，但其对成人结核病的诊断意义不大。结核菌素试验对婴幼儿的诊断价值较成人大，因年龄越小，自然感染率越低。结核菌素试验阴性除提示没有结核菌感染外，还见于初染结核菌 4~8 周内，机体变态反应尚未充分建立；机体免疫功能低下或受抑制时，如严重营养不良、重症结核、肿瘤、人类免疫缺陷病毒（HIV）感染、使用糖皮质激素及免疫抑制剂等情况下，结核菌素反应也可暂时消失，待病情好转，结核菌素试验又会转为阳性反应。

4. 纤维支气管镜检查

纤维支气管镜检查对支气管结核的诊断有重要价值，也可取肺内病灶进行活检，提供病理学诊断依据。

五、护理要点

1. 一般护理

（1）休息与活动 肺结核患者症状明显，有咯血、高热等严重结核病毒性症状，或结核性胸膜炎伴大量胸腔积液者，应卧床休息。恢复期可适当增加户外活动。轻症患者应避免劳累和重体力劳动，保证充足的睡眠和休息，劳逸结合。有效抗结核治疗4周以上且痰涂片证实无传染性或传染性极低的患者，应恢复正常的家庭和社会生活，可减轻患者的社会隔离感和焦虑情绪。

（2）饮食护理　结核病是一种慢性消耗性疾病，宜给予高热量、高蛋白、富含维生素和易消化饮食，食欲减退者可少量多餐，忌烟酒及辛辣刺激的食物；多进食新鲜的蔬菜和水果补充维生素；肠结核、结核性腹膜炎等腹泻明显的患者应少食乳制品及富含脂肪和粗纤维的食物，以免加快肠蠕动；对于严重营养不良的患者，应协助医生进行静脉营养治疗，以满足机体的代谢需要。

2. 病情观察

观察有无咳嗽、咳痰、咯血、胸痛，痰液的量、性状，有无腹痛，腹痛的部位、性质及伴随症状，并定期复查胸片、肝肾功能。

3. 对症护理

（1）正确留取痰标本的方法　肺结核患者有间断且不均匀排菌的特点，故需多次查痰，应指导患者正确留取痰标本的方法，复诊患者应每次送检2份痰标本（夜间痰和清晨痰）。

（2）缓解腹痛的方法　①非药物缓解疼痛：指导式想象、深呼吸、冥想、音乐疗法等；局部热疗法，可应用热水袋热敷，从而解除肌肉痉挛而达到止痛效果；针灸止痛。②药物止痛：根据病情、疼痛性质和程度选择性给药。

4. 治疗护理

抗结核化疗对控制结核病起决定性作用，护士应向患者及家属反复强调化疗的重要性及意义，督促患者按医嘱服药，坚持完成规则、全程化疗，以提高治愈率、减少复发；向患者说明化疗药的目的、疗程、可能出现的不良反应及表现，督促患者定期检查肝功能及听力情况，如出现巩膜黄染、肝区疼痛、胃肠不适、眩晕、耳鸣等不良反应，要及时与医生联系，不要自行停药，大部分不良反应经相应处理可以消除。

5. 心理护理

因本病病程较长，患者可出现多种多样的情绪上的变化，护士及家属应主动了解患者的心理状态，关键是组织好患者的生活，指导帮助患者做到情绪上的自我节制。初发病患者对疾病感到害怕，复发患者又担心不能治愈，而悲观失望，护士应该用良好的神态和语言，使患者得到心理上的满足，对初发病患者要以安抚为主，对复发患者则着重于鼓励，增强其战胜疾病的信心。

六、预防

1. 控制传染源

控制传染源的关键是早期发现和彻底治愈肺结核患者。肺结核病程长、易复发和具有传染性，必须长期随访。对确诊的结核患者，应及时转至结核病防治机构进行统一管理，并实行全程督导短程化学治疗（DOTS）。

2. 切断传播途径

（1）勤开窗通风，保持室内空气清新，可有效降低结核病传播。痰涂片阳性肺结核患者住院治疗时需进行呼吸道隔离，每天用紫外线消毒病室。

（2）结核菌主要通过呼吸道传播，患者咳嗽或打喷嚏时应用双层纸巾遮掩；不随地吐痰，痰液应吐入带盖的容器内，或吐入纸巾中焚烧处理；接触痰液后用流动水清洗双手。

（3）餐具煮沸消毒或用消毒液浸泡消毒，同桌共餐时使用公筷，以防传染。

（4）衣物、书籍等污染物可在烈日下暴晒进行杀菌。

3. 保护易感人群

接种疫苗：卡介苗是一种无毒的牛型结核菌活菌疫苗，接种后可使未受过结核菌感染者获得对结核病的特异性免疫力。化学药物预防：对于高危人群，如与痰涂片检查阳性肺结核患者有密切接触且结核菌素试验强阳性者、HIV 感染者、长期使用糖皮质激素及免疫抑制剂者、糖尿病患者等，可以服用异烟肼和（或）利福平以预防发病。

第五节　细菌性痢疾的预防与护理

一、概述

细菌性痢疾，简称菌痢，是由志贺菌引起的肠道传染病。菌痢主要通过消化道传播，终年散发，夏秋季可引起流行。其主要病理变化为直肠、乙状结肠的炎症与溃疡，主要表现为腹痛、腹泻、排黏液脓血便以及里急后重等，可伴有发热及全身毒血症状，严重者可出现感染性休克和（或）中毒性脑病。由于志贺菌各组及各血清型之间无交叉免疫，且病后免疫力差，故可反复感染。一般为急性，少数迁延成慢性。

二、流行病学

1. 传染源

传染源包括急、慢性菌痢患者和带菌者。非典型患者、慢性菌痢患者及无症状带菌者由于症状不典型而容易误诊或漏诊，在流行病学中具有重要意义。

2. 传播途径

本病主要经粪－口途径传播。志贺菌随患者粪便排出后，通过手、苍蝇、食物和水，经口感染。另外，还可通过生活接触传播，即接触患者或带菌者的生活用具而感染。

3. 易感人群

人群普遍易感。病后可获得一定的免疫力，但持续时间短，不同菌群及血清型间无交叉保护性免疫，易反复感染。

4. 流性特征

菌痢主要集中发生在发展中国家，尤其是医疗条件差且水源不安全的地区。全球每年志贺菌感染人次估计为 1.67 亿，其中绝大部分在发展中国家。

我国目前菌痢的发病率仍显著高于发达国家，但总体看发病率呈逐年下降的趋势。各地菌痢发生率差异不大，终年散发，有明显的季节性。

三、临床表现

潜伏期一般为 1~4 天，短者数小时，长者可达 7 天。根据病程长短和病情轻重可以分为下列各型。

1. 普通型（典型）

起病急，有畏寒、发热，体温可达 39℃ 以上，伴头痛、乏力、食欲减退，并出现腹痛、腹泻，多先为稀水样便，每天排便 10 余次至数十次，便量少，1~2 天后转为黏液脓血便，伴有里急后重，还常伴肠鸣音亢进、左下腹压痛。自然病程为 1~2 周，多数可自行恢复，少数转为慢性。

2. 轻型（非典型）

全身毒血症状轻微，可无发热或仅低热。表现为急性腹泻，每天排便 3~5 次，稀便或糊状，有轻微腹痛及左下腹压痛，里急后重较轻或缺如。病程短，1 周左右可自愈，少数转为慢性。

3. 重型

重型多见于年老、体弱、营养不良的患者，急起发热，腹泻每天 30 次以上，为稀水脓血便，偶尔排出片状假膜，甚至大便失禁，腹痛、里急后重明显。后期可出现严重腹胀及中毒性肠麻痹，常伴呕吐，严重失水可引起外周循环衰竭。部分病例以中毒性休克为突出表现者，则体温不升，常有酸中毒和水、电解质紊乱，少数患者可出现心肾功能不全。

4. 中毒性菌痢

中毒性菌痢以 2~7 岁儿童为多见，成人偶有发生。起病急骤，突发畏寒高热，病势凶险，全身中毒症状严重，精神萎靡，频发惊厥，迅速发生循环和（或）呼吸衰竭，肠道症状轻，但生理盐水灌肠或直肠拭子取标本镜检，可发现大量脓细胞和红细胞。

5. 慢性菌痢

菌痢反复发作或迁延不愈达 2 个月以上者，即为慢性菌痢。根据临床表现可分为以下 3 型：

（1）慢性迁延型　急性菌痢发作后，迁延不愈，时轻时重。长期腹泻可导致营养不良、贫血、乏力等。

（2）急性发作型　有慢性菌痢史，间隔一段时间又出现急性菌痢的表现，但发热等全身毒血症状不明显。

（3）慢性隐匿型　有急性菌痢史，无明显临床症状，但粪便培养可检出志贺菌，结肠镜检可发现黏膜炎症或溃疡等病变。

四、辅助检查

1. 血常规

急性菌痢白细胞总数可轻至中度升高，以中性粒细胞为主，可达（10～30）×10^9/L，慢性患者可有贫血表现。

2. 粪常规

粪便外观多为黏液脓血便，镜检可见白细胞（≥15个/高倍视野）、脓细胞和少数红细胞。

3. 细菌培养

粪便培养出痢疾杆菌可以确诊。在使用抗菌药物前采集新鲜标本，取脓血部分及时送检和早期多次送检均有助于提高细菌培养阳性率。

五、护理要点

1. 一般护理

（1）隔离　严格执行接触隔离措施，注意粪便、便器和尿布的消毒处理。解除隔离要求：急性期症状消失，粪检阴性，粪便培养连续2次阴性。

（2）休息与活动　急性期患者腹泻频繁、全身症状明显者应卧床休息，避免烦躁、紧张、焦虑等不良情绪，有利于减轻不适。频繁腹泻伴发热、疲乏无力、严重脱水者应协助患者床边排便，以减少体力消耗，避免跌倒等不良事件发生。

（3）饮食　原则上进食高热量、高蛋白、高维生素、少渣、少纤维素、易消化、清淡流质或半流质饮食，病情好转可由流质、半流质饮食逐渐过渡至正常饮食，避免生冷、多渣、油腻或刺激性食物。食物做熟后再食用，慎吃凉拌菜。少量多餐，可饮用糖盐水。严重腹泻伴呕吐者可暂禁食，静脉补充所需营养，使肠道得到充分休息。

2. 病情监测

密切观察患者腹泻情况，排便的次数、量、颜色、性状及伴随症状。

慢性菌痢者注意一般状况的改善，如体重、营养状况等。

3. 皮肤护理

每次排便后清洗肛周，并涂抹润滑剂。每天用温水或 1∶5000 高锰酸钾溶液坐浴，防止感染。伴明显里急后重者，嘱患者排便时不要过度用力，以免脱肛。发生脱肛时，可戴橡胶手套助其回纳。

4. 治疗护理

遵医嘱使用有效抗菌药物，注意观察胃肠道、肾毒性、过敏、粒细胞减少等不良反应。早期禁用止泻药，便于毒素排出。

5. 心理护理

向患者解释腹痛、腹泻、里急后重等发生的原因，介绍主要治疗方法及护理措施，尽可能增加与患者交谈的时间和次数，给予患者真诚的安慰和帮助。指导患者家属在情感上关心支持患者，以解除其焦虑、恐惧心理。

六、预防

1. 管理传染源

急、慢性患者和带菌者应隔离或定期进行访视管理，并给予彻底治疗，直至粪便培养阴性。

2. 切断传播途径

养成良好的卫生习惯，特别注意饮食和饮水卫生。

3. 保护易感人群

我国主要采用口服活菌苗预防。活菌苗对同型志贺菌保护率约为80%，而对其他型别菌痢的流行可能无保护作用。

第六节　细菌性食物中毒的预防与护理

一、概述

细菌性食物中毒是指由于进食被细菌或细菌毒素所污染的食物而引起的急性感染中毒性疾病。根据临床表现的不同，可分为胃肠型和神经型两种类型。

细菌性食物中毒的特征为：①在集体用餐单位常呈暴发起病，发病者与食入同一污染食物有明显关系；②潜伏期短，突然发病，临床表现以急性胃肠炎为主；③病程较短，多数在 2～3 天内自愈；④多发生于夏秋季。

二、流行病学

1. 传染源

主要是被致病菌感染的人和其他动物（如家畜、家禽、鱼类及野生动物）。

2. 传播途径

进食被细菌污染的食物而传播。

3. 人群易感性

人群普遍易感。病后通常不产生明显的免疫力，且致病菌血清型多，可反复感染发病。

4. 流行特征

本病在 5—10 月较多，7—9 月尤甚，与夏季气温高、细菌易于在食物中大量繁殖相关。常因食物不新鲜、食物保存与烹调不当而引起。病例可散发，有时集体发病。潜伏期短，有进食可疑食物史，病情轻重与进食量有关，未食者不发病。各个年龄组均可发病。

三、临床表现

潜伏期短，常在进食后数小时发病。金黄色葡萄球菌潜伏期一般为 1～5 小时、沙门菌为 4～24 小时、蜡样芽孢杆菌为 1～2 小时、副溶血弧菌为 6～12 小时、变形杆菌为 5～18 小时。

临床症状大致相似，起病急，以急性胃肠炎症状为主，有恶心、呕吐、腹痛、腹泻等。腹痛以上、中腹部持续或阵发性绞痛多见，呕吐物多为食物。常先吐后泻，腹泻轻重不一，每天数次至数十次，多为黄色稀便、水样或黏液便。葡萄球菌、蜡样芽孢杆菌引起的食物中毒呕吐较剧烈，呕吐物含胆汁，部分带血和黏液。侵袭性细菌引起的食物中毒，可有发热、腹部阵发性绞痛、里急后重和黏液脓血便。鼠伤寒沙门菌引起的食物中毒粪便呈水样或糊状，有腥臭味，也可见脓血便。部分副溶血弧菌引起的食中毒粪便呈血水样。变形杆菌还可发生颜面潮红、头痛、荨麻疹等过敏症状。病程短，多在 1~3 天恢复，极少数可达 1~2 周。腹泻严重者可导致脱水、酸中毒甚至休克。

四、辅助检查

1. 血常规

沙门菌感染者血白细胞计数多在正常范围。副溶血弧菌及金黄色葡萄球菌感染者，白细胞数可增高达 $10 \times 10^9/L$ 以上，中性粒细胞比例增高。

2. 粪便检查

粪便呈稀水样，镜检可见少量白细胞，血水样便镜检可见多数红细胞，少量白细胞，血性黏液便则可见到多数红细胞及白细胞。

3. 血清学检查

患病早期及病后 2 周的双份血清特异性抗体 4 倍升高者可明确诊断。由于患病数天即可痊愈，因此血清检查较少应用。

4. 病原学检查

对可疑食物，患者呕吐物、粪便等做细菌培养，如分离到同一病原菌即可确诊。

五、护理要点

1. 一般护理

（1）休息与活动　急性期卧床休息，以减少体力消耗。

（2）饮食　原则上进食高热量、高蛋白、高维生素、少渣、少纤维素、易消化、清淡流质或半流质饮食，病情好转可由流质、半流质饮食逐渐过渡至正常饮食，避免生冷、多渣、油腻或刺激性食物、食物做熟后再食用，慎吃凉拌菜。少量多餐，可饮用糖盐水。严重腹泻伴呕吐者可暂禁食，静脉补充所需营养，使肠道得到充分休息。

2. 病情监测

严密监测患者生命体征，尤其注意观察患者的血压、神志、面色、皮肤弹性及温湿度，及时识别周围循环衰竭的征象。严密观察呕吐和腹泻次数、性质、量，及时协助将呕吐物和粪便送检。注意观察有无畏寒、发热等伴随症状。严格记录出入量和血液生化检查结果，及时发现脱水、酸中毒、周围循环衰竭等征象以配合处理。

3. 对症护理

①因呕吐有助于清除胃肠道内残留的毒素，故呕吐者一般不予止吐处理。但应帮助患者清理呕吐物、漱口，保持口腔清洁和床单位、衣物整洁。②呕吐严重者应暂时禁食，待呕吐停止后给予易消化、清淡流质或半流质饮食。呕吐明显者应少量多次饮水，有脱水者应及时口服补液盐（ORS），或遵医嘱静脉滴注生理盐水和葡萄糖盐水。③腹痛者应注意腹部保暖，禁食冷饮；剧烈呕吐、腹泻、腹痛者遵医嘱口服颠茄合剂或皮下注射阿托品，以缓解疼痛。④腹泻有助于清除胃肠道内毒素，故早期不用止泻药。休克者迅速协助给予抗休克处理。

4. 治疗护理

根据医嘱选用敏感的抗生素，注意观察药物疗效及副作用。

5. 心理护理

向患者解释腹痛、腹泻、呕吐等发生的原因，介绍主要治疗方法及护理措施，尽可能增加与患者交谈的时间和次数，给予患者真诚的安慰和帮助。指导患者家属在情感上关心支持患者，以减轻其焦虑、恐惧心理。

六、预防

1. 管理传染源

一旦发生可疑食物中毒，应立即报告当地卫生防疫部门，及时进行调查、分析及制订防疫措施，及早控制疫情。

2. 切断传播途径

认真贯彻《中华人民共和国食品卫生法》，加强食品卫生管理。对广大群众进行卫生宣传教育，不吃不洁、腐败、变质食物或未煮熟的肉类食物。

第七节　病毒性肝炎的预防与护理

一、概述

病毒性肝炎是由多种肝炎病毒引起的，以肝脏损害为主的一组全身性传染病。目前按病原学明确分类的有甲型（HAV）、乙型（HBV）、丙型（HCV）、丁型（HDV）、戊型（HEV）五型肝炎病毒。各型病毒性肝炎临床表现相似，以疲乏、食欲减退、厌油腻、肝功能异常为主，部分病例出现黄疸。甲型和戊型主要表现为急性感染，经粪 - 口途径传播；乙型、丙型、丁型多呈慢性感染，少数病例可发展为肝硬化或肝细胞癌，主要经血液、体液等途径传播。

二、流行病学

（一）甲型肝炎

1. 传染源

甲型肝炎无病毒携带状态，主要为急性期患者和隐性感染者，后者数量远较前者多。患者在发病前 2 周和起病后 1 周，从粪便中排出病毒的数量最多，传染性最强。

2. 传播途径

HAV 主要经粪 - 口途径传播。粪便污染饮用水源、食物、蔬菜、玩具等可引起流行。水源或食物污染可致暴发流行，日常生活接触多为散发性发病，输血后甲型肝炎极罕见。

3. 人群易感性

抗 - HAV 阴性者均为易感人群。6 个月以下的婴儿从母体获得了抗 - HAV 抗体而不易感，6 个月龄后，血中抗 - HAV 逐渐消失而成为易感者。我国人口大多在幼儿、儿童、青少年时期获得感染，以隐性感染为主，成人抗 - HAV IgG 的检出率达 80%，感染后可产生持久免疫。

（二）乙型肝炎

1. 传染源

传染源主要是急、慢性乙型肝炎患者和病毒携带者。急性患者在潜伏期末及急性期有传染性。慢性患者和病毒携带者作为传染源的意义最大，其传染性与体液中 HBV DNA 含量成正比关系。

2. 传播途径

（1）母婴传播　主要经胎盘、产道分娩、哺乳和喂养等方式传播。

（2）血液、体液传播　血液中 HBV 含量很高，微量的污染血进入人体即可造成感染，如输血及血制品注射、手术、针刺、共用剃刀和牙刷、血液透析、器官移植等均可传播。随着一次性注射用品的普及，医源性传播已明显下降。虽然对供血员进行严格筛选，但不能筛除乙型肝炎表面抗原（HBsAg）阴性的 HBV 携带者。

（3）性传播　与 HBV 阳性者发生无防护的性接触，特别是有多个性伴侣者，其感染 HBV 的危险性增高。

3. 易感人群

抗–HBs 阴性者均为易感人群。新生儿通常不具有来自母体的先天性抗–HBs，因而普遍易感。高危人群包括 HBsAg 阳性母亲的新生儿、HBsAg 阳性者的家属、反复输血及血制品者、血液透析患者、有多个性伴侣者、静脉药瘾者、接触血液的医务工作者等。

（三）丙型肝炎

1. 传染源

急、慢性患者和无症状病毒携带者。无症状病毒携带者作为传染源有更重要的意义。

2. 传播途径

①血液传播：是 HCV 感染的主要方式，包括输血和血制品、静脉注射毒品、器官移植、骨髓移植、共用剃须刀和牙刷及血液透析等；②性传播；③母婴传播。

3. 人群易感性

人类对 HCV 普遍易感。抗–HCV 并非保护性抗体，感染后对不同株无保护性免疫。

（四）丁型肝炎

传染源和传播途径与乙型肝炎相似。人类对 HDV 普遍易感。抗–HDV不是保护性抗体。

（五）戊型肝炎

传染源和传播途径与甲型肝炎相似，但其有如下特点：①暴发流行均由于粪便污染水源所致，散发多由于不洁食物或饮品所引起；②隐性感染多见，显性感染主要发生于成年人；③原有慢性 HBV 感染者或晚期孕妇感染 HEV 后病死率高；④春冬季高发；⑤抗－HEV 多在短期内消失，少数可持续 1 年以上。

三、临床表现

不同类型病毒引起的肝炎潜伏期不同，甲型肝炎 2～6 周，平均 4 周；乙型肝炎 1～6 个月，平均 3 个月；丙型肝炎 2 周至 6 个月，平均 40 天；丁型肝炎 4～20 周；戊型肝炎 2～9 周，平均 6 周。

1. 急性肝炎

急性肝炎包括急性黄疸性肝炎和急性无黄疸性肝炎。

（1）急性黄疸性肝炎　总病程 2～4 个月。临床经过的阶段性较为明显，可分为三期。①黄疸前期：持续 5～7 天。甲、戊型肝炎起病较急，约 80% 的患者有发热，伴畏寒。乙型肝炎起病较为缓慢，多无发热或发热不明显。此期主要症状有全身乏力、食欲减退、恶心、呕吐、厌油腻、腹胀、肝区痛、尿色加深等。②黄疸期：持续 2～6 周。尿黄加深，巩膜和皮肤出现黄染，1～3 周内黄染达高峰。部分患者可有一过性粪色变浅、皮肤瘙痒、心动徐缓等梗阻性黄疸表现。肝大、质软、边缘锐利，有压痛及叩痛。部分病例有轻度脾大。肝功能检查谷丙转氨酶和胆红素升高，尿胆红素阳性。③恢复期：症状逐渐消失，黄疸消退，肝、脾回缩，肝功能逐渐恢复正常，持续 1～2 个月。

（2）急性无黄疸性肝炎　除无黄疸外，其他临床表现与急性黄疸性肝炎相似。通常起病较缓慢，症状较轻，主要表现为消化道症状。有些病例无明显症状，易被忽视。

2. 慢性肝炎

急性肝炎病程超过半年，或原有乙、丙、丁型肝炎急性发作再次出现肝炎症状、体征及肝功能异常。依据病情轻重可分为轻、中、重三度，依据乙型肝炎 e 抗原（HBeAg）阳性与否可分为 HBeAg 阳性或阴性慢性乙型肝炎，分型有助于判断预后及指导抗病毒治疗。

（1）轻度　病情较轻，可反复出现乏力、头晕、食欲有所减退、厌油腻、尿黄、肝区不适等，可有轻度脾大。部分病例症状和体征缺如。肝功能指标仅 1 或 2 项轻度异常。

（2）中度　症状、体征、实验室检查居于轻度和重度之间。

（3）重度　有明显或持续的肝炎症状、体征，如乏力、纳差、腹胀、尿黄、面色晦暗、蜘蛛痣、肝掌或肝脾大等。肝功能持续异常。

3. 重型肝炎（肝衰竭）

重型肝炎是最严重的临床类型。

（1）临床表现　①黄疸迅速加深，血清胆红素高于 $171\mu mol/L$；②肝脏进行性缩小，出现肝臭；③出血倾向，凝血酶原活动度（PTA）低于 40%；④迅速出现腹水、中毒性鼓肠；⑤精神－神经系统症状（肝性脑病）：早期可出现计算能力下降、定向障碍、精神行为异常、烦躁不安、嗜睡和扑翼样震颤等，晚期可发生昏迷、深反射消失；⑥肝肾综合征：出现少尿甚至无尿，电解质、酸碱平衡紊乱以及血尿素氮升高等。

（2）肝衰竭分型　可分为 4 种类型。①急性肝衰竭：起病较急，早期即出现上述肝衰竭的临床表现。尤其是病后 2 周内出现 Ⅰ 度以上肝性脑病、肝脏明显缩小、肝臭等。②亚急性肝衰竭：急性黄疸性肝炎起病 15 天至 26 周内出现上述肝衰竭临床表现。肝性脑病多出现在疾病的后期，腹水往往较明显。晚期可有难治性并发症，如脑水肿、消化道大出血、严重感染、电解质紊乱及酸碱平衡失调。此型病程可长达数月，易发展成为坏死后肝硬化。③慢加急性肝衰竭：在慢性肝病基础上出现的急性肝功能失代偿。④慢性肝衰竭：在慢性肝炎或肝炎后肝硬化基础发生的肝衰竭。此型主要以同时具有慢性肝病的症状、体征和实验室检查的改变及肝衰竭的临床表现为特点。

4. 淤胆型肝炎

淤胆型肝炎是以肝内胆汁淤积为主要表现的一种特殊临床类型，又称毛细胆管炎型肝炎。其病程较长，可达 2~4 个月或更长时间。临床表现类似急性黄疸性肝炎，但自觉症状较轻，黄疸较深且具有以下特点。①"三分离"特征：黄疸深，但消化道症状轻，谷丙转氨酶升高不明显，凝血酶原活动度（PTA）下降不明显；②"梗阻性"特征：在黄疸加深的同时，伴全身皮肤瘙痒，粪便颜色变浅或灰白色；血清碱性磷酸酶、γ-谷氨酰转肽酶和胆固醇显著升高，尿胆红素增加，尿胆原明显减少或消失。

5. 肝炎后肝硬化

在肝炎基础上发展为肝硬化，表现为肝功能异常及门静脉高压。

四、辅助检查

1. 血常规

急性肝炎初期白细胞总数正常或略高，黄疸期白细胞总数正常或稍低，淋巴细胞相对增多，偶可见非典型淋巴细胞。重型肝炎时白细胞可升高，红细胞及血红蛋白可下降。肝炎肝硬化伴脾功能亢进者可有血小板、红细胞、白细胞减少的"三少"现象。

2. 尿常规

尿胆红素和尿胆原检测有助于黄疸的鉴别诊断。肝细胞性黄疸时两者均为阳性，溶血性黄疸以尿胆原为主，梗阻性黄疸以尿胆红素为主。

3. 血清酶检测

谷丙转氨酶在肝功能检测中最为常用，是判定肝细胞损害的重要指标。急性黄疸性肝炎常明显升高；慢性肝炎可持续或反复升高；肝衰竭时因大量肝细胞坏死，谷丙转氨酶随黄疸迅速加深反而下降，称为胆-酶分离。谷丙转氨酶升高时，谷草转氨酶也升高。

4. 血清蛋白检测

急性肝炎时，血清蛋白的总量可在正常范围内。慢性肝炎中度以上、肝硬化、重型肝炎时白蛋白下降，γ球蛋白升高，白/球（A/G）下降甚至倒置。

5. 胆红素

胆红素含量是反映肝细胞损伤严重程度的重要指标。急性或慢性黄疸性肝炎时血清胆红素升高，活动性肝硬化时亦可升高且消退缓慢，重型肝炎常超过 $171\mu mol/L$。

6. 凝血酶原活动度（PTA）检查

PTA 与肝脏损害程度成反比，可用于肝衰竭临床诊断及预后判断。肝衰竭 PTA 常 <40%，PTA 愈低，预后愈差。

7. 肝炎病毒病原学（标志物）检测

（1）甲型肝炎 ①血清抗 – HAV IgM：是确诊甲型肝炎最主要的标志物；②血清抗 – HAV IgG：为保护性抗体，见于甲型肝炎疫苗接种后或既往感染 HAV 的患者。

（2）乙型肝炎

乙型肝炎表面抗原（HBsAg）与表面抗体（抗 – HBs）：①HBsAg 阳性见于 HBV 感染者。HBV 感染后 3 周血中首先出现 HBsAg。急性 HBV 感染可以表现为自限性，但慢性 HBV 感染者 HBsAg 阳性可持续多年。②抗 – HBs 抗体阳性主要见于预防接种乙型肝炎疫苗后或过去感染 HBV 并产生免疫力的恢复者。

乙型肝炎 e 抗原（HBeAg）与 e 抗体（抗 – HBe）：①HBeAg 一般只出现在 HBsAg 阳性的血清中，HBeAg 阳性提示 HBV 复制活跃，传染性较强；②抗 – HBe 在 HBeAg 消失后出现。

乙型肝炎核心抗原（HBeAg）与抗体（抗 – HBc）：①HBcAg 主要存在于受感染的肝细胞核内，也存在于血液中 Dane 颗粒的核心部分。如检测到 HBcAg，表明 HBV 有复制，因检测难度较大，故较少用于临床常规检测。②抗 – HBe 出现于 HBsAg 出现后的 3～5 周。当 HBsAg 已消失，抗 – HBs 尚未出现，只检出抗 – HBc，此阶段称为窗口期。抗 – HBc IgM 存在于急性期或慢性乙型肝炎急性发作期；抗 – HBc IgG 是过去感染的标志，可保持多年。

HBV DNA：是病毒复制和具有传染性的直接标志。HBV DNA 定量检测有助于抗病毒治疗病例选择及判断疗效。

（3）丙型肝炎

HCV RNA：阳性是病毒感染和复制的直接标志，定量检测有助于了解病毒复制程度、抗病毒治疗病例选择及疗效的判断。

抗 – HCV：是 HCV 感染的标记而不是保护性抗体。抗 – HCV IgM 见于丙型肝炎急性期，治愈后可消失。

（4）丁型肝炎　血清或肝组织中的 HDV Ag 和（或）HDV RNA 阳性有确诊意义。急性 HDV 感染时，HDV Ag 仅在血中出现数天，继之出现抗 – HDV IgM，持续时间也较短。

（5）戊型肝炎　检测抗 – HEV IgM 与抗 – HEV IgG。由于抗 – HEV IgG 持续时间不超过 1 年，两者均可作为近期感染的指标。但因检测方法仍不理想，需结合临床进行判断。

五、护理要点

1. 一般护理

（1）休息与活动　急性肝炎、慢性肝炎活动期、肝衰竭者应卧床休息。待症状好转、黄疸减轻、肝功能改善后，逐渐增加活动量，以不感到疲劳为度。肝功能正常 1～3 个月后可恢复日常生活及工作，但应避免过度劳累和重体力劳动。

（2）饮食

①急性期患者：宜进食清淡、易消化、富含维生素的流质饮食。如进食量太少，不能满足生理需要，可遵医嘱静脉补充葡萄糖、脂肪乳和维生素。

②慢性期患者：食欲好转后，可逐渐增加饮食量，少食多餐，应避免暴饮暴食。注意调节饮食的色、香、味，保证营养摄入。卧床或休息者能量摄入以 84～105kJ/（kg·d）为宜，恢复期以 126～147kJ/（kg·d）为宜。蛋白质 1.5～2.0g/（kg·d），以优质蛋白为主，如牛奶、瘦猪肉、鱼等；碳水化合物 300～400g/d，以保证足够热量；脂肪 50～60g/d，多选用植物油；多食水果、蔬菜等含维生素丰富的食物。

③各型肝炎患者的饮食禁忌：不宜长期摄入高糖、高热量饮食，尤其有糖尿病倾向和肥胖者，以防诱发糖尿病和脂肪肝。腹胀者减少产气食品（牛奶、豆制品）的摄入。各型肝炎患者均应禁饮酒。酸菜等腌制食品中含有较多的亚硝酸盐，易引起肝功能损害。

2. 病情监测

观察患者的消化道症状及全身症状，有无恶心、呕吐、乏力、头晕、肝区不适等，定期监测肝功能指标、病毒学指标、生化学指标、血常规、尿常规等。

3. 治疗护理

（1）使用干扰素进行抗病毒治疗时，应该在用药前向患者说明干扰素治疗的目的、意义和可能出现的不良反应，常见的副作用为发热、骨髓抑制、肝功能损害、脱发及胃肠道反应。

（2）干扰素的不良反应与干扰素剂量有密切的关系。嘱患者一定要在医生的指导下用药，不要自行决定停药或加量，用药不当易引起病毒变异或药物不良反应增加。

4. 心理护理

鼓励患者要积极地面对病情，保持积极乐观的心态。甲肝和戊肝是急性自限性的肝病，在发病期间最好进行消化道隔离，对患者的粪便等排泄物进行相应的消毒，4~8周之后病情完全康复后则没有传染性，所以无须担心。乙肝、丙肝有抗病毒治疗适应证的要进行抗病毒治疗，注意休息，定期复查，使肝脏功能稳定在正常的范围。

六、预防

1. 管理传染源

肝炎患者和病毒携带者是本病的传染源。急性患者应隔离治疗至病毒消失。慢性患者和病毒携带者可根据病毒复制指标评估传染性大小；凡现症感染者不能从事食品加工、饮食服务、托幼保育、体育等工作。对献血员进行严格筛选，不合格者不得献血。

2. 切断传播途径

（1）甲型和戊型肝炎　搞好环境卫生和个人卫生，加强粪便、水源管理，做好食品卫生食具消毒等工作，防止"病从口入"。

（2）乙、丙、丁型肝炎　加强托幼保育单位及其他服务行业的监督管理，严格执行餐具、食具消毒制度。理发、美容、洗浴等用具应按规定进行消毒处理。养成良好的个人卫生习惯，接触患者后用肥皂和流动水洗手。提倡使用一次性注射用具，各种医疗器械及用具实行一用一消毒措施。对带血及体液的污染物应严格消毒处理。加强血制品管理，每一个献血员和每一袋血液都要用最敏感的方法检测 HBsAg 和抗 – HCV。

3. 保护易感人群

（1）甲型肝炎　目前，在国内使用的甲肝疫苗有甲肝纯化灭活疫苗和减毒活疫苗两种类型。减毒活疫苗水针剂具有价格低廉的特点，保护期限可达 5 年以上，但其存在疫苗稳定性差的弱点。灭活疫苗抗体滴度高，保护期可持续 20 年以上，由于病毒被充分灭活，不存在毒力恢复的危险，安全性有充分保障。国外均使用灭活疫苗。

（2）乙型肝炎　接种乙型肝炎疫苗是我国预防和控制乙型肝炎流行的关键措施。易感者均可接种，新生儿应进行普种，与 HBV 感染者的密切接触者、医务工作者、同性恋者、药瘾者等高危人群及从事托幼保育、食品加工、饮食服务等职业人群亦是主要的接种对象。乙型肝炎免疫球蛋白（HBIG）属于被动免疫，主要用于 HBV 感染母亲的新生儿及暴露于 HBV 的易感者，应及早注射，保护期约 3 个月。

第八节　艾滋病的预防与护理

一、概述

艾滋病，全称为获得性免疫缺陷综合征（AIDS），系由人类免疫缺陷病毒（HIV）引起的慢性传染病。本病主要经性接触、血液及母婴传播。HIV主要侵犯、破坏 $CD4^+T$ 淋巴细胞，导致机体免疫细胞功能受损乃至缺陷，最终并发各种严重机会性感染和肿瘤。

二、流行病学

1. 传染源

HIV 病毒携带者和艾滋病患者是本病的传染源。无症状血清 HIV 抗体阳性的 HIV 感染者是具有重要意义的传染源。

2. 传播途径

艾滋病主要通过性接触、血液接触和母婴途径传播。①性接触传播：性接触传播是主要的传播途径（包括同性、异性和双性性接触）。HIV 存在于血液、精液和阴道分泌物中，唾液、眼泪和乳汁等体液中也含 HIV。

②经血液和血制品传播：共用针具静脉吸毒，输入被 HIV 污染的血液或血制品以及介入性医疗操作等均可导致感染。③母婴传播：感染 HIV 的孕妇可通过胎盘、分娩过程及产后血性分泌物和哺乳传给婴儿。④其他：接受 HIV 感染者的器官移植、人工授精或污染的器械等，医务人员被 HIV 污染的针头刺伤或破损皮肤污染也可受感染。

3. 人群易感性

人群普遍易感。15～49 岁发病者占 80%。男性同性恋者、有多个性伴侣者、静脉药瘾者和血制品使用者为本病的高危人群。

三、临床表现

潜伏期平均 8～9 年，可短至数月，也可长达 15 年。从初始感染 HIV 到终末期，与 HIV 相关的临床表现多种多样，根据我国有关艾滋病的诊疗标准和指南，将艾滋病分为急性期、无症状期和艾滋病期。

1. 急性期

急性期通常发生在初次感染 HIV 的 2～4 周，部分感染者出现 HIV 病毒血症和免疫系统急性损伤所产生的临床症状。大多数患者临床症状轻微，持续 1～3 周后缓解。临床表现以高热最为常见，可伴有全身不适、头痛、盗汗、恶心、呕吐、腹泻、咽痛、肌痛、关节痛、皮疹、淋巴结肿大以及神经系统症状等。此期血清中可检出 HIV RNA 及 p24 抗原。而 HIV 抗体则在感染后数周才出现。$CD4^+T$ 淋巴细胞计数一过性减少，同时 $CD4^+/CD8^+$ 倒置，部分患者可有轻度白细胞和（或）血小板减少或肝功能异常。

2. 无症状期

可从急性期进入此期，或无明显的急性期症状而直接进入此期。此期持续时间一般为 6～8 年，其时间长短与感染病毒的数量、病毒型别、感染途径，机体免疫状况的个体差异，营养及卫生条件及生活习惯等因素有关。此期由于 HIV 在感染者体内不断复制而具有传染性。因免疫系统受损，$CD4^+T$ 淋巴细胞计数逐渐下降。

3. 艾滋病期

艾滋病期为感染 HIV 后的终末期。患者 $CD4^+T$ 淋巴细胞计数明显下降，多少于 $200/\mu l$，HIV 血浆病毒载量明显升高。此期主要的临床表现为

HIV 相关症状、各种机会性感染及肿瘤。

（1）HIV 相关症状　主要表现为持续 1 个月以上的发热、盗汗、腹泻，体重减轻 10% 以上。部分患者表现为神经精神症状，如记忆力减退、精神淡漠、性格改变、头痛、癫痫及痴呆等。另外还可出现持续性全身淋巴结肿大，其特点为：①除腹股沟以外有两个或两个以上部位的淋巴结肿大；②淋巴结直径≥1cm，无压痛，无粘连；③持续时间 3 个月以上。

（2）各种机会性感染及肿瘤　①呼吸系统：人肺孢子菌引起的肺孢子菌肺炎，表现为慢性咳嗽、发热、发绀、血氧分压降低。少有肺部啰音。胸部 X 线显示间质性肺炎。卡波西肉瘤也常侵犯肺部。②中枢神经系统：可发生新隐球菌脑膜炎、结核性脑膜炎、弓形虫脑病及各种病毒性脑膜脑炎。③消化系统：白念珠菌食管炎，巨细胞病毒性食管炎、肠炎，沙门菌、痢疾杆菌、空肠弯曲菌及隐孢子虫性肠炎；表现为鹅口疮、食管炎或溃疡、吞咽疼痛、胸骨后烧灼感、腹泻、体重减轻，感染性肛周炎、直肠炎，粪检和内镜检查有助于诊断；因隐孢子虫、肝炎病毒感染致血清转氨酶升高。④口腔：鹅口疮、舌毛状白斑、复发性口腔溃疡、牙龈炎等。⑤皮肤：带状疱疹、传染性软疣、尖锐湿疣、真菌性皮炎和甲癣。⑥眼部：眼部卡波西肉瘤，巨细胞病毒、弓形虫引起的视网膜炎等。⑦肿瘤：恶性淋巴瘤、卡波西肉瘤等。卡波西肉瘤常侵犯下肢皮肤和口腔黏膜，可出现紫红色或深蓝色浸润斑或结节，融合成片，表面溃疡并向四周扩散。这种恶性病变可出现于淋巴结和内脏。

四、辅助检查

1. 一般检查

白细胞、血红蛋白、红细胞及血小板均可有不同程度减少。尿蛋白常阳性。

2. 免疫学检查

（1）$CD4^+T$ 淋巴细胞是 HIV 侵犯感染的主要靶细胞，HIV 导致 $CD4^+T$ 淋巴细胞进行性减少，$CD4^+/CD8^+$ 倒置。采用流式细胞术检测 $CD4^+T$ 淋巴细胞绝对数量，可以了解 HIV 感染者机体免疫状况和病情进展情况，确定疾病分期和治疗时机，判断治疗效果和临床并发症。

（2）其他，如链激酶、植物血凝素等皮试常阴性，免疫球蛋白、β2 微球蛋白可升高。

3. 血生化检查

血生化检查可有血清转氨酶升高及肾功能异常等。

4. 病毒及特异性抗原、抗体检测

（1）HIV－1、HIV－2 抗体检测　是 HIV 感染诊断的金标准。采用 ELISA、化学发光法或免疫荧光法初筛／复检血清 gp24 及 gp120 抗体，灵敏度达 99%。抗体初筛检测结果通常要经蛋白印迹检测确认，即确证试验。

（2）抗原检测　抗 HIV p24 抗原单克隆抗体制备试剂，用 ELISA 法测血清 HIV p24 抗原，有助于抗体产生窗口期和新生儿早期感染的诊断。

（3）病毒载量测定　病毒载量测定可了解疾病进展情况、提供抗病毒治疗依据、评估治疗效果、指导治疗方案调整以及为早期诊断提供参考。

（4）耐药检测　通过测定 HIV 基因型和表型的变异，可为艾滋病治疗方案的制订和调整提供重要参考。

五、护理要点

1. 一般护理

（1）隔离　艾滋病患者在标准预防的基础上，还应采取接触隔离。如患者出现明显的腹泻，医务工作者接触患者时应戴手套和穿隔离衣。艾滋病期患者由于免疫缺陷，应实施保护性隔离。

（2）休息与活动　在急性感染期和艾滋病期的患者应卧床休息，以减轻症状；无症状感染期的患者可以正常工作，但应避免劳累。

（3）饮食　应给予高热量、高蛋白、高维生素、易消化饮食，以保证营养供给，增强患者机体抗病能力。同时根据患者的饮食习惯，注意食物的色香味，少量多餐，设法促进患者食欲。若有呕吐，在饭前 30 分钟给予止吐药。若有腹泻，能进食者应给予少渣、少纤维素、高蛋白、高热量、易消化的流质或半流质饮食；鼓励患者多饮水或给予肉汁、果汁等；忌食生冷及刺激性食物。不能进食、吞咽困难者给予鼻饲。必要时静脉补充所需营养和水分。

2. 病情观察

密切观察患者有无肺部、胃肠道、中枢神经系统、皮肤及黏膜等机会性感染的发生，如有发热、咳嗽、呼吸困难、呕吐、腹泻等症状，应及时治疗，并对症护理。

3. 对症护理

加强口腔、皮肤的护理，防止继发感染，减轻口腔、外阴真菌和病毒等引起的不适。长期腹泻的患者要注意肛周皮肤的护理。每天便后用温水清洗局部，再用吸水性良好的软布或纸巾吸干，并涂抹润肤油保护皮肤。

4. 治疗护理

对使用抗病毒治疗的患者应进行用药依从性的教育，抗病毒治疗需终生服药，并应按时、足量、按医嘱服用，否则会降低疗效及产生耐药性。抗病毒药物可出现以下不良反应，应注意观察。①恶心、呕吐、食欲减退、腹痛等胃肠道症状；②中毒性肝炎、骨髓抑制、急性胰腺炎等中毒反应；③躯干和颜面部出现斑丘疹，可伴有瘙痒；④四肢麻木、疼痛、头痛、多梦等中枢神经系统症状。长期服用蛋白酶抑制剂类药物，胆固醇和甘油三酯水平可升高，糖耐量降低，可出现高尿酸血症和脂代谢异常。在抗病毒治疗过程中要定期进行临床评估和实验室检测，以评价疗效，及时发现药物的不良反应及病毒是否产生耐药性。

5. 心理护理

多与患者沟通，运用倾听技巧，了解患者的心理状态。了解患者的社会支持资源状况及患者对资源的利用度，鼓励亲属、朋友多给患者提供生活和精神上的帮助，解除患者孤独、恐惧感。鼓励患者珍爱生命，充分利用社会资源及信息，积极地融入社会。

六、预防

1. 管理传染源

发现 HIV 感染者应尽快（城镇于 6 小时内、农村于 12 小时内）向当地疾病预防控制中心报告。高危人群普查 HIV 感染有助于发现传染源。隔离治疗患者，随访无症状 HIV 感染者。加强国境检疫。

2. 切断传播途径

加强艾滋病防治知识宣传教育。高危人群用避孕套，规范治疗性病。严格筛查血液及血制品，用一次性注射器。严格消毒患者用过的医疗器械，对职业暴露及时采取干预。注意个人卫生，不共用牙具、剃须刀等。

3. 保护易感人群

HIV 疫苗目前仍处于试验研究阶段。

第九节　肾综合征出血热的预防与护理

一、概述

肾综合征出血热又称流行性出血热，是由汉坦病毒属的各型病毒引起的，以鼠类为主要传染源的一种自然疫源性疾病。本病的主要病理变化是全身小血管和毛细血管广泛性损害，临床上以发热、低血压休克、充血出血和肾损害为主要表现。

二、流行病学

1. 传染源

我国发现 53 种动物携带本病毒，主要宿主动物是啮齿类，其他动物包括猫、猪、犬和兔等。在我国以黑线姬鼠、褐家鼠为主要宿主动物和传染源。林区则以大林姬鼠为主。肾综合征出血热患者早期的血液和尿液中携带病毒，但人不是主要传染源。

2. 传播途径

（1）呼吸道传播　鼠类携带病毒的排泄物，如尿、粪、唾液等污染尘埃后形成的气溶胶能通过呼吸道而感染人体。

（2）消化道传播　进食被鼠类携带病毒的排泄物所污染的食物可经口腔或胃肠道黏膜感染。

（3）接触传播　被鼠咬伤或破损伤口接触带病毒的鼠类排泄物或血液后亦可导致感染。

（4）垂直传播　孕妇感染本病后病毒可经胎盘感染胎儿，曾从感染肾综合征出血热孕妇的流产儿脏器中分离到汉坦病毒。

（5）虫媒传播　尽管我国从恙螨和柏次禽刺螨中分离到汉坦病毒，但其传播作用尚有待进一步证实。

3. 人群易感性

人群对本病普遍易感，以男性青壮年为主。在流行区隐性感染率可达3.5%～4.3%。

三、临床表现

潜伏期4～46天，一般为7～14天，以2周多见。典型病例病程中有发热期、低血压休克期、少尿期、多尿期和恢复期的五期经过，但非典型病例数量明显增加。如轻型病例可出现越期现象，而重症患者则可出现发热期、休克期和少尿期之间互相重叠。

1. 发热期

（1）发热　主要表现为发热、全身中毒症状、毛细血管损伤和肾损害。患者多起病急，畏寒，体温常在39～40℃，热型以弛张型为多，少数呈稽留型或不规则型。热程多数为3～7天。一般体温越高、热程越长，则病情趣重。轻型患者热退后症状缓解，重症患者热退后症状反而加重。

（2）全身中毒症状　①表现为头痛、腰痛和眼眶痛（三痛）及全身酸痛。②多数患者可以出现胃肠中毒症状，如食欲减退、恶心、呕吐或腹痛、腹泻，腹痛剧烈者（腹部有压痛、反跳痛）易误诊为急腹症而行手术。③部分患者可出现嗜睡、烦躁、谵妄或抽搐等神经精神症状，此类患者多数发展为重型。

（3）毛细血管损害征　主要表现为充血出血和渗出水肿征。①皮肤充血潮红：主要见于颜面、颈、胸等部位，重者呈酒醉貌。黏膜充血见于眼结膜、软腭和咽部。②皮肤出血多见于腋下及胸背部，常呈搔抓样、条索点状瘀点。黏膜出血常见于软腭，呈针尖样出血点，眼结膜呈片状出血。少数患者有鼻出血、咯血、黑粪或血尿。如在病程的4～6天，腰、臀部或注射部位出现大片瘀斑和腔道大出血，可能为DIC所致，是重症表现。③渗出水肿征主要表现为球结膜水肿。

（4）肾损害　主要表现为蛋白尿和镜检可发现管型等。重症患者尿中可排出膜状物，镜检可见透明管型、颗粒管型或蜡样管型。

2. 低血压休克期

低血压休克期一般发生于第 4～6 天，持续 1～3 天。多数患者在发热末期或热退的同时出现血压下降，少数在热退后发生。轻型患者可不发生低血压或休克。其持续时间的长短与病情轻重、治疗措施是否及时和正确有关。少数顽固性休克患者，由于长期组织血流灌注不良而出现发绀，并促使 DIC，并发心、肝、脑、肺和肾等重要脏器衰竭或功能障碍，预后不良。

3. 少尿期

少尿期是本病具有特征性的一期，常发生于起病后第 5～8 天，持续 2～5 天。常继低血压休克期而出现，亦可与低血压休克期重叠或由发热期直接进入本期。主要以少尿或无尿、尿毒症，以及水、电解质、酸碱平衡紊乱为特征。

4. 多尿期

一般出现在病程的第 9～14 天，持续时间短者 1 天，长者可达数月之久。此期新生的肾小管重吸收功能尚未完善，加上尿素氮等潴留物质引起高渗性利尿作用，使尿量明显增加。多数患者少尿期后进入此期，少数患者可由发热期或低血压期转入此期。

5. 恢复期

经多尿期后，尿量恢复为 2000ml 以下，精神食欲基本恢复，一般尚需 1～3 个月体力才能完全恢复。少数患者可遗留高血压、肾功能障碍、心肌劳损和垂体功能减退等症状。

四、辅助检查

1. 血常规

白细胞计数增多，一般为（15～30）×10^9/L，少数重型患者可达（50～100）×10^9/L，早期中性粒细胞增多，核左移，有中毒颗粒，重症患者可见幼稚细胞呈类白血病反应。第 4～5 病日后，淋巴细胞增多，并出现较多的非典型淋巴细胞。由于血浆外渗、血液浓缩，所以从发热后期开始至低血压休克期，血红蛋白和红细胞数均升高。

2. 尿常规

病程第 2 天可出现尿蛋白，第 4~6 病日尿蛋白常达＋＋＋~＋＋＋＋，突然出现大量尿蛋白对诊断很有帮助。部分病例尿中出现膜状物，这是大量尿蛋白与红细胞和脱落上皮细胞相混合的凝聚物。镜检可见红细胞、白细胞和管型。

3. 血液生化检查

血尿素氮及肌酐在低血压休克期、少数患者在发热后期开始升高。发热期血气分析以呼吸性碱中毒多见，休克期和少尿期以代谢性酸中毒为主。血钠、氯、钙在本病各期中多数降低，而磷、镁等则升高。血钾在少尿期升高。肝功能检查可见转氨酶升高、胆红素升高。

4. 免疫学检查

特异性抗体检测：在第 2 病日即能检出特异性 IgM 抗体，1∶20 为阳性。IgG 抗体 1∶40 为阳性，1 周后滴度上升 4 倍或以上有诊断价值。

五、护理要点

1. 休息与活动

早期绝对卧床休息，过多活动可加重血浆外渗和组织脏器的出血。给予吸氧，注意保暖。

2. 病情监测

①密切观察生命体征及意识状态的变化，注意体温及血压的变化；有无呼吸频率及节律的改变、脉搏细速、嗜睡或昏迷。②观察充血、渗出及出血的表现，有无剧烈头痛、突发视物模糊、血压进行性下降、脉搏细速、冷汗、唇周和指（趾）苍白发绀以及尿少等休克的表现。③了解化验结果，若有血小板进行性减少、凝血酶原时间延长，常预示患者出现 DIC，多预后不良。④记录 24 小时出入液量。

3. 对症护理

血压明显下降，有效循环血容量不足者，应迅速建立静脉通道，快速补充血容量，遵医嘱补碱，纠正酸中毒并使用血管活性药，以迅速纠正休克。输入液体量是否合适可用以下指标衡量：收缩压达 90~100mmHg，脉压＞30mmHg，心率≤100 次/分，周围循环障碍解除，红细胞、血红蛋白及血细胞比容接近正常。快速扩容时，应注意观察心功能，有无突发的呼吸困难、咳嗽、咳粉红色泡沫样痰等急性肺水肿的临床表现。

4. 治疗要点

遵医嘱使用抗病毒等药物，注意观察药物疗效及不良反应。

六、预防

1. 防鼠、灭鼠，可用药物、机械等方法灭鼠，一般认为灭鼠后Ⅱ型病毒的发病率能得到较好的控制。

2. 做好食品卫生和个人卫生，防止鼠类排泄物污染食品，不用手接触鼠类及其排泄物。做动物实验时要防止被实验鼠咬伤。

3. 保护易感人群。对易感人群可采用注射疫苗的方法进行预防。目前我国研制的有沙鼠肾细胞灭活疫苗（Ⅰ型）、金地鼠肾细胞灭活疫苗（Ⅱ型）和乳鼠脑纯化汉坦病毒灭活疫苗（Ⅰ型）。其他的新型疫苗如减毒活疫苗、重组痘苗疫苗（VACV）、基因工程疫苗等国内外正在研究中。

第十节　带状疱疹的预防与护理

一、概述

带状疱疹是潜伏在人体感觉神经节的水痘－带状疱疹病毒再激活后所引起的以皮肤损害为主的疾病，免疫功能低下时易发生带状疱疹。临床特征为沿身体单侧体表神经分布的相应皮肤区域出现呈带状分布的成簇水疱，伴有局部剧烈疼痛。

二、流行病学

1. 传染源

水痘和带状疱疹患者是本病的传染源。

2. 传播途径

可通过呼吸道飞沫或直接接触传播，但一般认为带状疱疹主要不是通过外源性感染，而是婴幼儿期患水痘后病毒潜伏性感染的再激活所致。

3. 人群易感性

人群普遍易感，带状疱疹痊愈后仍可复发。

三、临床表现

1. 前驱期

出现带状疱疹之前部分人有乏力、低热、头痛等全身性症状，受影响的皮肤可能提前出现烧灼感或疼痛等异常感觉。这些症状持续 1～5 天。

2. 典型表现

前驱期之后受影响的皮肤常出现成簇的丘疱疹和水疱，大小不一，水疱疱壁紧张发亮，里面液体澄清，外周有红晕。水疱等皮疹沿着单侧神经支配的区域分布，好发部位依次为肋间神经、脑神经和腰骶神经支配区域。典型的是带状分布，并且不越过身体的中线到对侧。

水疱后续会结痂，一般需要 7～14 天时间。所有的皮疹通常会在 2～4 周内消退，但老年人消退时间相对较长。皮疹消退后可能有暂时性淡红斑、色素沉着或者瘢痕。出皮疹期间一般会有疼痛，可以是钝痛、抽搐痛或跳痛等，一般是阵发性的，个别时候是持续性的，衣物摩擦或接触会使疼痛加剧，年老体弱的患者疼痛更为明显。50 岁以上带状疱疹患者易发生疱疹后神经痛，可持续数月。

3. 特殊临床表现

特殊临床表现包括眼带状疱疹、耳带状疱疹、无疹性带状疱疹和播散性带状疱疹等。

四、辅助检查

1. 血常规

血白细胞总数正常或稍升高，淋巴细胞比例升高。

2. 血清学检查

常用酶联免疫吸附法或补体结合试验检测特异性抗体。

3. 病原学检查

取病程 3～4 天疱疹液种于人胚成纤维细胞，分离出病毒后可做进一步鉴定；对病变皮肤刮取物，用免疫荧光法检查病毒抗原。

五、护理要点

1. 一般护理

（1）消毒隔离　本病可接触传染，应安排单间病房。病室定时通风、紫外线消毒，生活用品专人专用，限制探视、陪护，避免交叉感染。

（2）休息与活动　创造安静的修养环境，患者早期宜卧床休息。为防止水疱压破，可取健侧卧位。床单被褥要保持清洁，内衣应勤换，且应柔软，以防摩擦而加剧疼痛。

（3）饮食　给予高蛋白、高维生素及易消化饮食，补充足够水分，保持大便通畅。

2. 病情观察

观察疱疹出现前有无局部皮肤神经痛、皮肤感觉过敏、全身发热不适、食欲降低或睡眠障碍等；观察红斑、丘疹与水疱出现的时间，皮损形态、部位、大小，有无结痂、融合、溃疡及坏死等；观察神经痛与疱疹出现的时间关系；局部有无淋巴结肿大。

3. 疼痛护理

①操作时动作轻柔、迅速，以减轻患者的恐惧感和疼痛。②指导应用分散注意力的方法减轻疼痛，促进睡眠。③遵医嘱给予物理治疗，如局部冰敷、紫外线照射及频谱电疗等。④对有后遗神经痛者应予以重视，必要时遵医嘱给予镇静、止痛及营养神经的药物。

4. 皮肤护理

①保持皮肤清洁，防止继发感染。②选择纯棉的贴身衣服，避免抓挠、挤压和冷、热刺激等。③外用收敛剂，如炉甘石洗剂以减轻局部肿胀。伴渗出者可用3%硼酸液湿敷；伴感染者可用1:2000黄连素液湿敷或外涂抗生素药膏；有皮损坏死者，应早期清除坏死组织；疱皮破损，消毒后暴露局部，促其干燥结痂，夜间用无菌纱布覆盖。

5. 对症护理

①如合并眼部皮损，注意观察对视力有无影响、角膜和结膜有无充血等；如有分泌物，可用消毒棉签拭去；遵医嘱定期使用抗病毒眼药，如阿昔洛韦滴眼液等；避免用手揉眼及不洁物接触双眼。②如早期出现鼻尖、

鼻侧小水疱，提示三叉神经眼支、鼻支受侵犯，应按时涂药，注意眼部护理，尤其要保护眼睛，应充分休息，不要看书、看报、看电视等，警惕发生角膜受损引起溃疡性角膜炎，导致失明。

6. 治疗护理

遵医嘱使用抗病毒、镇痛等药物，注意观察药物疗效及不良反应。

六、预防

2019 年 5 月 22 日，国家药品监督管理局批准重组带状疱疹疫苗的进口注册申请，这是我国批准的首个带状疱疹疫苗，可用于 50 岁及以上成人带状疱疹的预防。

第十一节　狂犬病的预防与护理

一、概述

狂犬病是由狂犬病毒引起的一种以侵犯中枢神经系统为主的急性人兽共患传染病。狂犬病毒通常由病兽通过唾液以咬伤方式传给人。临床表现有狂躁型和麻痹型两型，其中狂躁型症状为特有的恐水、怕风、恐惧不安、咽肌痉挛、进行性瘫痪等，因狂躁型有典型的恐水症状，故又称为恐水症。至今该病尚无特效治疗药物，一旦发病，病死率达 100%。法国学者巴斯德在 1885 年发明了狂犬病减毒活疫苗并将其应用于该病的预防。

二、流行病学

1. 传染源

带狂犬病毒的动物是本病的传染源，我国狂犬病的主要传染源是病犬，其次为猫、猪、牛、马等家畜。

2. 传播途径

主要通过咬伤传播，也可由带病毒犬的唾液，经各种伤口和抓伤、舔伤的黏膜和皮肤入侵，少数可在宰杀病犬、剥皮、切割等过程中被感染。

3. 人群易感性

人群普遍易感，兽医与动物饲养员尤其易感。人被病犬咬伤后发病率为 15% ~ 20%。

三、临床表现

潜伏期长短不一，大多在 3 个月内发病，也可长达 10 年以上，潜伏期长短与年龄、伤口部位、伤口深浅、入侵病毒数量和毒力等因素相关。典型临床经过分为 3 期。

1. 前驱期

该期持续 2 ~ 4 天。常有低热、倦怠、头痛、恶心、全身不适，继而恐惧不安，烦躁失眠，对声、光、风等刺激敏感而有喉头紧缩感。具有诊断意义的早期症状是在愈合的伤口及其神经支配区有痒、痛、麻及蚁走等异样感觉，发生于 50% ~ 80% 的病例。

2. 兴奋期

该期持续 1 ~ 3 天。表现为高度兴奋、恐惧不安、恐水、恐风。体温常升高（38 ~ 40℃，甚至超过 40℃）。恐水为本病的特征，但不一定每例都有。典型患者虽渴而不敢饮，见水、闻流水声、饮水，或仅提及水时均可引起咽喉肌严重痉挛。外界多种刺激如风、光、声也可引起咽肌痉挛。严重时可出现全身肌肉阵发性抽搐，因呼吸肌痉挛致呼吸困难和发绀。患者常出现流涎、多汗、心率快、血压升高等交感神经功能亢进表现。患者神志多清楚，可出现精神失常、幻视、幻听等。

3. 麻痹期

该期持续时间较短，一般 6 ~ 18 小时。患者肌肉痉挛停止，进入全身弛缓性瘫痪，患者由安静进入昏迷状态，最后因呼吸、循环衰竭死亡。

本病全程一般不超过 6 天。除上述狂躁型表现外，尚有以脊髓或延髓受损为主的麻痹型（静型）。该型患者无兴奋期和典型的恐水表现，常见高热、头痛、呕吐、腱反射消失、肢体软弱无力、共济失调和大小便失禁等症状，最终因全身弛缓性瘫痪而死亡。

四、辅助检查

1. 血、尿常规及脑脊液检查

血白细胞总数$(12 \sim 30) \times 10^9/L$，中性粒细胞一般占80%以上。尿常规检查可发现轻度蛋白尿，偶有透明管型。脑脊液压力可稍增高；细胞数稍微增多，一般不超过$200 \times 10^6/L$，主要为淋巴细胞；蛋白质升高，可达2.0g/L以上；糖及氯化物正常。

2. 病毒分离

唾液及脑脊液常被用来分离病毒，唾液的分离率较高。

3. 抗原检查

采用皮肤或脑活检行免疫荧光检查。

4. 核酸测定

采用PCR法测定RNA，唾液、脑脊液或颈后带毛囊的皮肤组织标本检查的阳性率较高。

5. 抗体检查

用于检测早期的IgM，病后8日，50%的血清为阳性，15日时全部阳性。血清中和抗体于病后6日测得，细胞疫苗注射后，中和抗体效价可达数千，接种疫苗后不超过1:1000，而患者可达1:10 000以上。

五、护理要点

1. 一般护理

（1）休息与环境　将患者安置于安静、避光的单人房间，卧床休息，在标准预防的基础上实施接触隔离，防止唾液污染。狂躁、恐怖、激动或幻听、幻视的患者，加床栏或使用约束带，防止坠床或外伤。

（2）避免刺激　避免一切不必要的刺激，如水、光、声、风等，尤其是与水有关的刺激。避免让患者闻及水声，病房内避免放置盛水容器，避免提及"水"字，适当遮蔽输液装置等。

2. 病情观察

注意患者有无高度兴奋、恐水、怕风表现，痉挛发作的部位、持续时间，发作时有无幻觉、精神异常等；严密观察呼吸、脉搏、心律、体温、意识及瞳孔变化，尤其是呼吸频率、节律的改变，注意有无呼吸困难、发绀等。

3. 急救配合

及时清除唾液及口鼻分泌物，保持呼吸道通畅。备好各种急救药品及器械，如镇静药、呼吸兴奋药、气管插管及气管切开包、人工呼吸机等。若有严重呼吸衰竭、不能自主呼吸者，应配合医生行气管插管、气管切开或使用人工呼吸机辅助呼吸。

4. 心理护理

多数患者神志清楚，可因恐水、怕风、担心病情而异常痛苦，应给予患者关心与心理支持。

六、预防

1. 疫苗接种

疫苗接种可用于暴露后预防，也可用于暴露前预防。暴露前预防主要用于高危人群，即兽医、山洞探险者、从事狂犬病毒研究的人员及动物管理人员。

2. 免疫球蛋白注射

常用的制品有狂犬病免疫球蛋白和抗狂犬病血清两种，以狂犬病免疫球蛋白为佳。

（王江宁）

第六章　社区老年疾病患者的康复护理

第一节　概　述

老年人由于生理功能的退化，出现行动不便、耳目失聪、痴呆或因疾病导致的各种功能障碍，严重影响老年人的生活质量。老年康复护理有利于延缓衰老，恢复功能，减轻家庭和社会的负担。老龄化的社会发展趋势给护理专业带来更多的社区康复护理需求。社区老年康复护理的目标是将康复护理服务落实到老年人所生活的基层社区和家庭中，目的是使患者尽量避免或减少器官和组织功能障碍，使残余的功能得到维持和强化，最大限度地恢复生活能力。社区老年康复护理的对象主要是老年残疾人和有各种功能障碍以致影响正常生活的老年慢性病患者。许多慢性病（如脊髓损伤恢复期、脑卒中恢复期、骨关节炎等）患者仅仅依靠医院远远不可能获得连续、全面的康复治疗和护理，需要坚持长期的社区康复护理计划。

一、基本概念

（一）康复的定义

康复一词的原意是"复原""恢复""恢复原有的权利、地位、尊严等"。现代康复医学引入我国始于 20 世纪 80 年代。新的健康定义和医学模式的转变标志着医学科学进入了以健康为中心的崭新的发展时期，促进了康复医学的发展。康复医学的发展反映了社会的进步，是人类社会物质文明和精神文明的体现。

20 世纪 90 年代 WHO 对康复的定义是：综合协调地应用各种措施，预防或减轻病、伤、残者身心和社会功能障碍，以达到和保持生理、感官、智力、精神和社会功能的最佳水平，从而提高病、伤、残者的生存质量和社会适应能力。康复以整体的人为对象，针对的是病、伤、残者的功能障碍，以提高生活质量和回归社会为目标。康复范围包括医疗康复、康复工程、教育康复和社会康复。

（二）康复护理的定义

康复护理是研究在病、伤、残者的身心、社会整体康复过程中，使他们的残余功能和潜能获得最大限度地恢复和发展，所采用的护理理论、技能和方法的科学。康复护理以康复医学理论为指导，围绕护理对象的总体康复医疗计划，以减轻痛苦和残障，最大限度地恢复功能为护理目标。在与康复医师等其他专业人员紧密协作下，对康复对象进行除基础护理以外的功能促进护理，通过康复训练和指导，帮助护理对象达到不同程度的自理，实现全面康复和回归社会的最终目标。康复护理与临床护理因护理对象和护理目的不同而有较多的区别：

1. 康复护理侧重于"自我"护理和"协同护理"。在患者病情允许的前提下，通过护理人员耐心的引导、鼓励、帮助和训练，促使患者发挥身体残余功能和潜在功能，以替代丧失的部分功能。

2. 康复护理活动以患者为中心，护患关系属于参与－帮助型合作关系，患者主动参与功能锻炼，护理人员起到帮助和指导作用。因此，康复护理过程是教育和学习的过程，护士更多地发挥健康教育的职能。

3. 康复护理更注重于减轻康复对象的身心障碍，争取最大限度地恢复和改善功能，常采取与日常生活活动密切相关的运动、作业和语言等康复治疗方法提高患者自理能力。例如，为防止肌肉萎缩和关节僵硬而对患者进行被动运动、按摩，训练进食、穿衣、洗漱和排泄等。

（三）社区康复的定义

社区康复源自1976年世界卫生组织提出的一种新的、有效的、经济的康复服务途径，是指依靠社区人力资源所采取的康复措施。这些人力资源包括残损、残疾、残障的人员本身以及他们的家庭和社会（1981年，WHO）。1994年，联合国教科文组织、世界卫生组织、国际劳工组织联合发表对社区康复的意见书，将社区康复工作解释为："社区康复是社区发展计划中的一项康复策略，其目的是使所有残疾人享有康复服务、实现机会均等、充分参与的目标。社区康复的实施要依靠残疾人、残疾人亲友、残疾人所在的社区以及卫生、教育、劳动就业、社会保障部门的共同努力。"

社区康复目标是将康复技术服务落实到病残人所生活的基层社区和家庭中。社区康复以提供康复技术服务、训练指导服务和社区康复转介服务为主要工作内容。在我国，社区康复（CBR）又称基层康复，是依靠社区人力资源建设的康复系统，以三级卫生网络为依托，以家庭为单位，服务对象为社区人群，在社区进行残疾普查、预防和康复工作的全程康复服务。社区康复体系的建立和发展是我国医疗需求和资源合理分配的体现。

（四）社区康复护理的定义

社区康复护理是将全面、整体的康复治疗与护理技术延伸到社区和家庭中。它是在康复医学理论的指导下，以护理对象的全面康复为目标，在一般护理的基础上，重点为护理对象提供康复训练和指导。社区护士需要依靠社区内的各种力量，使伤、病、残者坚持康复锻炼，减轻残疾的影响，实现最大限度的康复和自理。

二、社区康复护理的工作内容

社区康复护理的特点是依托社区的力量，重视康复。因此，康复护理应与日常生活活动相结合，注重实用性，并且功能训练应预防在先，贯穿始终。社区护士还应动员社区内各种力量，与患者和其他专业人员密切合作，为老年人提供慢性病的预防、促进康复、恢复自理、适应社会生活方面的帮助，在提供基本护理、落实康复计划的基础上，完成康复护理知识、技能的指导和教育。

1. 预防疾病和残疾

预防疾病和残疾包括预防性保健及咨询指导，例如儿童疫苗的接种、优生优育等，以及开展环境卫生、营养保健、生活方式和精神卫生方面的保健指导。

2. 协助完成社区伤病残者的普查

对社区内的老年慢性病患者及伤残者的数量、疾病、伤残种类和分布等流行病学资料进行收集和统计，为制订个体化残疾预防和康复计划提供资料。

3. 康复护理和训练

康复护理和训练是社区康复护理最基本的内容。社区护士需要提供连续的疾病基础护理和专科护理，落实医疗、康复计划，还应该关注各种并发症的预防，例如关节活动、预防压疮、泌尿系感染的发生等。通过训练患者进行"自我护理"的方法，鼓励患者参与并发挥主动性。对伤残者开展必要的生活自理能力训练、步行训练、语言沟通训练和心理辅导等。

4. 心理和社会康复

社区护士应学习和运用心理护理知识和人际交往技巧，为护理对象提供心理咨询和辅导，教育患者及其家人正确对待自己和家人，帮助他们恢复自信、自尊和自强。帮助伤病残者实现娱乐、体育和人际交往等社会适应方面的康复和回归。

三、社区康复护理的常用方法

社区康复护理与医院相对封闭的临床护理工作在工作环境、服务对象、可利用的资源以及合作人士等方面存在区别，因此，所用的工作方法更需要灵活，具有技巧性，同时要专业和规范。

1. 观察和沟通

社区护士应注意观察伤病残者的病情变化及康复治疗效果，做好动态记录。针对不同程度和类型的伤病残者，应采用个体化的沟通方式，例如书面、口头语言、手语、盲文等特殊沟通方式，与服务对象和其他专业人员建立良好、信任、合作的人际关系，有助于护士获取相关信息，使得康复计划顺利进行，实现康复目标。

2. 心理护理

残疾人和慢性病患者都有其特殊的、复杂的心理活动，甚至出现精神、心理障碍和行为异常。社区护士应理解、同情患者，学习和运用心理学知识，耐心、细致地做好解释、安慰和疏导工作，帮助服务对象宣泄不良情绪，释放心理压力，接受自己，适应社会生活。

3. 健康宣教和康复指导

采取讲座、壁报、家庭个别指导等方式，为社区伤病残者及其亲属提供不良行为纠正、健康生活方式及疾病并发症的预防等方面的知识。鼓励和帮助他们掌握日常生活自理能力，进行"自我康复护理训练"，减少依赖性，发挥主动性和创造性，增强自信。学习和掌握常用康复治疗和护理技术，提供专业的康复护理，例如运动疗法、物理因子治疗、作业治疗及语言康复技术等。

4. 整体护理

社区康复护理依然是以整体护理理念为核心，关注社区伤病残者的生理、心理、精神及社会适应方面的需求，其工作程序与目前临床护理程序一致，包括社区康复护理评估、社区康复护理诊断、社区康复护理计划制订和社区康复护理实施四个阶段并不断周期循环。

四、老年康复护理

（一）概念

老年康复护理，是指在康复护理理论指导下，结合老年生理病理的一些特点，运用康复护理专业知识和技术，有计划地对病、伤、残或亚健康的老年人实施常用康复护理技术的一种护理过程，旨在完全恢复或尽可能恢复老年人的生理和心理健康，使其最大限度提高生命质量以及建立新的社会支持。

老年康复护理由于护理对象具有较为鲜明的生理病理特点，因此其理论基础、护理技术也有别于一般的康复护理。其主要目的是解决老年人生理功能的衰退、疾病的慢性演变、心理精神障碍等问题，使其达到各项功能的新的平衡。

（二）对象和目标

1. 对象

外伤和（或）疾病所致的残障老年人、患有慢性病的老年人、虽未患病但身体功能低下的老年人等都是老年康复护理的对象。

2. 目标

最大限度地恢复老年患者日常生活能力、保持患者平和的心境、协助患者进行康复训练、独立完成自我照顾等是老年康复护理的目标。

（三）主要内容

1. 制订合理的生活制度

根据医嘱每日为患者安排规律的作息与运动。创造条件使老年患者尽可能保持适当的运动，尤其是卧床患者，如条件允许，应尽早下床活动。

2. 指导老年患者有效提高生活自理能力

主要以生活自理能力训练、辅助器具使用为主，包括穿脱衣训练、修饰训练、摄食训练、如厕训练等，以巴氏指数作为评价标准，有目的地提高患者的生活自理能力，最终恢复其原有的自理能力。

3. 指导老年患者完成各种保健操练习

根据患者需要编排适合的保健体操。其特点是操作比较简单，患者更容易接受；患者可在一段时间内持续训练；能达到较好的锻炼的目的。常见保健操，如上肢运动操、腕关节运动操、肌力训练、呼吸训练操等。有目的地、持续性地增加主动运动，适度地进行腹肌、背肌运动和呼吸运动。

4. 指导老年患者完成移动训练

主要是帮助下肢功能障碍的老年患者掌握在卧床、椅子或轮椅之间转移的能力；注重助行器、轮椅的使用及维护。

5. 指导老年患者配合康复治疗

如教会患者配合治疗师完成各种康复治疗，完成康复治疗前的准备及治疗后的后续锻炼等。

6. 重视心理康复

引导老年患者建立恢复功能的信心，鼓励其积极从事各项功能锻炼和娱乐活动，指导支持系统对老年人的正性作用，以愉悦老年人心情，促进心理健康。

（四）原则

1. 预防为主、持之以恒

康复的意义在于不但能使丧失的功能尽可能恢复，更重要的是能让现存的功能不丧失。另外，康复训练是一个长期的综合性治疗，患者、家属均要做好思想准备，坚持治疗。

2. 尽早开始康复训练，循序渐进

康复和急救同步进行，并贯穿治疗全过程。一般来讲，当病情稳定后，康复训练即可开始，一般遵循从被动到主动，从单关节到多关节，从简单到复杂的锻炼原则。

3. 重视心理支持

帮助老年人调整心态、消除抑郁、树立信心，理解康复治疗的重要性，主动配合康复训练。

4. 选择合适的训练内容

根据老年人的生理特点，选择适合老年人的康复训练内容。如根据老年人生理性功能减退的特点，尽量选择平稳性的训练项目，减少重心转移；由于老年人视力、听力减退，训练时应特别注重指令的有效表达等。

五、注意事项

对老年人进行康复护理时，更应重视健康老年人的概念，在追求老年人寿命的同时，更要重视生命的质量。能否保持生活独立和社会参与的能力，与是否患有疾病和残疾同等重要，故应提高老年患者的自我照顾能力，切勿以替代方式来训练。由于老年人机体老化所带来的改变，使他们保护自己免受伤害的能力降低，增加了日常生活中的不安全因素，如外伤、误吸、皮肤受损、脱水、营养失调等。要特别注意其安全问题，在饮食、心理、用药、病情变化等方面也要予以密切关注；老年人基础体力和储备能力低下，容易并发多种慢性疾病、多器官功能衰减，故对康复护理的需求较多；陈旧性疾病和外伤所致的病损多有并发症，重复发病、交叉发病、并发症阻碍了康复治疗与护理的进行；伴有抑郁和精神活动低下时，康复治疗无法进行，达不到预期目标；尤其是老年痴呆患者，康复的最大障碍是理解力、判断力低下，积极性缺乏。随着医学的发展，抢救成功率提高，疾病的死亡率随之下降，致残率相对提高。如何提高患者的生活质量和自理能力，也成为护理学科的重要课题。

第二节　社区老年康复护理技术

社区康复护理与康复治疗紧密相关。康复治疗技术包括物理治疗、作业治疗、康复工程等，是专业康复医师需要掌握的内容。康复护理技术包括基础护理技术和康复护理专业技术两方面。基础护理技术与临床基础护理基本相同，康复护理专业技术有体位的转移、放松训练、关节活动能力训练、吞咽训练等。此外，康复护理技术还应包括教会患者自我护理的方法，如帮助和训练社区伤病残者独立完成日常生活自理动作等。

一、体位及其变换

正确的卧位姿势和体位的变换对于长期卧床患者预防肌肉萎缩、关节僵硬、压疮、呼吸系统和泌尿系感染等并发症尤为重要。基本的体位主要有仰卧位、侧卧位、俯卧位、坐位和立位。体位的变换主要涉及翻身、移动、轮椅训练、行走训练。具体的方法和要求与基础护理教材内容一致。康复护理的重点是针对不同的疾病护理对象给予正确的卧位姿势和体位变换指导，防止患者发生意外伤害。

二、呼吸道的管理和排痰训练

慢性呼吸系统疾患、偏瘫、脊髓损伤患者和老年人常存在呼吸系统炎症、呼吸肌无力甚至痰液引流不畅等问题，如不及时处理，常会危及患者生命。因此，社区护士应指导患者戒烟、有效咳嗽、深呼吸，以及进行胸肌的锻炼和排痰训练，例如练习吹气球、缩唇呼吸、腹式呼吸、翻身扣背排痰法等。

三、进食训练

对于咽喉部、食管、胃部手术后，偏瘫、脊髓损伤存在吞咽、进食或营养消化和吸收障碍的患者，应改善其吞咽摄食的功能，早日拔除胃肠营养管，同时提供合理的膳食，保证机体的营养供给，有利于其他功能障碍的康复，减少和防止并发症，增强患者的康复信心。主要方法包括咀嚼肌和舌的运动、吞咽刺激、进食的体位和喂食技巧训练。应注意食物要丰富多样、营养搭配合理和进食环境适宜，并且开始训练时防止急躁和疲劳，必要时由多人协助完成；在训练中还应防止食物残留造成误咽而致窒息或继发肺部感染。

四、膀胱护理

颅脑疾患和脊髓损伤常遗留神经性膀胱功能失调的后遗症，主要表现为尿潴留和尿失禁，如不采取有效的护理措施，则会延缓康复进程，降低患者的生存质量，甚至继发严重的并发症，导致患者死亡。神经性膀胱功能失调有不同类型，按照北美护理诊断协会（NANDA）制定的标准分为压力性尿失禁、急迫性尿失禁、反射性尿失禁、功能性尿失禁和尿潴留。

留置尿管是一种非常简便的护理措施，但极易引起尿路感染，应对留置尿管患者进行严格的护理管理；对病情稳定、可以适当限制饮水量、无尿路感染和尿液反流的患者，可以实施或教会患者间歇导尿，以后逐渐根据其膀胱功能的恢复程度，延长导尿间隔时间。

膀胱训练对于恢复排尿功能有较好的效果，部分神经性膀胱功能失调患者，通过此训练可恢复自主排尿控制。不同类型的神经性膀胱动能失调因其表现形式各异，所以训练方法也不尽相同，主要有盆底肌肉训练、尿意习惯训练、激发技术、Valsalva 屏气法、Crede 手压法等。

膀胱康复护理的注意事项：导尿操作必须严格遵守无菌原则；要注意保护膀胱括约肌和尿道黏膜不受损伤；避免因训练方法不当引起尿液反流而造成肾积水；要注意观察因为膀胱压力过高而引起的自主神经反射亢进的临床表现，如突发性血压升高、皮肤潮红、出汗、头痛等，如出现则应迅速排空膀胱，缓解症状。

五、肠道护理

肠道护理是帮助患者建立排便规律，消除或减少由于失禁造成的难堪，预防因便秘、腹泻与大便失禁导致的并发症，从而提高患者的生活质量。主要包括腹胀的观察及护理、便秘的预防和处理以及正常排便形态的建立三方面的内容。主要的护理技术有：针对便秘者实施腹部按摩、饮食调节、肛周刺激、缓泻剂的使用和灌肠技术；针对腹泻患者做好水、电解质的补给，腹泻性质、次数的观察以及重点做好肛周皮肤的保护。康复护理注意事项是排便训练需要有耐心和毅力，坚持几周甚至数月，不要因暂时效果不佳而停止。

六、皮肤护理

压疮是因为身体局部组织长期受压，血液循环障碍，不能适当供给皮肤和皮下组织所需营养，以致局部组织失去正常功能而形成溃烂和组织坏死。压疮好发于身体受压或缺乏脂肪组织保护、无肌肉包裹或肌层较薄的骨隆突处，如骶尾部、足跟、枕部等。偏瘫、脊髓损伤后长期卧床和坐轮椅的患者易发生。压疮的发生严重影响患者的康复训练，如果患者营养情况差，形成慢性消耗，则可继发严重感染，甚至危及生命。主要预防和护理方法有：

1. 评估压疮发生的危险因素，包括内在和外在危险因素。外部因素有力学因素和潮湿；内部因素有感觉、营养、组织灌注状态、年龄、体重、体温、精神心理因素。

2. 做好皮肤减压护理，包括每2小时翻身一次，保持床单平整、清洁，贴身衣物应质地柔软、合体、无皱褶，使用辅助用具以减轻皮肤的压力，如轮椅坐垫、减压床垫等。

3. 维持足够的营养，指导患者选择高蛋白质、高维生素及含锌食品。

4. 向患者及家属提供皮肤护理的健康教育，掌握压疮预防和护理的基本方法，如自查皮肤的方法及压疮的早期识别。

5. 注意保持皮肤清洁干燥，大小便污染后要及时清洗皮肤，更换尿垫。

压疮的康复护理要点是预防和健康教育，护士、病患、家属共同参与，针对病种和个体实施指导与护理。

第三节　社区偏瘫患者的康复护理

偏瘫是指以同侧上下肢运动功能部分或完全丧失为主要临床表现的综合征。在偏瘫患者中 90% 以上为脑卒中（stroke，俗称中风）所致，脑外伤、肿瘤等也可能造成偏瘫。脑卒中包括蛛网膜下腔出血、脑出血和脑梗死三大类，临床以起病急，出现头痛、头晕或呕吐、昏迷、意识障碍、肢体偏瘫、言语障碍等症状为特点的脑局部血液循环障碍引起的局灶性神经损害。偏瘫根据脑损伤部位不同，可出现失认、失用、失语、视野缺损等，是严重影响患者生活质量的一种残疾。

一、康复护理评估

1. 运动功能评估

偏瘫患者以运动功能障碍最多见。运动功能评估主要是对运动模式、肌张力、肌肉协调能力进行评估。脑卒中患者主要表现为肌张力增高，甚至痉挛，肌群间协调紊乱，出现异常的反射活动。肢体的运动功能评估常采用 Bobath、上田敏、Fugl–Meyerp 评估等方法。

2. 感觉功能评估

评估患者的温度觉、触觉、位置觉、运动觉以及实体觉等是否减退或消失。

3. 认知功能评估

评估患者对事物的注意、识别、记忆、理解和思维是否出现障碍。

4. 言语功能评估

评估患者的发音情况及各种语言形式的表达能力，包括说、听、读、写和手势表达。脑卒中所致偏瘫患者常表现为发音含糊不清，语调及速率、节奏异常，鼻音过重等构音障碍和失语症。

5. 摄食和吞咽功能评估

摄食和吞咽功能评估，包括吞咽障碍的发生时间、频率，伴随症状及加重因素等。评定方法主要有吞钡试验和咽部敏感试验。

6. 日常生活活动（ADL）能力评估

评估患者衣、食、住、行、个人卫生等基本动作和技巧能力的下降和丧失程度。常采用 PULSES 评估法、Barthel 指数评估法或功能独立性评估法。

7. 心理和社会评估

评估患者的心理状态、人际关系和适应环境能力。常用评定工具有汉密尔顿抑郁量表、焦虑量表及社会活动参与量表等。

二、主要功能障碍

主要功能障碍包括感觉和运动功能障碍（如偏瘫、半身浅感觉和深感觉丧失或减退等）、言语和交流功能障碍（如失语症、构音障碍、言语失用等）、感知和认知功能障碍（如记忆、计算、推理障碍、失认症、单侧视觉忽略症、失用症等）、情感和心理障碍、吞咽障碍、大小便控制障碍、交感和副交感神经功能障碍、性功能障碍等。

三、康复护理措施

在社区中偏瘫患者以运动功能障碍最多见，为避免和纠正患者出现异常运动模式、促进肢体功能的恢复、减少并发症的发生及提高生活自理能力，社区护士应尽早对患者进行康复训练。

（一）良肢位的摆放

1. 仰卧位

前臂旋后，掌心向上，手指应尽量张开，各上肢关节处于伸展位。下肢髋、膝、踝关节置于屈曲位（图 6 – 1A）。

2. 健侧卧位

健侧在下方，患侧在上方，同时使患侧肩前伸，肘关节伸展，患侧下肢髋、膝关节呈自然半屈曲位，置于枕上。身体放松，以枕头支撑身体（图 6 – 1B）。

3. 患侧卧位

患侧在下，健侧在上，躯干稍向后旋转，后背垫枕头。同时使患侧上肢前伸（避免肩关节受压和后缩），肩部向前，肘关节伸展，手指张开，掌心向上。患侧髋关节略后伸，屈膝向前。患侧卧位是最有意义的体位，有助于防止痉挛，同时利于健手的活动（图6-1C）。

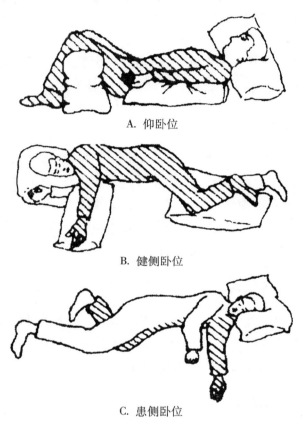

A. 仰卧位

B. 健侧卧位

C. 患侧卧位

图6-1　良肢位的摆放示意图

（二）患侧关节被动运动训练

肢体瘫痪后，关节长期不活动会发生挛缩、畸形。因此要多做肩外展、肘伸展、前臂旋后、腕背伸、伸指，以及伸髋、屈膝、踝背屈等关节被动运动。

（三）躯干、上肢及下肢主动性运动训练

1. 摆肩

患者平卧位或坐位，双手交叉，患侧拇指在健侧指的上面；肘关节伸

展，向上抬起上肢；固定下肢不动，上肢向左右、上下摆动到最大范围。动作要缓慢，避免患侧肩关节受伤（图6-2）。

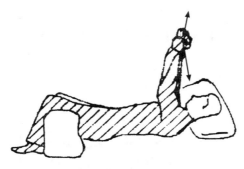

图6-2 摆肩示意图

2. 夹腿

患者平卧位，双下肢尽量屈曲，社区护士或亲属用一只手固定健侧膝部，利用联合反应诱发患侧下肢做夹腿动作（图6-3）。

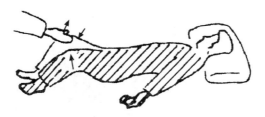

图6-3 夹腿示意图

3. 摆髋

患者平卧位，双下肢尽量屈曲，上肢可交叉上举或摆放在体侧。双腿夹紧一起向左右摆动到最大范围。动作要缓慢，不宜急速完成（图6-4）。

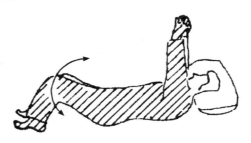

图6-4 摆髋示意图

4. 桥式运动

患者仰卧，双手平放在体侧或交叉上举，双腿屈曲，臀部抬起，此时患者的状态形似拱形桥。必要时社区护士或亲属一手按住患者的双脚，另一手将患者的臀部轻轻抬起，协助完成。当患者能够独立完成动作时，应调整训练难度，将健侧腿置于偏瘫的腿上，使患侧腿负重，单腿完成桥式运动。在患者较容易完成或双桥式运动后，让患者悬空健腿，仅患腿屈曲，足踏床抬臀（图6-5）。

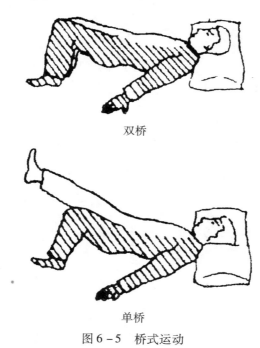

双桥

单桥

图6-5　桥式运动

（四）翻身训练

1. 向患侧翻身

患者将双手十指交叉相握，直举向上方做水平摆动；健腿屈曲放在床上，借摆动动作的惯性，双上肢及下肢一起翻向患侧，必要时协助骨盆旋转。

2. 向健侧翻身

患者仰卧，双手交叉；帮助患者将患腿屈曲放在床上；指导患者向健侧看并将双上肢伸直转向健侧；社区护士或亲属在患侧肩部和臀部协助患者翻身。

（五）坐位训练

1. 床上坐位

患者应坐直，背后放置枕头，伸展腰部，保持躯干的稳定；肩向前，肘关节伸直，双臀负重；双手放在床前桌上，防止患侧上肢悬吊在体侧而引起或加重肩关节半脱位、肩手综合征。

2. 轮椅或椅子上坐位

用枕头或软垫对患侧上肢进行支撑；下肢屈曲90°，脚平放在地面上；躯干伸直，紧靠椅背；患侧上肢的姿势可以经常改变。

（六）坐起训练

1. 在帮助下坐起

社区护士或亲属帮助患者从仰卧位翻身到侧卧位；一手扶住患者健侧肩胛，另一手帮助患者把腿移到床边，鼓励患者自行用健侧肘支撑上身坐起。

2. 自己从健侧坐起

患者用健侧手抓住患侧手腕，把健侧小腿插入偏瘫侧小腿的下方，并移向床边，用健侧肘支撑坐起。

（七）坐位平衡训练

1. 躯干伸展训练

社区护士或亲属坐在患者身旁或跪在患者背后，一手扶着患者腰部协助患者伸展腰部，另一手放在患者胸前协助患者挺胸，保持躯干稳定。

2. 坐位时身体重心向患侧转移训练

社区护士面对患者，一手放在患侧腋下，协助上提肩胛骨，外展、外旋肩关节，伸展肘关节及背伸腕关节，偏瘫手支撑于床面上；另一手放在健侧躯干一侧或偏瘫一侧的肩部，调整患者的肩部，调整患者的姿势，使患侧的躯干伸展，重心转向偏瘫侧。

3. 坐位时身体重心前后转移训练

患者坐位，双足与肩同宽；双侧臀部同时负重，双髋及膝关节保持屈曲90°；双手交叉互握，双上肢完全伸展；社区护士或亲属站在患者偏瘫侧，一手保护患者并保持其躯干伸展，另一手引导患者把身体重心移向前、后、左、右各方。

（八）起立及坐下训练

1. 起立训练

社区护士或亲属站在患者的患侧，用膝和足稳定患者的膝和足，一手托住患者交叉的双手腕，一手扶住患者的肩胛骨，引导患者重心向前向下移动。当患者双肩前移超过双足时，鼓励患者双腿同时用力，膝关节伸展，完成起立动作。社区护士也可以站在患者前方，双膝抵住患者的膝关节或只固定患膝，双手扶住患者的骨盆处或肩部，患者双手放在社区护士肩部或交叉放于社区护士的颈部，一起用力站起。

2. 坐下训练

坐下时要求患者先弯腰，再屈膝，直到臀部接触到床边和椅子时再完全坐下。整个过程要缓慢，必要时对患者予以协助。

（九）站立平衡训练及重心转移

患者站立时，社区护士要对患者予以保护，保证其安全。社区护士要站在患者偏瘫一侧或站在其斜后方，手放在患者骨盆上，调整患者身体的重心，使偏瘫侧下肢增加负重，避免患侧膝过伸，尽量使重心在患侧多停留。患者可以通过左右移动重心来体会重心转移的感觉，还可让患者前后脚站立，前后移动重心。

（十）转移训练

1. 从椅子或轮椅转移到床

轮椅或椅子与床呈45°，患者健侧靠床。将患者扶起，使其双足平放于地面，社区护士面对患者，以自己的双膝顶住患者患侧膝关节，双足抵住患者的双足并搂住其腰部，引导患者向前移动身体重心，其辅助量越少越好。患者重心超过双足时，膝关节伸展，完成起立动作。以健侧为轴，身体旋转，重心再次前移，弯腰慢慢坐下。

2. 从床转移到椅子或轮椅

椅子放在患者的健侧。其他步骤同从椅子或轮椅到床的转移。如果患者的健手可以活动，可让其扶住椅面以增加稳定性和安全感（图6-6）。

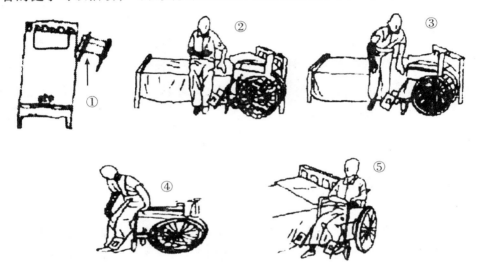

图6-6　从床转移到轮椅

（十一）步行训练

为防止或纠正划圈步态，在训练步行前，应先进行患侧下肢负重训练与患侧下肢迈步训练。

1. 患侧下肢负重训练

患者站立，健手抓握固定的扶手以作保护；患者身体重心移向患侧，健腿放在台阶上；为了增加难度，可以让患者将患腿放在台阶上，用健腿上下台阶，以训练患侧负重。为防止患侧的膝关节过伸，社区护士需要用一手辅助偏瘫下肢，在站立时使膝关节维持屈曲约5°。

2. 患侧下肢迈步训练

很多偏瘫患者在走路时常有屈髋屈膝不足，加之患足下垂导致偏瘫的下肢常常拖地，为了代偿，患者不得不将患腿甩向外侧形成划圈步态。患侧下肢的卧位屈髋屈膝训练和站立位屈髋屈膝训练可改善迈步能力。

3. 步行训练

社区护士站在患侧，一手握住患者偏瘫侧的手，使其掌心向前。社区护士另一手从患侧腋下穿出置于患者胸前，手靠在胸前处，与患者一起缓步向前走。训练时要注意患者必须尽量按正常步行动作行走。社区护士也可以在患者身后把手放在患者骨盆上，帮助患者将骨盆前伸、重心前移，以推动患者前行。

部分偏瘫患者足及踝关节控制能力差，会引起足下垂、内翻，这样会使患者因足尖拖地而容易跌倒，应用绷带或矫形器矫正。能力较差的患者可用手杖或四肢拐助行，但在步行训练的起始阶段，不鼓励患者用助行器，以避免出现完全由健侧负重的情况。

（十二）上下台阶训练

其原则是健足先上、患足先下。

1. 上台阶

社区护士要站在患者患侧的后方，确保患者安全。患者用健侧手扶住栏杆，身体重心偏向健侧手臂，健侧腿先上台阶，患侧腿跟上健侧腿，站在同一层台阶上。持拐患者在健侧腿上台阶后，拐杖及偏瘫侧跟上健腿，站在同一台阶上（图6-7A）。

2. 下台阶

社区护士要站在患者偏瘫侧，保护患者安全。健侧手向前扶住栏杆，患侧腿先下台阶，健侧腿迈下后两足站在同一层台阶上（图6-7B）。

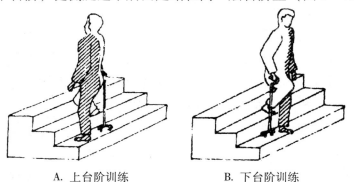

A. 上台阶训练   B. 下台阶训练

图6-7 上下台阶训练

四、日常生活动作的康复训练

（一）进食训练

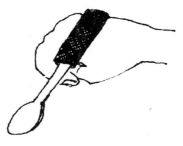

对于一侧上肢完全瘫痪的患者，需要进行健侧单手的进食训练。训练时需要配备一些特殊的用品，如经过改制的勺子（图6-8）和带挡板的盘子，以防食物滑落到盘外。

图6-8　进食自助具

（二）穿脱衣物训练

大部分患者在日常生活活动中，可用单手完成穿脱衣服的动作。偏瘫患者穿衣服时先穿患肢，脱衣服时先脱健肢。衣服应根据患者的活动程度和手指的协调性，设计为开襟、较宽大，使用摁扣、拉链、搭扣或松紧带，方便患者使用。穿脱开身上衣时，先穿患侧，再穿健侧；脱衣顺序与穿衣顺序相反，先脱健侧，再脱患侧（图6-9）。

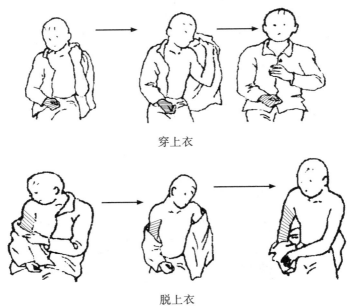

穿上衣

脱上衣

图6-9　穿脱上衣

穿裤时将患腿屈髋、屈膝放在健腿上，套上裤腿后拉到膝以上。放下患腿，全脚掌着地，健腿穿裤腿并拉到膝以上，抬臀或站起向上拉至腰部，整理系紧。脱裤时先脱健侧，再脱患侧（图6-10）。

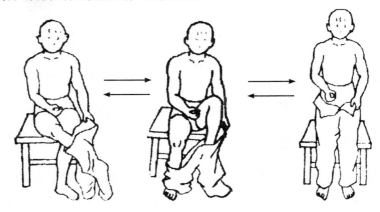

图6-10　坐位穿脱裤子

（三）个人卫生训练

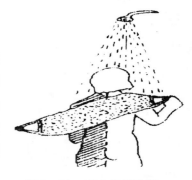

个人卫生训练包括洗漱动作、排便活动和入浴活动，应尽量训练患者自己完成。可先训练健侧手代替患侧手操作；继之训练患侧手操作，健手辅助，或只用患侧手操作。可设计辅助器具帮助患者完成个人卫生活动，如图6-11所示。

图6-11　用自助具沐浴

（四）简单的家务训练

日常的家务涉及许多方面的活动，如准备饭菜、清洁家居、照顾宠物等。患者需用单手活动技巧来完成家务活动。

1. 单手切菜方法

在剁板上钉几个不锈钢钉，用于固定肉、菜或其他食物，便于单手切割。剁板下要放置防滑垫，防止剁板移动和滑落。

2. 单手打鸡蛋方法

用手掌轻轻抓住鸡蛋，用鸡蛋中心敲击碗边并将鸡蛋打破，再用拇指和示指把蛋壳分开。

3. 单手开启罐头

单手抓住罐头瓶，用固定在墙上的开
瓶器打开罐头（图 6 - 12）。

4. 单手扫地

用长把扫帚和簸箕较好。可用患侧手
和躯干夹住簸箕，再用健侧手持扫帚将垃
圾扫入簸箕。

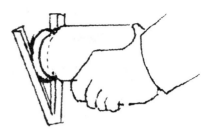

图 6 - 12　单手开启罐头

（五）交流能力的康复训练

完全性失语、严重构音障碍或发病早期患者，无法用言语表达需求，
如患者有一些理解能力，能用手指点，应用画板与患者进行沟通。画板的
内容包括日常生活活动的各种图案，患者根据需要指出自己的需要；也可
用计算机进行言语代偿训练和交流。偏瘫患者单手写字时，宜用重物固定
纸，有时可将患侧手臂置于桌上固定纸。看书时，可用重物固定书。

第四节　社区脊髓损伤患者的康复护理

脊髓损伤是指由于损伤或疾病等因素引起的脊髓结构、功能损害，造
成损伤平面以下神经功能障碍或丧失，往往造成不同程度的四肢瘫痪和截
瘫。脊髓损伤主要由外伤性脊髓损伤引起，也见于脊髓血管病、脊髓手术
后等情况，主要表现为受伤平面以下感觉、运动及括约肌功能障碍。如肢
体或躯干的麻木、疼痛、感觉过敏或异感症，肢体不能活动或无力，大小
便异常等。

脊髓损伤是一种严重的致残性创伤，可导致不同程度的截瘫，对患者
的生理功能和心理造成巨大的影响，严重妨碍其生活自理能力和参与社会
活动的能力；如果得不到积极的治疗和妥善的护理，常因严重的并发症而
死亡或长年卧床，过着完全依赖他人帮助而生存的痛苦生活。

在社区中常见的是病情稳定且症状缓解，进入恢复期的患者。康复护
理应尽早介入，并且是恢复期的主要护理手段，其目的是避免或减少并发

症，进一步提高患者的生活自理能力，能够借助轮椅或其他辅助器具独立步行，减少对他人的依赖。

一、康复护理评估

（一）损伤平面与机体残存功能的评估

脊髓损伤平面位置的高低与其日常生活活动（ADL）自理能力呈反比关系，即脊髓损伤平面位置越高，其 ADL 自理能力越低。为正确指导患者进行康复，应对患者脊髓损伤平面、残存功能程度、ADL 自理能力以及可达到的康复目标进行综合分析评估。

根据不同情况，对不同的脊髓损伤水平位的患者给予不同的训练指导。如颈 4～5 水平损伤：完全不能独立，需要别人辅助生活，需使用高靠背头控电动轮椅和使用自助具吃饭；颈 6 平面损伤：可用生活辅助具自己进食，可做部分整理仪容活动，可用手摇杆操纵电动轮椅，由他人协助进行床与轮椅间转移动作；颈 7 平面损伤：能独立进食，自己完成某些身体转移动作；颈 7 至胸 2 水平损伤：能自由控制上肢活动，独立完成部分日常生活动作，可自行翻身、起坐、支撑、完成由床—轮椅—便器等移动动作，生活基本独立；胸 12 水平损伤：能充分控制躯干活动、呼吸正常，用长下肢支具和双拐可步行，上下楼梯；腰 2 以下水平损伤：可使用支具进行社区功能性步行。

（二）主要功能障碍

全面评估脊髓损伤所导致的功能障碍，对于选择最佳康复治疗方法，制订最佳康复护理措施有重要的意义。

1. 运动障碍

表现为肌力、肌张力和反射的改变，造成自主运动功能障碍，肌张力的增强或降低，反射亢进、减弱或消失。

2. 感觉障碍

表现为损伤平面以下痛温觉、触压觉和本体觉的减退、消失或感觉异常。

3. 括约肌功能障碍

主要表现为膀胱和肛门括约肌功能障碍，出现尿潴留、尿失禁和排便障碍（便秘或大便失禁）。

4. 自主神经功能障碍

表现为排汗功能和血管运动功能障碍，出现高热、心动过缓、直立性低血压及 Guttmann 症（张口呼吸，鼻黏膜血管扩张、水肿而发生鼻塞）等。

5. 并发症

主要有压疮、肌肉萎缩、关节挛缩或畸形、静脉血栓、异位骨形成、脊髓空洞症等。

二、康复护理措施

脊髓损伤患者的康复通常十分缓慢，是一项长期、复杂的工作，必须遵循系统训练、持之以恒、循序渐进、量力而行的原则。科学、正确、有效的康复护理和指导可以预防或减轻并发症，促进瘫痪肢体的功能恢复，提高患者自理能力，减轻残疾程度。

（一）饮食护理

根据患者呼吸情况及耐受程度，逐渐从流食、半流食、软食过渡到普食。饮食应高热量、高蛋白、易消化、富含维生素、产气少，富含钙、磷、锌及纤维素，避免油炸类，并保证足量液体摄入。

（二）并发症的预防

1. 泌尿系感染的预防和指导

由于长期的留置导尿，膀胱功能减退，引流管的尿液反流，残余尿液的刺激而引起泌尿系感染，应严格按照留置导尿管护理措施要求进行护理。膀胱功能重建的指导方法主要有：导尿管的定时（每 4~6 小时）开放引流、间歇导尿、排尿时配合的手法按摩、盆骶肌的锻炼、肛门刺激和电兴奋治疗。

2. 胃肠功能障碍的预防及康复

脊髓损伤后，由于肠蠕动减慢和肛门括约肌障碍，常发生腹胀和便秘，严重影响患者的食欲。应注意便秘的预防及处理，主要有：①应保证患者足够水分的摄入，进食含粗纤维的食物；②每日以脐部为中心顺时针环形按摩腹部3～4次，每次15～30分钟，以促进肠蠕动，帮助消化；还可顺结肠方向按摩；③养成定时排便的习惯，每餐后可戴手套定时为患者扩张肛门，以刺激肛门括约肌引起反射性肠蠕动，加快反射性排便形成；④对于顽固性便秘患者，可用开塞露或灌肠等方法刺激排便，或口服缓泻药物，排便间隔以每2～3天一次为宜。

3. 呼吸系统感染的预防及功能康复

高位脊髓损伤后，可因延髓呼吸中枢受损或受刺激而致呼吸抑制，亦可因膈神经功能受损而使呼吸运动受限或发生肺不张。同时由于患者长期卧床和呼吸肌运动障碍，呼吸量减少，咳嗽动作减弱或消失，呼吸道分泌物排出不畅，极易引起感染。康复护理措施主要有：注意保持呼吸道通畅、指导呼吸功能训练、病室的每日通风和定期消毒、拍背排痰和有效咳嗽。

4. 压疮的预防

参见本章第二节皮肤护理。

5. 预防并发症

预防由于麻痹和长期卧床引起的肌肉萎缩、关节僵硬及挛缩、深静脉血栓、骨质疏松等并发症。①指导患者早期主动活动除瘫痪肢体外的其他部位，保持肌张力和关节活动度，如借助吊环、健身球、扩胸器等进行活动，以身体不感疲劳为原则。②瘫痪肢体应进行被动锻炼和肌肉按摩，每日2～3次，每次15～30分钟；肢体的关节放置于功能位，如踝关节保持0°中立位，预防足下垂畸形。③指导患者选择含钙质丰富的食物，如豆制品、奶类、骨头汤等。④创造条件让患者多照日光。

（三）康复功能锻炼方法

功能锻炼是促进脊髓损伤后肢体运动功能恢复的最有效的手段之一。早期、及时、有效的功能锻炼对肌力的恢复，维持关节的活动度，预防失用性萎缩以及维持患者良好的精神状态，增强战胜疾病的信心有莫大裨益。

1. 功能锻炼

早期以呼吸运动、上肢运动、下肢运动为主，后期以锻炼腰背肌、上下轮椅、站立、家庭手工锻炼为主。时间由短到长，力量由小到大，次数由少到多，以不感到疲劳为原则，且应循序渐进，持之以恒。

2. 床上锻炼

常采用被动活动和主动活动，以主动锻炼为主，被动锻炼为辅。

（1）被动活动 每日被动活动瘫痪肢体3～4次，每次15～30分钟，或辅以肢体智能运动训练治疗护理器进行活动，每日4次，每次30～60分钟，角度从小到大，日活动量应达100次以上。对患肢按摩，手法由轻到重，再逐渐变轻，每日2～4次，每次20分钟。保持关节功能位，如踝关节应保持0°中立位，防止足下垂；髋、膝关节保持伸展，膝下不放枕头、垫子等物品以防膝关节挛缩或畸形。

（2）主动活动 卧位时自主活动双上肢，如握拳、屈腕、屈伸、外展、内收肩、肘关节，还可借助哑铃、弹簧拉力器、床上吊环等锻炼上肢肌力。腰背肌和腹肌锻炼，如练习卧位→抬头→坐起，或腹部平放沙袋，反复收缩腹肌；手术3周后患者自行锻炼翻身和俯卧位做腰背的屈伸运动；积极进行挺胸、背伸、俯卧撑等锻炼；2～4个月患者可进行拱桥支撑法仰卧位和飞燕点水法俯卧位的腰背肌锻炼，如图6-13所示。每2～3小时做一次支撑练习（坐位，上肢支撑使臀部离床），利用床架做卧位引体向上，逐渐训练靠上肢翻身起床，增强全身肌力，为离床站立做准备。坐位锻炼，术后1个月床上

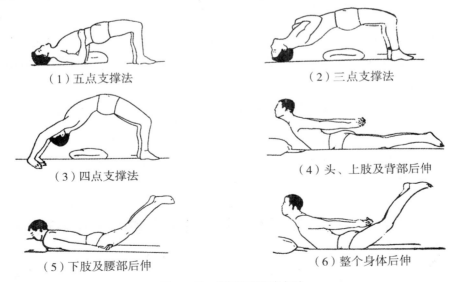

（1）五点支撑法　　　　　　　　　　（2）三点支撑法

（3）四点支撑法　　　　　　　　　　（4）头、上肢及背部后伸

（5）下肢及腰部后伸　　　　　　　　（6）整个身体后伸

图6-13 腰背肌锻炼方法

靠坐，2个月锻炼起坐（程序：平卧位→靠坐→扶坐→自坐→床边垂足坐）。

3. 上下轮椅训练

起坐自由后练习上下轮椅。轮椅与床尾平齐，面向床头，患者在床沿坐稳，一手撑床，另一手握轮椅外扶手，抬臀，然后带动身体由床移动到轮椅座位上，双足平放在脚踏板上；相反程序可完成由轮椅到床的转移。

4. 站立训练

下肢随意运动恢复以前主要依靠上肢及腰背肌、辅助器具进行，顺序是扶床站立→依扶站立→自己站立。练站的同时依靠上肢的支撑力进行下肢活动，如膝关节屈伸、髋关节屈伸、踢腿、摆腿等，加强下肢稳定性。

5. 行走训练

先用长短腿支具固定双下肢，扶平行杠进行踏步、行走训练。以后改为扶拐练习行走步法，顺序为扶双拐→扶双棍→扶单棍→自己走。

6. 日常生活能力训练

鼓励患者努力完成日常生活活动，如进食、洗漱、穿脱衣裤、排泄等，随着训练的加强和患者体质的恢复，让患者进行手工操作和轮椅上各种动作的练习，亦可进行轮椅上的体育、文艺活动。

（四）帮助脊髓损伤患者回归家庭和社会

1. 家庭环境准备。家居环境应保证患者安全和生活方便，如地面防滑、过道宽敞。尽可能专人陪护，无人看护时，各种物品放置安全，方便患者取用，防止意外伤害和人为伤害。

2. 倡导全社会关注脊髓损伤人群，为他们提供心理、情感支持以及活动、学习的场所，满足其身心需要。

3. 积极组织患者学会自理方法和职业训练，如料理家务、操作电脑、手工编织等，增强患者自信心，减轻家庭和社会负担。

第五节　社区颈、肩、腰、腿痛患者的康复护理

颈、肩、腰、腿痛是中老年人的常见多发病。临床资料表明，年龄大于50岁者40%有颈、腰椎活动受限情况，其中60%会产生颈、腰椎病变，

严重者压迫神经出现各种症状，甚至造成截瘫。近年来，颈、肩、腰、腿痛的发病有年轻化趋势。

一、颈椎病

颈椎、椎间盘、韧带的退行性病变，刺激或压迫了周围的神经、肌肉、血管等组织而引起相应的临床症状，称之为颈椎病。发病率约为10%。发病原因为颈椎椎间盘生理性退行性改变、慢性劳损、颈椎先天畸形、不适当的治疗和锻炼、急性损伤和陈旧性损伤等等。日常生活中，不良的生活习惯、工作姿势不当、睡眠体位欠佳、外力伤害等都是引发颈椎病的直接原因，应引起重视。颈椎病进展较缓慢，按受侵害的组织不同可分为神经根型、脊髓型、椎动脉型、交感神经型和混合型。颈椎病的典型症状为颈、肩、背、上肢疼痛，甚至四肢麻木，可伴有头晕、头痛、耳鸣、耳聋、视物不清等。

（一）主要功能障碍

神经根型的主要功能障碍是上肢、手的麻木、无力，严重者可影响日常生活活动（ADL）能力；脊髓型依据严重程度表现为四肢麻木、无力、步态异常、影响上下肢功能，严重的压迫脊髓造成截瘫；椎动脉型不影响四肢功能，主要是头痛、头晕、眩晕，甚至猝倒；交感神经型多数有轻微的颈肩痛等交感神经刺激症状，表现为头痛、头晕、视物模糊、耳鸣、心律失常等。

（二）康复护理评估

颈椎病患者的康复护理评估主要从疼痛程度、颈椎活动范围或影响ADL的程度进行综合评定。其中针对疼痛程度，可以采用视觉模拟评分法；针对颈椎活动范围，可采用方盘量角器进行颈椎屈伸、伸展、侧弯以及旋转度的测量。综合评定有多种量表可选用，应用较广泛的有神经根型颈椎病评价表和脊髓型颈椎病评价表。

（三）康复护理措施

颈椎病的康复治疗原则是去除或减轻使血管、神经受损害的骨性压迫；

消除局部的无菌性炎症；治疗软组织劳损，恢复颈椎稳定性；增强颈部肌力，恢复颈部活动功能；避免诱发因素，预防复发。非手术和手术疗法均能达到此目的。牵引是主要的非手术治疗手段。康复护理应早期、全程介入，可以避免诱发因素，预防颈椎病复发，增强颈部肌力，恢复颈部活动功能。

1. 颈椎病患者的睡枕要求

睡枕的高度以醒后颈部无任何不适为宜，枕高应结合个体体型，以仰卧时头枕于枕上，正中央在受压状态下高度 8～15cm 为宜，而枕的两端比中央高出 10cm 左右。良好的睡姿对脊柱的保健也十分重要。睡眠应以仰卧为主，头放于枕头中央，侧卧位为辅，左右交替。

2. 保持良好的颈部姿势，维持颈椎的前屈弧度

长期伏案工作者应定时改变头部体位，合理调整头与工作面的关系；工作中注意端正头、颈、肩、背的姿势，不要偏头耸肩。在工间或公休时做头及双上肢的前屈、后伸及旋转运动，可以缓解疲劳，锻炼肌肉，有利于保持颈段脊柱的稳定，防止因姿势不良而诱发颈椎病。有多种颈椎操可以练习。

3. 手法按摩与足底按摩

手法按摩具有缓解肌肉和血管痉挛，改善局部血液循环的作用，可以使颈椎病症状减轻或消失。通常在行颈椎牵引后行手法按摩较合适，一般患者取坐位，按摩范围包括整个颈部及病侧肩背部，神经根型包括患侧上肢，但是手法按摩一定要以明确诊断为前提，脊髓型禁忌手法按摩。足底按摩通过治疗足底反射区相对应的颈椎反射区即可产生较好的疗效，2 周后渐显效。

4. 饮食调理

注意摄取营养价值高的食品，如豆制品、瘦肉、谷物、海带、紫菜、木耳、新鲜水果及蔬菜，尤应多食富含维生素 C 的食品。中医认为胡桃、山萸肉、生地、黑芝麻具有补肾强髓之功效，合理服用可有强壮筋骨、推迟关节病变的作用。

5. 佩戴颈围或颈托

颈围或颈托具有制动和保护作用，有助于组织的修复和症状的缓解，

配合其他方法可以巩固疗效，防止复发，应在颈椎病急性发作时使用，如图 6 - 14 所示。

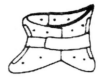

图 6 - 14　颈围、颈托

6. 避免诱发因素，防止外伤

避免受凉、落枕、过度疲劳、强迫体位工作、姿势不良或其他疾病等颈椎病的诱发因素。避免各种生活意外及运动损伤，减少颈椎损伤的概率。

二、肩周炎

肩周炎，俗称冻结肩，是肩周肌、肌腱、滑囊及关节的损伤性炎症，因关节内、外粘连，而以活动时疼痛、功能受限为临床特点，多见于中老年人，女性多于男性，左侧多于右侧。本病有自愈趋势，需要 2 年左右。

肩周炎是由多种原因导致肩盂肱关节囊炎性粘连、僵硬的疾病，以肩关节周围疼痛、各方向活动受限、影像学显示关节腔变狭窄和轻度骨质疏松为临床特点。长期过度活动、姿势不良等所产生的致伤力是主要的诱发因素。

（一）主要功能障碍

1. 肩关节疼痛

疼痛是突出的症状。疼痛一般在肩部前外侧，也可扩大到腕部或手指，有的放射至后背、三角肌、肱三头肌、肱二头肌。

2. 肩关节活动障碍和肌肉收缩无力

三角肌出现萎缩，肩关节活动受限，以外展和内旋受限为主，其次为外旋，肩关节屈曲受累常较轻。

（二）康复护理评估

主要侧重于疼痛的程度评估（可采用视觉类比法）以及肩关节活动度

测量。此外，还可进综合性评估，如日常生活能力评估等。

（三）康复护理措施

1. 缓解疼痛

疼痛早期，可服用消炎镇痛或舒筋活血药物，外用止痛喷雾剂、红花油等。也可采用高频透热治疗、超声波治疗、热疗、中频电疗，疼痛明显者可选用电脑中频、干扰电治疗、磁热按摩治疗等。帮助患者学习自我控制和自我处理疼痛的方法、腹式深呼吸和局部自我按摩等。

2. 良肢位、保护肩关节

较好的体位是仰卧位时在患侧肩下放置一个薄枕，使肩关节呈水平位，可使肌肉、韧带及关节获得最大限度地放松与休息。在同一体位下，避免长时间患侧肩关节负荷，维持良好姿势，减轻对患肩的挤压；疼痛减轻时，可尽量使用患侧进行日常生活技能的训练。

3. 关节松动术

主要是用来活动、牵伸关节。患者在行此治疗时，身体完全放松，治疗者抓握和推动关节，切记手法粗暴，不应引起疼痛，做完后嘱患者立即进行主动活动。

4. 按摩

（1）松肩　患者坐位，治疗者用拇指推、掌跟揉、五指捏等手法沿各肌走向按 5～10 分钟，手法由轻到重，由浅到深。

（2）通络　取肩井、肩贞、中府等穴位，每穴按压 1 分钟，以患者有酸、麻、胀感为宜。

（3）弹筋拨络　治疗者以拇指尖端垂直紧贴肱二头肌长头肌，并沿肌腱走向横行拨络，用拇指和示指、中指相对捏拿肱二头肌短头、肱二头肌长头、胸大肌止点等处，最后用捏揉手法放松局部。

（4）动摇关节　治疗者与患手相握，边抖边做肩关节展收、屈伸、旋转等各方向的活动。另一手置患肩捏揉，注意每次应对其中一两个方位的摆动度超过当时的活动范围，在下一次时再选另两个方位。

（5）用抖法、搓法结束治疗　按摩治疗每日 1 次，10 次为 1 疗程。

5. 功能锻炼

（1）下垂摆动练习 躯体前屈位，患臂自然下垂，做前后、内外绕臂摆动练习，幅度逐渐增大直至手指出现发胀、麻木为止。此时记录摆动时间。休息片刻可再做，每日2次。

（2）上肢无痛或轻痛范围内的功能练习 由于粘连组织有时不能单纯依摆动得到足够牵张，宜在可承受范围内做牵张练习，包括用体操棒或吊环等，用健侧带动患侧的各轴位练习。每次10~15分钟，每日1~2次。

6. 康复护理指导

（1）用药指导 患者痛点局限时，可局部注射醋酸泼尼松龙。疼痛持续、夜间难以入睡时，可短期服用非甾体抗炎药，并加以适量口服肌肉松弛剂。

（2）加强生活护理 防受寒、防过劳、防外伤。尽量减少使用患侧的手或过多活动肩关节，以免造成进一步的疲劳性损伤。

（3）指导患者自我锻炼 ①梳头：双手交替，由前额、头顶、枕后、耳后向前纵向绕头圈，类似梳头动作。每组可15~20次，每日3~5组。②爬墙练习：患肢上举用力尽量向上爬墙，逐渐可锻炼抬高患肢，直至正常。③揽腰：即将两手在腰后相握，以健侧手拉患肢，逐渐增加摸背程度练习。④拉轮练习：在墙或树上安滑轮，并穿一绳，两端各系一个小木棍，往复拉动锻炼。⑤屈肘甩手：背部靠墙站立或仰卧于床上，上臂贴身，屈肘，以肘部为支点进行外旋活动。⑥展翅站立：上肢自然下垂，双臂伸直，手心向下缓缓向上用力抬起，到最大限度后停10秒左右，然后回到原处，反复进行。

三、腰椎间盘突出症

腰椎间盘突出症是指因椎间盘变性，纤维环破裂，髓核突出刺激或压迫神经根、马尾神经所表现的一种综合征，是腰腿痛最常见的原因之一。腰椎间盘突出症中以腰4~5、腰5至骶1间隙发病率最高，占90%~96%。常见病因有椎间盘退行性变、损伤、遗传因素、妊娠。日常生活中，年龄、肥胖、吸烟、职业因素以及肌力失衡等都是腰椎间盘突出症的危险因素。按其病理表现可分为椎间盘膨出、椎间盘突出、椎间盘脱出、施莫尔（Schmorl）结节。

（一）主要功能障碍

腰椎间盘突出症的临床表现：腰痛为最常见，发生率约91%。其次为坐骨神经痛，典型坐骨神经痛是从下腰部向臀部、大腿后方、小腿外侧直到足部的放射痛，早期为痛觉过敏，病情较重者出现感觉迟钝或麻木。另外，马尾神经受压出现大小便障碍，鞍区感觉异常。主要体征有腰椎侧突，腰部活动受限、压痛及骶棘肌痉挛，直腿抬高试验及加强试验阳性和神经系统表现。

（二）康复护理评估

腰椎间盘突出症患者的康复评估可以从疼痛程度、肌力、腰椎活动度、腰骶段屈曲、对工作及生活的影响程度等方面进行评估。

（三）康复护理措施

由于腰椎的功能由活动度、肌力、协调性和稳定性组成。康复护理的重点也应落在这几个方面。康复护理的原则是防治结合、动静平衡。功能训练应是长期的，强调恢复脊柱的协调性和稳定性。康复护理的目的是缓解疼痛、改善肌肉痉挛和关节活动度、提高肌力、纠正姿势、改善功能。

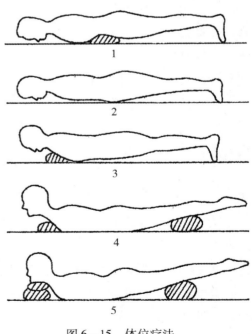

图6-15 体位疗法

1. 体位疗法

根据腰椎间盘突出症的病因和类型，分别采用不同的体位疗法。急性发作时应采取平卧位，治疗时由第1式（图6-15）逐渐上升，时间由数分钟逐渐增加至1~2小时，升级标准为维持该姿势1~2小时无不适（无疼痛），一般1~2

日后可升 1 级。其他姿势还有卧硬板床、直立位活动等，避免弯腰久坐，以减轻腰椎间盘内压力。

2. 肌力训练

神经根刺激症状消除后即应开始增强腰背肌及腹肌的练习，常用的有腰背肌锻炼方法（见本章第四节图 6 - 13 腰背肌锻炼方法）和 McKenzie 式背伸肌训练和 Williams 式前屈肌训练（图 6 - 16），主要适用于急性期和亚急性期。

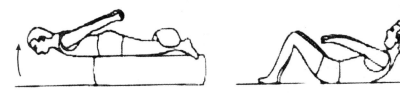

图 6 - 16　McKenzie 式背伸肌训练和 Williams 式前屈肌训练

3. 牵引

通常有骨盆牵引、自身体重悬挂牵伸等方法，可以使腰椎间盘内压力下降，突出的髓核可暂时回纳，达到解除根性压迫，消除症状的目的。

4. 手法治疗和物理治疗

各种手法治疗腰痛常有较好的疗效，主要是恢复脊柱的力学平衡，但应针对不同病因采用。腰椎间盘突出症急性发作时可选用冰敷，亚急性期可酌情选用温热疗、治疗性超声、电疗、肌电图学（EMG）生物反馈等。

5. 康复工程的应用

主要是在急性发作期配用内置支撑钢条的弹力腰围，但是因其长期使用可导致失用性肌萎缩和依赖性等问题，护理时应特别注意尽量缩短使用时间，同时配合针对性腰肌训练。其次是对患者的工作环境和居家环境进行适当改造，以减少弯腰。

第六节　社区类风湿关节炎患者的康复护理

类风湿关节炎是一种常见的以关节组织慢性炎症性病变为主要表现的自身免疫病。典型表现为对称性多关节炎，以指关节、腕关节、足关节最为常见，全身关节均可受累。本病多见于中年女性，病程缓慢，反复发作，病因较复杂，与受凉、受潮、过敏、遗传、内分泌失调和免疫等有关。

一、主要功能障碍

类风湿关节炎发病初期或急性发作期常伴有发热、乏力等全身症状，主要表现为对称性多个关节疼痛、肿胀、僵硬、屈伸不便，特别是肩、肘、髋、膝等大关节，由于其疼痛剧烈可导致关节活动明显受限。病情若进一步发展，可造成关节变形、关节周围肌肉萎缩，受累关节越多，运动障碍的程度就越重，对日常生活活动的影响也就越大。

二、康复护理评估

类风湿关节炎康复护理评估主要有炎症活动性评定、关节活动度测定和残疾评定三种方法。

三、康复护理措施

类风湿关节炎目前无特效疗法。治疗和康复护理的目的在于控制炎症，减轻症状和消除疼痛，保持肌力，防止发生关节挛缩和畸形，延缓病情进展，减少残疾发生，提高生活自理能力，改善生活质量。

1. 休息和轻度活动

患者在本病急性期的症状以关节肿胀、疼痛为主，关节局部炎症以及全身症状均较明显。此时应卧床休息，减少大的活动，适当进行较轻的活动，休息的程度应以能消除疲劳、减轻或消除局部浮肿为宜。

2. 预防关节挛缩

患者由于疼痛通常保持的是关节囊最松弛、疼痛较轻的不良肢位，长时间维持此体位可造成屈肌萎缩，关节强直、挛缩和畸形。容易发生变形的有踝关节挛缩呈马蹄足、膝关节屈曲挛缩、髋关节屈曲或外旋挛缩以及由高枕造成的颈屈曲变形。因此，休息时，应用夹板将肢体关节置于功能位，并做短期的固定，以提供支持，减轻其负重和疼痛。在夜间可戴用局部外固定装置，由于受累关节连续固定 1~2 个月即有可能发生强直，因此，白天应将装置定时取下 2~3 次，按摩患部关节周围肌肉活动关节，一旦关节肿痛明显减轻，即应停用局部外固定装置。另外，每日应适当采取俯卧位，以避免长时间使髋关节处于屈位的不良姿势。

3. 运动训练

运动训练旨在增加和保持肌力、耐力，维持关节活动范围，增加骨密度，改善关节功能。慢性期在确认没有关节破坏（关节软骨损害、关节软骨下骨质疏松、韧带断裂等）的情况下进行运动训练，每个关节运动应尽量达全范围，重复 2～3 次，每日 1～2 次。注意训练不应引起关节剧烈疼痛，以防关节损害。在全范围活动前，应给予少量准备活动。必要时可用温热疗法配合或在水中运动，使关节活动易于进行。

4. 物理疗法

温热治疗有镇痛、消除肌肉痉挛、增强软组织伸展性及提高毛细血管通透性的作用。在炎症急性期不宜使用。浅表热疗包括湿热袋、蜡疗、热水浴、湿热敷等，治疗时间 15～20 分钟，温度以 45℃ 为宜。深部热疗短波、微波、超声波可增加组织的伸展性。水疗可帮助受累关节进行功能锻炼，有利于增加关节活动度，减轻关节负重。

5. 作业活动训练

通过功能性作业活动训练达到增大关节活动范围、增强肌力、预防及矫正畸形的目的。指导患者采用日常生活项目练习手、指、腕、肘关节的灵活性、协调性和控制能力。如通过学习编织、折纸、绘画技能训练手的灵巧性。必要时根据患者的需要，选择使用自助具、支具、矫形器等。

6. 传统康复疗法

针灸、中药、推拿按摩等疗法对促进血液循环，松解肌肉和粘连的关节，增强关节活动度，减轻肿胀有一定作用。

7. 日常生活活动指导

社区护士应指导患者完成日常生活活动训练，如进食、取物、梳洗、穿脱衣物、进出浴池、上下楼梯等，必要时对居住环境进行改造。教会患者在日常生活活动中如何保护自己的关节。提醒患者在工作、生活或休息时，应注意保持正确的、生理的功能体位；在工作中应注意多次短时休息，避免长时间处于同一种姿势。

第七节　社区退行性骨关节病患者的康复护理

　　退行性骨关节病又称骨质增生、骨关节炎，是由于关节软骨完整性被破坏以及关节边缘软骨下骨板变化，导致关节症状和体征的一组异质性疾病。现认为本病是多种因素联合作用的结果，可能与患者自身易感性相关，如遗传、高龄、肥胖、性激素、骨密度、过度运动、吸烟等，以及导致特殊关节、部位生命力学异常的环境因素，如创伤、关节形态异常、长期从事反复使用某些关节的职业或剧烈的文体活动等有关。主要病理改变有软骨基质合成和分解代谢失调，软骨下骨板损害使软骨失去缓冲作用，关节内局灶性炎症。一般起病隐匿，进展缓慢。常见的临床表现为局部关节及其周围疼痛、僵硬以及病情进展后出现的关节骨性肥大、功能障碍等。

一、主要功能障碍

1. 手

　　手退行性骨关节病多见于中老年女性，以远端指间关节最常累及，也可见于近端指关节和第一腕掌关节，疼痛和压痛不太明显。特征性表现为指间关节面内、外侧有骨样肿大结节，位于远端指间关节者称 Heberden 结节，位于近端指间关节者称 Bouchard 结节。该病具有遗传倾向，常母女均罹患。部分患者可出现屈曲或侧偏畸形。第一腕掌关节因骨质增生可出现"方形手"。

2. 膝

　　膝关节退行性骨关节病早期以疼痛和僵硬为主，单侧或双侧交替，多发生于上下楼时。体格检查可见关节肿胀、压痛、骨摩擦音以及膝内畸形等。少数患者关节周围肌肉萎缩，多为失用性萎缩。髌骨关节退行性骨关节病也称骨软化，主要发生在青年人，与创伤有关。

3. 髋

　　髋关节退行性骨关节病多见于年长者，男性患病率较高。主要症状为隐匿发生的疼痛，可放射至臀外侧、腹股沟、大腿内侧，有时可集中于膝而忽略真正病变部位。体格检查可见不同程度的活动受限和跛行。

4. 足

足退行性骨关节病以第一跖趾关节最常见。症状可因穿过紧的鞋子而加重，踇囊炎可引起肿胀和疼痛。体征可见骨性肥大和外翻。骨关节也可累及。

5. 脊柱

脊柱退行性骨关节病包括骨突关节退行性骨关节病和椎间盘退行性变。骨突关节退行性骨关节病和其他关节退行性骨关节病相同，椎间盘退行性变多伴有椎体唇样骨赘，两者密切相关，常同时存在，以颈、腰段常见。表现为局部疼痛、僵硬，久坐或久站后加重。疼痛可向臀部或下肢放射，伸展时疼痛加重多提示骨突病变，屈曲时加重多提示椎间盘病变。

（1）颈椎退行性骨关节病　最多见于第 5 颈椎。颈项疼痛、僵硬主要由骨突关节引起。神经根受压可出现上臂放射痛，脊髓受压可引起肢体无力和麻痹，椎动脉受压可致眩晕、耳鸣以及复视、构音和吞咽障碍，严重者可发生定位能力丧失，甚或突然扑倒，但不伴意识障碍。

（2）腰椎退行性骨关节病　多见于第 3～5 腰椎。骨突关节受累可引起腰痛。椎间盘病变可引起腰、臀疼痛并放射至下肢。神经根刺激可引起关节局部疼痛而不向下放射，应注意鉴别。

6. 其他部位

肩锁关节、颞下颌关节、肘关节也可累及。

二、康复护理评估

退行性骨关节病的康复评估可以从疼痛程度、关节活动度、放射线检查和对工作、生活影响程度等方面进行评估。

三、康复护理措施

（一）休息与体位

急性活动期，除关节疼痛外，常伴有发热、乏力等全身症状，应卧位休息，以减少体力消耗，保护关节功能，避免脏器损伤，但不宜绝对卧床。要限制受累关节活动，保持关节功能位，如肩关节不要处于外旋位，肩两侧可放枕头等物品，双臂间置枕头以维持肩关节外展位；双手掌可握小卷轴，维持指关节伸展；关节两侧放置靠垫，预防关节外旋；平卧者膝下放一平枕，使膝关节保持伸直位，足下放置足板，定时给予按摩和被动运动，防止足下垂。每天至少俯卧位 2~3 次，每次 30 分钟，以预防髋关节屈曲性痉挛，足部伸出床外，全身肌肉放松，利用自身肌肉有助于伸直膝关节和髋关节。由于膝、腕、指、趾关节不易做到维持功能位，可借助可塑夹板固定，尤其夜间休息时，肌肉处于松弛状态，容易加重畸形。每晚临睡时，绑上夹板，晨起先卸掉夹板，在床上适当活动，日常梳洗、早餐后，再把夹板绑上。每天应放开 2~3 次，让关节适当活动。

（二）病情观察

1. 了解关节疼痛的部位、患者对疼痛性质的描述、关节肿胀和活动受限的程度、有无畸形、晨僵的程度，以判断病情及疗效。

2. 除注意关节症状外，胸闷、心前区疼痛、腹痛、消化道出血、头痛、发热、咳嗽、呼吸困难提示病情严重，应尽早给予适当处理。

（三）晨僵护理

鼓励患者早晨起床后行温水浴，或用热水浸泡僵硬的关节，而后活动关节。夜间睡眠戴手套保暖，可减轻晨僵程度。

（四）治疗护理

应避免过多服药，根据不同情况指导患者进行非药物治疗和药物治疗。非药物治疗包括患者教育和自我调理，如注意养成卫生的生活方式和饮食习惯，适当的医疗锻炼、减肥、理疗、针灸，以及多吃新鲜水果、蔬菜，摄入适量维生素 D 等。药物治疗可先试用对乙酰氨基酚，每日 3~4g，分 3 次服用，也可使用外用药。疼痛不严重者不一定持续用药，以减轻药物不良反应。非甾体抗炎药一般只需用治疗类风湿关节炎剂量的 1/2，必要时可加 H_2 受体拮抗剂或质子泵抑制剂以减少和预防胃肠道不良反应，或选用选择性 COX－2 抑制剂。慢作用药如透明质酸关节内注射，有较长时间的缓解症状和改善功能的作用，主要用于膝关节，尤其适用于 X 线表现轻度至中度病例。应避免全身使用糖皮质激素，但对于急性发作的剧烈疼痛、夜间痛、关节积液的严重病例，激素关节内注射能迅速缓解症状，但作用时间较短。其他如氨基葡萄糖和硫酸软骨素 A 的各种制剂均有一定疗效，但在本病治疗中的地位尚待研究。

（五）预防关节失用

为保持关节功能，防止关节畸形和肌肉萎缩，护士应指导患者锻炼。在症状基本控制后，鼓励患者及早下床活动，必要时提供辅助工具（如滑轮、弹簧、沙袋等）训练手的灵活性和协调性，可做日常生活活动训练，包括饮食、更衣、洗漱等基本动作技巧，循序渐进，消除依赖心理，不断强化，提高熟练度和技巧性。肢体锻炼如摸高、伸腰、踢腿及其他全身性伸展运动等，由被动向主动渐进，配合理疗、按摩，以促进局部血液循环，松弛肌肉，活动关节，防止失用性肌萎缩，活动强度应以患者能承受为限。

（六）心理护理

患者因病情反复发作、顽固的关节疼痛、疗效不佳等原因，常表现出情绪低落、忧虑、对生活失去信心。护士在与患者接触中要态度和蔼，采取疏导、解释、安慰、鼓励等方法做好心理护理。

1. 负性情绪不利于疾病的康复

长期的情绪低落会造成体内环境失衡，引起食欲缺乏。帮助患者认识负性情绪不利于疾病的康复。

2. 鼓励患者自我护理

与患者一起制订康复的重点目标，激发患者对家庭、社会的责任感，鼓励其自强，正确认识、对待疾病，积极与医护人员配合，争取得到好的治疗效果。对已经发生关节功能障碍的患者，要鼓励其发挥健康肢体的作用，尽量做到生活自理或参加力所能及的工作，体现生存价值。

3. 参加集体活动

组织患者集体学习疾病的知识，以达到相互启发、相互学习、相互鼓励的目的，也可让患者参加集体娱乐活动，充实生活。

4. 建立社会支持体系

嘱家属亲友给患者以支持和鼓励。亲人的关心会使患者的情绪稳定，从而增强战胜疾病的信心。

（七）健康指导

1. 疾病知识指导

帮助患者及家属了解疾病的性质、病程和治疗方案。避免感染、寒冷、潮湿、过劳等各种诱因，注意保暖。强调休息和治疗性锻炼的重要性，养成良好的生活方式和习惯，在疾病缓解期每天有计划地进行锻炼，增强机体的抗病能力，保护关节功能，延缓功能损害的进程。

2. 指导与病情监测

指导患者用药方法和注意事项，要遵医嘱用药，不要自行停药、换药、增减药量，坚持规则用药，减少复发。严密观察疗效及不良反应，定期监测血尿常规及肝肾功能等，一旦发现严重的不良反应，应立即停药并及时就医。病情复发时及早就医，以免重要脏器受损。

第八节　社区骨质疏松患者的康复护理

骨质疏松是以骨组织显微结构受损，骨矿物质成分和骨基质等比例减少，骨质变薄，骨小梁数量减少，骨脆性增加和骨折危险度升高为特征的一种全身骨代谢障碍性疾病。骨质疏松是老年人的常见病、多发病，主要表现为骨痛、脊柱变形，是老年人骨折的最主要原因。

中老年人骨矿物质丢失量与血清性激素含量呈负相关。当妇女体内雌激素水平下降时，骨钙就会更多地流入血中，再从尿中排出。因此造成骨质疏松症在绝经后也更加严重，进入老年期就会发生更多的骨折。老年人由于牙齿脱落及消化功能降低、食欲缺乏、进食少、多种营养缺乏，致使蛋白质、钙、磷、维生素及微量元素摄入不足。研究表明，蛋白质摄入不足或过量都对钙的平衡和骨钙含量起负性调节作用。老年人牙齿缺失较多，蔬菜、水果、瘦肉不易咀嚼，摄入量减少，呈现"负钙平衡"。另一方面，血钙含量与年龄呈明显负相关，老年人由于血磷降低，Ca/P 增大，导致成骨作用降低。还有维生素 K 缺乏可影响骨钙素的羧化，未羧化的骨钙素升高，可加速骨量丢失，易致骨折。

一、主要功能障碍

1. 负重能力下降

多数骨质疏松症患者表现为负重能力下降（约 2/3），甚至不能负担自己的体重。

2. 躯干活动受限

表现为不能翻身、侧转及仰卧位从床上坐起。

3. 站立与行走受限

表现为久行久站后腰背部和下肢负重关节疼痛而导致站立与行走受限。

4. 日常生活活动或职业活动能力受限

由于骨质疏松症患者常有全身乏力、体力下降、精力不足等，从而导致其持续进行日常生活活动、社交活动或职业活动的能力下降。其骨质疏松的程度不同，对活动能力的影响不同。

5. 呼吸功能障碍

严重骨质疏松导致长期卧床，胸腰椎压缩性骨折导致脊椎后弯、胸廓畸形，使肺活量和最大换气量减少，小叶型肺气肿发病率增加。

6. 心理障碍

由于长期的骨痛和反复的就医治疗可能导致患者心理的改变。

二、康复护理评估

常用的护理评估包括一般情况及临床评定、骨痛分级、放射线检查、骨折评定——VDS（脊椎畸形评分）指数法、腰椎活动度评定、肌力评定、肌耐力评定、平衡评定等。

三、康复护理技术

1. 营养护理

饮食均衡，多食蛋白质食物，建议每日喝 250g 以上牛奶；多吃含钙丰富的食物，如牛奶、豆制品、虾皮、蔬菜、水果等；补充充足维生素 D；低盐，少吃腌制食物，减少钙质流失。

2. 运动护理

（1）握力锻炼　每日 30 分钟以上，能防治桡骨远端骨质疏松。

（2）耐力运动　主要是有氧运动，如以慢跑为主的运动方式，每次慢跑 1～2km，隔日 1 次；上肢外展等长收缩，每日 1～2 次，用于防治肱骨、桡骨骨质疏松；下肢后伸等长运动，每日 1 次，用于防治股骨近端骨质疏松；躯干伸肌过伸等长训练，每周 2～3 次，每次 10～20 分钟。

（3）步行训练　以每日步行多于 5000 步、少于 10 000 步为宜（2～3km）。步行适合老年骨质疏松患者，能防治下肢及脊柱的骨质疏松。日本学者发现，每日步行少于 5000 步则骨量下降，多于 10 000 步则骨量增加不明显，而两者之间则骨量明显增加。

（4）负重运动　可增加骨密度，根据自身状况选择低强度或高强度负重运动，如身体支撑栏杆墙上压、手掌支撑墙面掌上压、上下楼梯、快走、跑步、跳绳、跳舞等，每周 1～3 次，每次至少 30 分钟。

3. 静力性体位训练

静力性体位训练要求患者保持正确的体位和姿势，包括坐或立位时应伸直腰背，收缩腹肌、臀肌，增加腹压；吸气时扩胸伸背，接着收腹和向前压肩，或坐直背靠椅；卧位时平仰、低枕，尽量使背部伸直，坚持睡硬板床。

4. 物理疗法的护理

以温热疗法为主，促进骨愈合。常用高频热疗，如超短波、微波，疼痛明显者可用中频电疗，骨质疏松合并骨折急性期者应采用冷热交替的理疗方法、超声疗法、离子导入疗法、磁疗法等。

5. 生活环境的护理

注重安全性，家装光线要充足，地面干燥、无障碍物，地毯固定，患者穿防滑、有底纹、有弹性的鞋，站立不稳者应配以合适的助行器。

6. 作业治疗的护理

对患者身体状况做出全面评定后，有目的、有针对性地从日常生活、职业劳动、认知活动中选择一些进行作业治疗。保持肢体正确的姿势，建议患者睡硬床垫、放低枕头，使背部肌肉保持挺直；站立时肩膀要向后伸展，挺直腰部并收腹；坐位时双足触地，挺腰收颈，椅高及膝。

7. 心理护理

近年来人们逐渐认识到患者的心理状况与病情发展有着密切的关系。性格豁达者症状较轻、疗效较好，反之则不佳。建议老年人保持心胸宽广、心情愉快。

8. 矫形器和腰围佩戴的护理

对于骨质疏松患者，佩戴合适的矫形器和腰围可以缓解疼痛、矫正姿势、预防骨折发生。如弹性腰围既可限制患者脊柱的过度屈伸，又可使患者自如地侧弯及旋转，预防椎体压缩骨折。腰围佩戴时间为 3 个月，每日大概佩戴 13 个小时，注意上床时佩戴腰围，躺好后才能取下，下床时须佩戴好腰围。

9. 用药护理

补钙及维生素 D 时，不可与绿叶蔬菜一起服用，以免影响钙的吸收，并注意复查血钙和尿钙，以免产生高钙血症和高钙尿症，甚至尿路结石。用雌激素类药物替代治疗时，应定期进行乳腺和妇科检查，防止发生乳腺癌和子宫内膜癌，注意发生血栓的风险。二膦酸盐治疗期间注意防止消化道损伤。降钙素使用时要注意观察有无低血钙和甲状腺功能亢进的表现。不可使用影响骨代谢的药物，如利尿剂、四环素、抗癌药等。积极治疗可引起骨质疏松的相关病症，如糖尿病、类风湿关节炎、慢性肾炎、甲状腺功能亢进、骨转移瘤等。

（宋　梅）

第七章　社区老年人的急救护理

第一节　心搏骤停的急救与护理

心搏骤停是指心脏射血功能的突然终止，大动脉搏动与心音消失，重要器官（如脑）严重缺血、缺氧，导致生命终止。这种出乎意料的突然死亡，医学上又称猝死。

一、常见病因

引起老年人心搏骤停的主要病因是心源性疾病，最常见的有冠状动脉粥样硬化性心脏病，心肌缺血、缺氧或坏死，心包填塞，冠状血管栓塞，等；另外，电解质紊乱、低钾血症、高钾血症及其他电解质异常、肺梗死也可能导致心搏骤停。

二、病理生理变化

心搏骤停后，最先受到损害的便是脑组织。脑组织对缺血、缺氧最敏感，一般在发生心搏骤停后的几秒钟内，由于脑血流量急剧减少，患者即可发生意识突然丧失，伴有局部或全身性抽搐。停搏 4~6 分钟，脑组织即可发生不可逆的损害，数分钟后即可从临床死亡过渡到生物学死亡。所以，心搏骤停的黄金急救时间只有 4 分钟。

三、判断依据

判断依据为突然意识丧失、动脉搏动消失、呼吸停止。

四、心肺复苏流程

首先应第一时间拨打"120"（自己拨打或者家属、身边人均可），清楚地告知急救人员患者的位置及基本情况，并帮助其舌下含服速效救心丸或硝酸甘油，然后将患者平卧于坚实的平面上，不枕枕头，随即开始胸外按压。按压时两手重叠，手指交叉，紧紧相扣，掌根位于胸部正中，胸骨下半段，相当于男性两乳头连线之间的胸骨处，身体稍前倾，双肩在患者胸骨正上方，双臂绷紧伸直，用肩部和背部的力量垂直向下按压，胳膊肘不可弯曲（图7-1）。每分钟按压100~120次，深度为5~6cm。由于老年人骨质较脆，按压5cm即可（但不要过分顾虑骨折）。按压30次后，立刻进行2次人工呼吸。做人工呼吸的时候，要把患者的气道打开，简单方法就是让患者仰卧，左手小鱼际将其额头下压，右手抬起下颌，同时捏住鼻子，进行人工呼吸。胸外按压和人工呼吸交替进行，以30:2的比例循环进行，直至救护车到来，再给予更高级的生命支持技术。

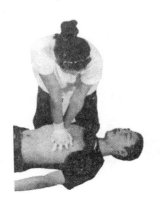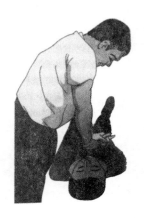

图7-1　胸外按压手法

五、预防

首先要积极治疗原发病，如心脏病和脑血管意外；其次是日常生活调理，要作息有度，饮食要清淡、营养、易消化，避免熬夜和过量运动。因为平常较少运动的人，突然大强度长时间运动如跑马拉松，可能会引起晕厥和心搏骤停，要及时抢救使其恢复呼吸和心跳，所以平常要注意适度运动，循序渐进地锻炼。

第二节　窒息的急救与护理

老年人随着年龄的增长，呼吸系统功能和吞咽功能减弱，发生呛咳、痰液窒息、异物梗阻气道的风险也会逐渐增高，由此导致的窒息进而引发死亡在老年人死亡率中占一定比重。因此应充分重视并科学处理。

一、常见原因

1. 痰液窒息

若老年人长期卧床，久病体弱，且伴有肺部感染，常有咳嗽无力的情况，导致痰液无法咳出，大量痰液堵塞气道时会造成老年人窒息，因此需立即紧急排痰，解除症状。

2. 咯血窒息

咯血窒息在老年人中非常常见，尤其是有呼吸系统疾病的老年人较易发生咯血窒息。老年人在咯血的时候往往不顺畅，突然出现呼吸困难、发绀、窒息，甚至大咯血的时候血液突然中止而表现为面色青紫、惊恐发作、口唇发绀，甚至听不到呼吸音、牙关紧闭。这种情况非常危急，应立即将患者取头低足高45°的俯卧位，头偏向一侧，轻拍背部，及时吸出口腔内的血块，通畅呼吸道。

3. 气管阻塞窒息

老年人因咳嗽、吞咽功能差，或不慎将假牙或牙托误吞入呼吸道会引起气管阻塞窒息。

二、急救方法

1. 徒手拍背法

协助老年人侧卧，双手手指并拢、手背隆起、手指关节微屈呈120°（图7-2），指腹与大小鱼际为着落点，腕关节用力，由下至上，

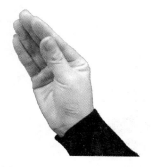

图7-2　徒手拍背手法

有节律地叩击老年人背部，避开脊柱处。待老年人咳出异物，可立即用纱布或小毛巾将口腔痰液、血液或异物擦除。

2. 腹部冲击法（海姆利希法）

（1）老年人站着或坐着，护理员站在其身后，从身后抱住其腹部，双臂围环其腰腹部，一手握拳，拳心向内按压于老年人的肚脐和肋骨之间的部位，另一只手手掌捂按在拳头之上，双手急速用力向里、向上挤压，反复实施，直至阻塞物吐出为止（图7-3）。

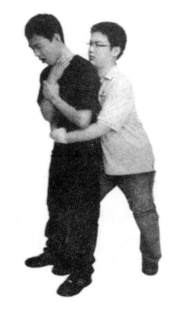

（2）如老年人意识不清，不能站立则取仰卧位，护理员两腿分开跪在老年人大腿外侧地面上，双手叠放，用手掌根顶住其腹部（肚脐稍上），有冲击力、快速地向前上方压迫，然后打开老年人下颌，如异物已被冲出，应迅速掏出并清理口腔（图7-4）。

图7-3　腹部冲击法（海姆利希法）

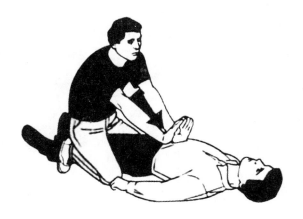

图7-4　昏迷患者腹部冲击法

第三节　休克的急救与护理

休克是机体受到强烈的致病因素（如大出血、创伤、烧伤、感染、过敏、心力衰竭等）侵袭后，因有效循环血量骤减、组织灌注不足引起的以微循环障碍、细胞代谢紊乱和功能受损为特征的综合征，是严重的全身性应激反应。休克发病急骤，发展迅速，并发症凶险，若未能及时发现及治疗，可进一步引起细胞不可逆性损伤和多器官功能衰竭，因此一定要争分夺秒送院急救。

一、常见病因及分类

根据病因可将休克分为低血容量性休克、感染性休克、心源性休克、过敏性休克、神经源性休克 5 类，其中低血容量性休克和感染性休克最为常见。

二、临床表现

休克发生早期，患者表现为精神紧张、烦躁不安、面色苍白、四肢湿冷、脉搏加快、呼吸急促等症状，如果未得到及时治疗，则出现表情淡漠、反应迟钝，甚至意识模糊或昏迷、皮肤及黏膜发绀、四肢冰冷、脉搏细速、呼吸浅促、血压进行性下降、少尿或无尿等症状。若出现进行性呼吸困难、烦躁、发绀、给予吸氧仍不能改善时，则提示发生了急性呼吸窘迫综合征。

三、急救措施

处理原则：尽早去除病因，迅速恢复有效循环血量，纠正微循环障碍，恢复正常代谢，防止发生多器官功能障碍综合征（MODS）。

1. 急救

分清轻重缓急，优先处理危及生命的问题。

（1）现场救护　若老年人有创伤、骨折等损伤，应利用现有条件进行必要的初步处理，及时进行止血、包扎、固定、制动。

（2）保持呼吸道通畅 松解领扣，解除气道压迫，清除呼吸道异物或分泌物，使头部后仰，保持气道通畅。若患者头部受伤或呼吸困难，则应抬高其头部和躯干，以利于呼吸。若患者已经昏迷，则应垫高其颈部，抬起下颌，使头部尽量后仰，同时将头部偏向一侧，以免患者的呼吸道被呕吐物阻塞。

（3）取休克体位 头和躯干抬高 20°～30°、下肢抬高 15°～20°，使膈肌下移，利于呼吸。

2. 迅速补充血容量

迅速建立两条以上的静脉输液通道。

3. 镇静、镇痛

尽量保持患者安静，避免不必要的搬动，必要时给予镇静处理。疼痛剧烈者适当使用阵痛药物。

4. 给氧

常规给氧。

5. 维持正常的体温

体温过低时应注意保暖，可采取加盖被子或调高室温的方法，忌用热水袋或电热毯等提高体表温度。

6. 心理护理

由于休克发生往往较突然，患者及家属缺乏心理准备，大多处于极度恐慌、焦虑状态。社区护士应理解并鼓励患者表达情绪，做好安慰和解释工作。

7. 转运过程中的护理

对于休克的老年人，需尽快送往有条件的且离家最近的医院抢救，以减少搬运过程对病情的影响。运送途中必须由专人护理，以密切观察病情变化。此外应在运送过程中给老年人采取吸氧和静脉输液等急救措施。

第四节 外伤的急救与护理

外伤是老年人常见意外之一，身体由于被外界物体打击、碰撞或被化学物质侵蚀等造成外部损伤，可伴有出血、骨折等表现。

老年人代谢、应激、修复能力较差，血管、淋巴管、肌肉、筋膜等组织硬化、脆弱，反应和自我保护能力较差，因此损伤往往较年轻人为重，且老年人对疼痛及其他感知觉也较差，不能正确、及时地表达伤处感知，故易造成子女及医生的误判。另外，老年人全身代谢能力低下或伴有其他疾病，损伤后恢复也较年轻人慢，还容易出现各种并发症、后遗症。

一、开放性外伤

浅的伤口用温开水或生理盐水冲洗拭干后，以碘酊或酒精消毒、止血，然后包扎，一般都能较快痊愈。对较小的伤口外用"创可贴"即可。对较深的伤口，应立即压迫止血，速到医院行清创术，视伤情进行缝合修补等。

对切割伤、刺伤等小伤口，若能挤出少量血液反而能排出细菌和尘垢。对伤口宜用清洁的水洗净，对无法彻底清洁的伤口，须用清洁的布覆盖其表面，不可直接用棉花、卫生纸覆盖。

二、闭合性外伤

一般处理原则是让患者安定情绪，固定受伤部位，用冷湿布敷盖患处。手足扭伤者可抬高患部，颈部、腰部扭伤者在搬运时不可移动患部。扭伤常伴有关节脱位或骨折，宜立即到医院诊疗。另外，扭伤后无论轻重，不可即刻洗澡、胡乱按摩，须送医院治疗。

三、出血

不同的出血部位和出血特点，常用的止血方法有所区别。

1. 指压止血法

头部和四肢较大的动脉出血时，常用手指、手掌或拳头压迫伤口近心端动脉，以阻断动脉血运，达到临时止血的目的。

2. 加压包扎止血法

较小的血管或毛细血管出血可选用此法，即用敷料或衬垫覆盖在伤口上，用手或其他材料在敷料上施压即可。

3. 加垫屈肢止血法

四肢出血量较大、肢体无骨折或无关节脱位者可选用此法（图7-5）。

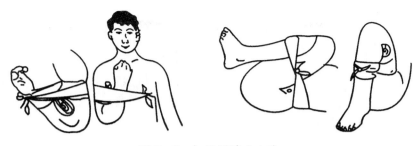

图7-5 加垫屈肢止血法

4. 止血带止血法

适用于四肢较大的血管损伤或伤口大、出血量多时，没有止血带时可用绷带、布条等代替（图7-6），但止血带不可直接扎在皮肤上，应先在止血带下放好衬垫。止血带扎的位置应该在伤口的近心端，并尽量靠近伤口，松紧度要适宜，以伤口不出血、远端摸不到动脉搏动为宜。值得注意的是，用止血带止血时，时间越短越好，总时间不应超过5小时，且每隔30～60分钟放松一次，每次放松2～3分钟，放松期间可以用其他方法临时止血。为了把握好时间，可在老年人手腕或者前胸衣服上做好时间标记。

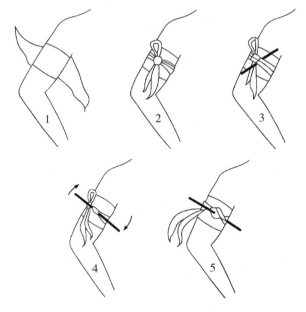

图7-6 布料止血带止血法

四、骨折

老年人在骨折之后，首先需要关注其神志是否清楚，不要随意移动患者，需要第一时间找能够固定的东西，比如塑料板或木板，做好关节的固定操作。如果家中没有木板，也可以用雨伞、擀面杖或树枝等，都能够起到替代的效果。及时准确的固定有助于减少骨折部位的活动，减轻疼痛，避免血管、神经、骨骼肌软组织的进一步损伤，为老年人下一步搬运提供条件。在固定关节之后，如果皮肤表面有明显出血情况，需要尽快选择正确的止血方法进行止血，并且用干净的纱布包扎。固定好关节或是包扎之后，应即刻拨打"120"急救电话。一般老年人在骨折之后需要第一时间送往医院接受治疗，在急救车到来时还需要注意搬运的姿势，最好是让专业的医护人员搬运，以免固定的部位出现脱落。

第五节　烧伤的急救与护理

老年人在洗澡、洗脚时，因为水温过高，或者长时间接触热水易造成烫伤；还有一些意外事故中发生的烧伤。老年人由于脏器功能减退，多伴发慢性或消耗性疾病，代偿能力差，因而烧伤易并发休克，对补液的耐受性差，容易发生烧伤后多系统器官功能不全或多器官功能障碍综合征。另外，老年人机体组织衰退，生长能力减弱，烧伤创面愈合速度较慢，加之免疫功能下降，抵抗感染能力差，因此感染是老年人烧伤的重要死亡原因。

一、临床表现

烧伤深度采用3度4分法，即Ⅰ度、浅Ⅱ度、深Ⅱ度、Ⅲ度。Ⅰ度烧伤时仅有皮肤红斑、干燥、灼痛，但是无水疱；浅Ⅱ度烧伤红肿较明显、疼痛剧烈、有大小不一的水疱，疱壁薄，创面基底潮红；深Ⅱ度烧伤水肿明显、痛觉迟钝、有拔毛痛和水疱，水疱较小，疱壁较厚，创面基底发白或红白相间；Ⅲ度痛觉消失、创面无水疱、干燥如皮革样坚硬，呈蜡白或焦黄色甚至炭化，形成焦痂，痂下可见树枝状栓塞的血管。

二、急救措施

1. 迅速脱离热源

如果是火焰烧伤，应尽快脱离火场，脱去燃烧的衣物，就地翻滚或是跳入水池灭火。旁人或其他人可就近用非易燃物品（如棉被、毛毯）覆盖，以隔绝灭火。切忌奔跑或用双手扑打火焰。脱离热源后，立即用冷水连续冲洗或浸泡伤处 15～30 分钟，既可减轻疼痛，又可防止余热继续损伤组织。

2. 保护创面

现场可以剪开伤处的衣裤，不可剥脱，创面可用干净敷料或布类简单包扎后送医院处理，避免受压，防止创面再损伤和污染。避免用有色物涂抹（例如酱油、牙膏等），以免影响医生对烧伤深度的判断。如果创面有小水疱，可不予处理；大水疱可用无菌注射器抽吸，疱皮破损后可用无菌油性敷料包扎。一般面积小的或四肢的浅度烧伤可以包扎治疗，包扎要注意松紧合适；头面部、会阴部、大面积烧伤或创面感染者一般选暴露治疗。

3. 保持呼吸道通畅

火焰烧伤后呼吸道受热力、烟雾等损伤，可引起呼吸困难、呼吸窘迫，应特别注意保持呼吸道通畅，并尽快送往医院。

4. 补液

现场应尽快口服淡盐水或烧伤饮料，避免过多饮水。有条件者尽快建立静脉通道，给予补液治疗。

5. 安慰和鼓励患者保持情绪稳定

6. 妥善转运

在现场急救后，轻症患者即可转送。烧伤面积较大者，如不能在伤后1～2小时内送到附近医院，应在原地积极进行抗休克治疗，待休克控制后再转送。转运途中应建立静脉输液通道，保持呼吸道通畅。

7. 特殊烧伤部位的处理

眼部烧伤后及时用无菌棉签清除眼部分泌物，局部涂烧伤膏或用烧伤纱布覆盖加以保护，保持局部湿润。耳部烧伤时及时清理流出的分泌物，在外耳道入口处放置无菌干棉球并经常更换，耳周烧伤应用无菌纱布铺垫，尽量避免侧卧，以免耳郭受压，防止发生中耳炎或耳软骨炎。鼻烧伤则应及时清理鼻腔内分泌物及痂皮，鼻黏膜表面涂烧伤膏以保持局部湿润、预防出血，合并感染者用抗菌药液滴鼻。会阴部烧伤多采用暴露疗法，应及时清理创面分泌物，保持创面干燥、清洁，在严格无菌操作下留置导尿管，并每日行会阴擦洗 2~3 次，预防尿路及会阴部感染。

三、预防

1. 在协助老年人沐浴时，要先对水温进行调节和试验，水温合适后，再让老年人沐浴。

2. 热水瓶或者其他装有热水的容器，应放置在老年人不易拿到的地方，热汤热饭也要稍微放凉一点再给老年人吃。

3. "低温烫伤"是最常见但却又最容易忽略的一种情况，指的是身体长时间接触高于 45℃ 的低热物体所引起的慢性烫伤，感觉迟钝或睡得沉一些的人，比如婴幼儿、老年人、瘫痪患者或醉酒者，紧贴热水袋部分的皮肤易被烫伤。使用热水袋或者暖宝宝之类的物品，都存在安全隐患。低温烫伤和高温引起的烫伤不同，低温烫伤创面疼痛感不十分明显，仅在皮肤上出现红肿、水疱、脱皮或者发白的现象，面积也不大，烫伤皮肤表面看上去不太严重，但创面深且严重者甚至会造成深部组织坏死，如果处理不当，则会发生溃烂，长时间都无法愈合。为了避免发生低温烫伤，老年人最好不要长时间接触温度超过体温的物品，尤其是患有糖尿病、脉管炎或中风后遗症、长期卧床的老年人。在使用热水袋取暖时，水温不宜过高，热水袋外面最好用布包裹隔热，或放于两层毯子中间，使热水袋不直接接触老年人的皮肤。热水袋不要灌水太满，装 70% 左右即可，水温不要太热，并排尽袋内的空气，不要挤压热水袋，注意把盖拧紧，防止水漏出来。

第六节　急性中毒的急救与护理

急性中毒是指有毒的化学物质短时间内或一次超量进入人体而造成组织、器官器质性或功能性损害。急性中毒发病急骤、症状凶险、变化迅速，如不及时救治，常危及生命，因此必须争分夺秒地进行有效救治。

一、常见急性中毒的类型

常见的急性中毒包括有机磷杀虫药中毒、CO 中毒、急性乙醇中毒、急性镇静催眠药中毒等。老年人在生活中还易发生有毒或变质食品中毒等。

二、毒物的吸收、代谢和排出

毒物主要经呼吸道、消化道、皮肤及黏膜、血管等途径进入人体。气态、烟雾态和气溶胶态的物质大多经呼吸道进入人体，如一氧化碳、硫化氢等。液态、固态毒物多经消化道进入人体，如有机磷杀虫药、乙醇、毒蕈等，胃和小肠是主要的吸收部位。毒物吸收后主要在肝脏通过氧化、还原、水解、结合等作用进行代谢，大多数毒物经代谢后毒性降低。体内的毒物主要经肾脏排出。气体和易挥发的毒物吸收后，部分可以原形的形式经呼吸道排出。很多重金属如铅、汞、砷等可由消化道排出。有些毒物可经皮肤、汗腺、唾液腺、乳腺等排出。

三、急救措施

1. 立即终止接触毒物

迅速脱离有毒环境。对吸入性中毒者，应迅速将患者撤离有毒环境，移至空气清新的安全的地方，并解开衣扣；接触性中毒者，立即将患者撤离中毒现场，除去污染衣物，用敷料清除肉眼可见的毒物。

2. 清除未吸收的毒物

用大量清水冲洗接触部位的皮肤、毛发、指甲。清洗时切忌用热水擦洗，以防止促进局部血液循环，加速毒物的吸收。

（1）若眼部接触到毒物，不应试图用药物中和，以免发生化学反应造成角膜、结膜的损伤，应该用大量清水或等渗盐水冲洗。

（2）皮肤接触腐蚀性毒物时，冲洗时间应达到 15～30 分钟，并可选择相应的中和剂或解毒剂冲洗。

（3）食入性中毒，常用催吐、洗胃、导泻、灌肠、使用吸附剂等方法清除胃肠道尚未被吸收的毒物，毒物清除越早、越彻底，病情改善越明显，预后越好。

催吐适用于神志清楚的患者，昏迷、惊厥、食管胃底静脉曲张、主动脉瘤、消化性溃疡者禁用此法。催吐时用手指或匙柄等刺激咽后壁或舌根即可，注意头部放低，臀部略抬高，防止窒息。

洗胃一般在服毒后 6 小时内效果最好。吞服强腐蚀性毒物、正在抽搐、大量呕血、原有食管胃底静脉曲张或上消化道出血病史者为洗胃的禁忌证。洗胃液则根据毒物的种类选择。如吞服腐蚀性毒物者可选用胃黏膜保护剂（牛奶、蛋清、米汤、植物油等）洗胃。

洗胃后、拔胃管前由胃管内注入导泻药以清除进入肠道内的毒物，常用硫酸镁或硫酸钠。

灌肠适用于口服中毒超过 6 小时，导泻无效的中毒患者。一般用温盐水、清水或 1% 温肥皂水连续多次灌肠。

除此之外，急性中毒者应卧床休息、保暖，应进食高蛋白、高碳水化合物、高维生素的无渣饮食，腐蚀性毒物中毒者应早期给予乳类等流质饮食，注意口腔护理。对服毒自杀者，要做好心理护理。

第七节　中暑的急救与护理

夏天天气炎热，中暑频发，老年人身体功能退化，体温调节中枢功能减弱，加之合并各种慢性疾病，会进一步加重中暑的可能性。

一、临床表现

在中暑早期，会出现头晕、头痛、注意力不集中、眼花、耳鸣、胸闷、心悸、四肢无力、体温略升高（不超过38℃）等表现，若不及时处理，中暑加重，则会出现面色潮红、大量出汗、皮肤灼热或出现面色苍白、皮肤四肢湿冷、血压下降、脉搏增快等虚脱表现，最终出现高热（超过41℃）、无汗、神志障碍的热射病，也就是中暑最严重的类型，病死率极高。

二、急救措施

中暑后应尽快使患者脱离高温环境，迅速降温并保护重要脏器功能。

1. 脱离高温环境

立即将患者转移至阴凉通风处，或电风扇下，最好移至 20～25℃ 的空调室，平卧后脱去衣物，凉水喷洒或擦拭全身以增加散热，同时给予清凉含盐饮料。

2. 体外降温

无循环障碍的轻症患者用凉水擦浴，直至体温低于 38℃，同时用电风扇或空调加快蒸发；也可将躯体浸入 27～30℃ 的水中降温。对有循环功能紊乱者，可经静脉补充 5% 葡萄糖盐水，但滴速不能太快。

3. 体内降温

体外降温无效者，用冰盐水进行胃或直肠灌洗，也可以用无菌生理盐水进行腹腔内灌洗或血液透析，或将自身血液在体外冷却后回输体内进行降温。

三、预防

1. 大量饮水，注意补充盐分和矿物质。在高温天气里，不应等到口渴才饮水。

2. 注意饮食，尽量清淡，多吃水果和蔬菜。

3. 保证充足的睡眠。

4. 高温天气里应尽量在室内活动，户外活动时穿合适的棉质衣服，活动时间最好避开正午时段，尽量安排在早晨或者傍晚。

第八节　淹溺的急救与护理

淹溺又称溺水，是人淹没于水或其他液体介质中，由于液体、污泥、杂草等堵塞呼吸道和肺泡，或因咽喉、气管发生反射性痉挛，引起缺氧窒息，肺泡失去通气、换气功能，从而使机体所处的一种危急状态。

一、原因

淹溺多见于儿童、青少年和老年人，常见原因有误落水、意外事故如遇洪水灾害等，偶有投水自杀者。

二、临床表现

溺水者常见皮肤发绀、颜面肿胀、球结膜充血、口鼻充满泡沫或污泥。

缺氧是淹溺者最重要的表现，可引起全身缺氧，导致呼吸、心搏骤停，脑水肿，肺部吸入污水可发生肺部感染，具体表现为窒息、神志丧失、呼吸及心跳微弱或停止等。

三、急救措施

淹溺所致死亡主要是因为缺氧。缺氧时间和程度是决定淹溺预后最重要的因素。如现场未进行有效的复苏，由于组织缺氧将导致呼吸、心搏骤停和多器官功能障碍。快速、有效的现场救护，尽快对淹溺者进行通气和供氧是最重要的紧急抢救措施。具体措施如下。

1. 水中营救

施救者自己的安全必须放在首位，只有先保护好自己，才有可能成功救人。否则非但救不了人，还有可能葬送自己的生命。除非非常必要，否则不要盲目下水，因为水情不同，水下可能有很多未知因素，即使是会游泳者甚至是游泳健将，也不要盲目下水。应尽可能采用岸上救助法，具体方法有多种，比如将木棍或衣服等作为救援设施递送给淹溺者，让其尽量抓住。或扔绳索、救生圈、救生衣及其他漂浮物（如汽车内胎、木板、泡沫塑料、塑料瓶）等，应就地取材（图7-7）。如果不得不下水营救，可借助浮力救援设备接近淹溺者，切忌一头扎进水里救人，防止脊柱损伤。

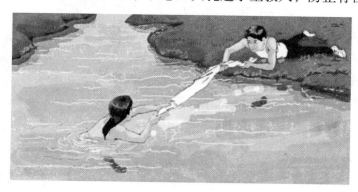

图7-7 水中营救

2. 畅通气道

迅速清除口、鼻腔中的污水、污物、分泌物及其他异物。有活动义齿的应取出义齿，并将舌拉出。对牙关紧闭者，可先捏住两侧颊肌，然后再用力将口启开，松解领口和紧裹的内衣及腰带，保持呼吸道通畅。现场常用的控水动作有膝顶法、肩顶法、抱腹法等（图7-8、7-9、7-10）。

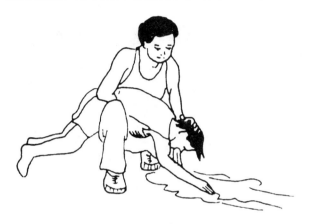

图7-8　膝顶法

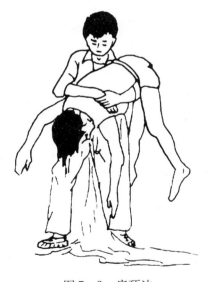

图7-9　肩顶法

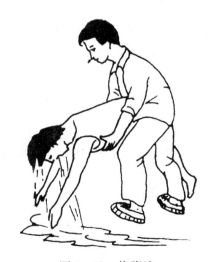

图7-10　抱腹法

3. 心肺复苏

清理呼吸道后应尽快实施心肺复苏。首先给予5次通气，每次吹气1秒左右，并能看到胸廓有效的起伏运动。如果淹溺者对初次通气无反应，即应将其置于硬平面上开始胸外按压，按压与通气比例遵循30:2。

4. 迅速转运

迅速转送医院，途中不中断救护。搬运患者过程中注意其有无头、颈部损伤和其他严重创伤，怀疑有颈部损伤者要给予颈托保护。

第九节　电击伤的急救与护理

电击伤，俗称触电，是指一定量的电流通过人体引起全身或局部组织损伤和功能障碍，甚至发生呼吸、心搏骤停。当前空巢家庭和独居老年人的情况逐年增加，家庭赡养功能弱化，老年人在家中意外触电的事故呈上升趋势。因此学习电击伤的急救相关知识非常必要。

一、原因

在工作中没有严格执行安全操作规程和安全用电制度，日常生活中不懂用电的基本知识和存在的危险性等主观因素是造成电击伤的常见原因。另外，电器和线路没有定期检查和维修而产生漏电，或火灾时电线被烧断等也会造成电击伤。

二、临床表现

轻度触电表现为痛性肌肉收缩、惊恐、面色苍白、四肢软弱、表情呆滞、呼吸和心跳加快。高压电击时，常发生神志丧失、呼吸和心搏骤停；有些患者可转入"假死"状态：心跳、呼吸极其微弱或暂停，心电图可呈心室颤动状态。经积极治疗，一般可恢复。

三、急救措施

1. 迅速脱离电源

根据触电现场情况，采用最安全、最迅速的办法脱离电源。拔出电源插头或关闭电源闸刀；用绝缘物或干燥的木棒、竹竿、扁担等将电线挑开；施救者可穿胶鞋，站在木凳上，将干燥的绳子、围巾或干衣服拧成条状套在触电者身上拉开触电者。

2. 轻型触电者

就地观察及休息 1~2 小时，以减轻心脏负荷，促进恢复。

3. 重型触电者

对心搏骤停或呼吸停止者，应立即进行心肺复苏，不能轻易终止复苏。

4. 局部电热灼伤

创面消毒、包扎，减少感染。

四、预防

1. 给老年人普及用电知识，规范用电操作。

2. 对家里的电器及线路定期进行检修。

3. 在雷电发生时，尽量在室内活动，切勿站在高处；若是在旷野中，切忌在田野中行走或在大树下躲雨。

第十节　火灾的急救与护理

当前，一些老年人处于独居状态，由于行动、反应较慢，加之对生活用火、用电以及吸烟、蚊香等引发火灾的危害性认识不够，缺乏火灾防范意识，一旦发生火灾，老年人由于个体因素导致自救能力差，就会成为火灾受害者。

一、火灾现场急救

发生火灾后，千万不要慌乱，可根据火势选择最佳自救方案。立即用水浸湿毛巾或其他棉织物，捂住口鼻，其除烟率达 60% ~ 100%，可滤去 10% ~ 40% 一氧化碳，然后蹲下或趴下，尽量贴近地面，设法离开火场，避开空气上方的浓烟。若火势不大或没有坍塌危险时，可裹上浸湿的毯子下楼梯。尽快发出求救信号，比如拨打"119"，用竹竿撑起颜色鲜亮的衣物，不断摇晃，向窗外掷不易伤人的软物，敲击面盆、锅、碗等。

二、预防和减少老年人引发火灾

1. 老年人的子女应定期对家里进行消防安全检查，发现隐患，及时清除。

2. 老旧房子，电器线路凌乱老化，应定期对老年人房屋内用电设备进行检查，及时更换。

3. 有的老年人习惯将纸箱等易燃物堆积在家中和楼道，应积极劝阻并及时处理，清除火灾隐患。

4. 使用正规厂家生产的取暖器，电热毯不能长时间使用，行动不便的老年人应有专人看护。

5. 说服老年人不要躺在床上或沙发上吸烟，避免火星引燃布料造成火灾。

6. 做好老年人的日常防火教育，告诉其发生火灾时，切忌贪恋财物，不要盲目灭火，应迅速逃生自救。

第十一节　地震的急救与护理

老年人是最容易遭受各种灾害威胁的人群，作为弱势群体，他们的安全状况已引起社会的广泛关注。增强老年人对地震的自我防范意识，使其掌握一些身处各种灾害威胁时的生存本领和逃生技能，提高应对各种灾害的能力非常重要。

地震发生时，首先不要恐慌，一定要保持头脑清醒。

一、地震应对措施

1. 首先保护好头部，防止被坠落的物品砸中，应就近蹲到桌子下或墙角处，并用被子或坐垫护住头部，也可以到较狭窄的空间躲避，如厕所、储藏室等，但必须把门打开，准备随时逃离。老年人行动不便，所以不用太着急，慢慢走到能躲避的地方即可，腿脚不灵活的老年人可以坐在桌子底下。

2. 当剧烈的震动停止时，应切断一切电源和火源，穿上厚底鞋，不要盲目向外逃跑，防止门上有物体砸落下来。

3. 逃出之后，不要在房屋下避灾，一般应离开房屋高度两倍以上的距离，这样比较安全。

4. 如果老年人被地震埋压在废墟下，应该用手或者衣物堵住口鼻，防止房屋倒塌时被呛而窒息。如果双手可以活动，应该清除身上的埋压物，然后用木头和石块为自己搭出一个相对安全的空间，可以保持正常呼吸。如果发现可以逃出，应尽可能设法逃离险境，可以采用爬、蹭等方法，向有亮光的地方移动。有人营救时，应积极配合，尽快脱离危险的地方。

5. 老年人的急救药袋应常带在身边。如果家里的老年人行动不方便，儿女应帮助他们准备好。有慢性病的老年人，如糖尿病、心脏病、高血压、哮喘、中风等，还要记得随身带上一定量的药品——口服降糖药、胰岛素泵、硝酸异山梨酯（消心痛）、硝酸甘油、降压药、平喘喷雾器等。老年人在平时还要养成随时随身带上简单病历和联系方式的习惯，特别是在地震逃生时，老年人如果突然发病而家人不在身边，可以方便身边的人帮助急救和联系家人，争取救治的时间。

二、老年人在地震前需要做的准备工作

1. 预留出一些食物、饮水和药品。

2. 将各种御寒的被褥找出来，放在易取的地方。

3. 将家中高架上的物品取下，防止掉落时砸伤他人。

4. 城市中井水少，因地震很可能引起断水，所以每天准备一些应急的饮用水。

5. 准备一双逃离时方便行走的鞋子。

6. 准备一个半导体收音机，随时收听新闻，以便了解最新的动向。

（刘　鑫）

第八章　社区老年人的临终关怀

第一节　概　述

一、临终关怀的概念

"临终关怀"一词译自英文 hospice，原意是"招待所""济贫院""小旅馆"。Hospice 被翻译为"临终关怀"始于 1988 年天津医学院（现天津医科大学）临终关怀研究中心建立时。"临终关怀"在我国台湾称为"安宁照顾"，香港称为"善终服务"，与国外不同国家与地区使用的词汇是同一意义，如英、美等国家的"终末照护（terminal care）"、加拿大的"缓和照护（palliative care）"，这些称呼虽不尽相同，但其内涵是一致的。临终关怀是向临终患者及其家属提供一种全面的照料，包括生理、心理、社会等方面，使临终患者的生命得到尊重，症状得到控制，生命质量得到提高，家属的身心健康得到维护和增强，使患者在临终时能够无痛苦、安宁、舒适地走完人生的最后旅程。

二、临终关怀的兴起和发展

临终关怀最早是在中世纪西欧，由修道院、救济院为沿途朝圣的僧侣所设的休息驿站，多隶属于宗教团体，是一种慈善服务机构。当时教堂或修道院的神父、修女出于宗教旨意，往往在修道院旁附设房间，用于照顾长途跋涉的朝圣者或客商，无偿地为贫病者服务。当时最著名的 Hospice 是位于瑞士阿尔卑斯山的圣伯纳德（St. Bernard）Hospice。至今，那里的奥古斯丁修道院的神父和修女们仍然向朝圣者和旅行者提供帮助。

现代临终关怀创始于 20 世纪 60 年代，创始人为英国的桑德斯博士

（D. C. Saunders）。桑德斯是一名护士和社会工作者，在工作中她发现"垂死的患者往往被迫在医院病床上度过最后一段日子，身上插满了管子，被麻醉得昏昏沉沉，并与家人隔绝。他们亦很少得到医务人员的关心与照顾"。经过她的努力，于1967年在伦敦郊区建立了世界上第一所现代化兼具医疗科技及爱心照顾的圣克里斯多弗临终关怀院——St. Christopher Hospice，"点燃了世界临终关怀运动的灯塔"，标志着现代临终关怀运动的开始。随后的20年里，英国的临终关怀机构发展到273所。1976年，桑德斯博士协助美国建立了第一座临终关怀医院。此后，圣克里斯多弗模式的临终关怀医院如雨后春笋般在欧美各国建立，亚洲的日本、新加坡以及我国的香港和台湾地区也在20世纪90年代开始发展这项服务。目前，全世界有60多个国家建立了多种形式的临终关怀机构。

1988年7月，我国的天津医学院在美籍华人黄天中博士的资助下，成立了我国第一个临终关怀研究中心。之后，中国心理卫生协会临终关怀专业委员会和临终关怀基金也相继成立。1988年10月，上海首创了第一个临终关怀机构——南汇护理院。1992年，北京市招收濒危患者的松堂医院正式成立。20多年来，临终关怀医院在许多城市纷纷涌现，我国的临终关怀事业也在不断发展。

三、临终关怀的组织形式

世界上的临终关怀组织机构有三种形式：

第一种形式是设独立的临终关怀医院。它是不隶属于任何医疗护理或其他医疗保健服务机构的临终关怀服务基地。世界上一些著名的现代临终关怀机构，如英国伦敦的圣克里斯多弗临终关怀院、加拿大多伦多的艾滋病患者的临终关怀院等，都是独立的临终关怀院。

第二种形式为家庭型临终关怀，又称"居家照护"，是指临终患者住在自己家中，由患者家属提供基本的日常照护，并由临终关怀机构常规地提供患者和家属所需要的各种临终关怀服务。这类机构通常是以社区为基础，以家庭为单位开展临终关怀服务工作，美国、加拿大主要是这种形式。在临终关怀中心的医生、护士、心理咨询人员、志愿者（义工），每人有组织地负责若干居家的临终患者，定期巡诊送药。

第三种形式是附设的临终关怀机构。它是指在医院、护理院、养老院、社区保健站、家庭卫生保健服务中心等机构内设置的"临终关怀病区""临终关怀病房""临终关怀病床"，是最常见的一种临终关怀服务机构。我国临终关怀事业发展的前十年，都是以这种形式进行工作的。如天津医科大学第二医院中开设的内科五组病房，后改名为中西医结合病房；天津市第一中心医院的疗养院病房；北京东方医院的顾养院病房；又如北京朝阳医院的临终关怀病区，北京作为护理院性质的松堂医院的临终关怀病房，上海南汇老年护理院中的临终关怀病房，等。

四、临终关怀的理念

1. 以治愈为主的治疗转变为以对症为主的照料

临终关怀针对的对象是各种疾病的末期、晚期肿瘤、治疗不再生效、生命即将结束者。对这些患者不是通过治疗使其免于死亡，而是通过全面的身心照料，提供临终患者适度的姑息性治疗，控制症状，解除痛苦，消除焦虑、恐惧，获得心理、社会支持，使其得到最后的安宁。

2. 以延长患者的生存时间转变为提高患者的生命质量

临终关怀不以延长生存时间为重，而以丰富患者有限的生命，提高其临终阶段生命质量为宗旨，为临终患者提供一个舒适、有意义、有尊严、有希望的生活。让患者在有限的时间里，能有清醒的头脑，在可控制的病痛中，接受关怀，享受人生的余晖。临终关怀充分显示了人类对生命的热爱。

3. 尊重临终患者的尊严和权利

临终患者是临近死亡而尚未死亡者，只要他没有进入昏迷状态，就仍有思维、意识、情感，仍有个人的尊严和权利。医护人员应注意维护和保持人的价值和尊严，在临终照料中应允许患者保留原有的生活方式、尽量满足其合理要求、保留个人隐私权利、参与医护方案的制订等。

4. 注重临终患者家属的心理支持

在对临终患者全面照料的同时，为临终患者家属提供心理、社会支持，从而使其获得接受死亡事实的力量，坦然地面对死亡。使患者家属既为患者生前提供服务，又为其死后提供居丧服务。

五、老年人临终关怀的意义

1. 对临终老年人的意义

许多临终老年人在生命的最后一段日子里，不是在舒适、平静中度过的，而是在现代医疗手段技术控制下，在各种侵入性治疗中，在内心充满了恐惧、痛苦和无奈中结束生命。临终关怀则为临终老年人提供了心理上的关怀和安慰，使临终老年人平静、安宁、舒适地抵达人生的终点，提高了老年人在临终阶段的生命质量。

2. 对家属的意义

临终关怀能够减轻老年人家属在亲人临终阶段以及死亡时带来的精神痛苦，并帮助他们接受亲人死亡的现实。对于低收入家庭，临终关怀能让老年人走得安详，不仅使家属摆脱沉重的医疗负担，也让他们得到了心理上的安慰。

3. 对社会的意义

临终关怀力求不给患者增加痛苦或无意义的治疗，但要求医务人员以熟练的业务和良好的服务减轻或控制患者的症状。从优生到优死的发展是人类文明进步和发展的重要标志。

（李雪萍）

第二节　临终关怀的死亡学基础

死亡是人生旅途的终点，也是生命过程的最后阶段。尽管科学技术的发展可以延长人的寿命，但是任何人都无法避免死亡。临终关怀的理论与实践离不开对死亡学的认识和理解。只有具备较为熟悉的死亡学知识，才能有助于我们对临终患者给予情感上的同情和行动上的关怀。

一、死亡的概念

死亡是一个过程，分为濒死和死亡。濒死，即临终，指患者经过一段时间的支持性治疗，虽然意识清楚，但病情加速恶化，各种迹象显示生命即将终结，是生命活动的最后阶段。死亡是生命活动不可逆的终止。

判断死亡的标准分为两种：传统死亡和脑死亡。

1. 传统死亡

个体生命活动和新陈代谢的永久停止。临床上，当患者呼吸、心搏停止，瞳孔散大而固定，所有反射都消失，心电波平直，即可宣布死亡。

2. 脑死亡

脑死亡即全脑死亡，包括大脑、中脑、小脑和脑干的不可逆死亡。

随着医学科学的发展，现代高新技术可以有效地维持患者的心肺功能。20世纪50年代以来，人工呼吸机的使用以及器官移植等技术的发展，挽救了许多传统上认为由于心肺功能停止而属于"死亡"的患者。因此，传统死亡的死亡标准是不准确的。医学界人士提出新的、比较客观的标准，即脑死亡标准。

1968年美国哈佛大学在世界第22次医学会议上提出的脑死亡标准为：

（1）对刺激无感受性及反应性，即对刺激包括最强烈的疼痛刺激毫无反应。

（2）无呼吸，观察至少1小时无自主性呼吸。

（3）无反射，包括瞳孔散大、固定、对光反射消失，转动患者头部或向其耳内灌注冰水无眼球运动反应，无眨眼运动，无姿势性活动（去大脑现象），无吞咽、咀嚼、发声，无角膜反射和咽反射，通常无腱反射。

（4）脑电波平坦，脑电图检查的技术要求包括5mV/min，对掐、挟或喧哗无反应，记录至少持续10分钟。

上述标准24小时内反复复查无改变，并排除体温过低（低于32℃）及中枢神经系统抑制剂的影响，即可做出脑死亡的诊断。

二、死亡过程的分期

1. 濒死期

濒死期又称临终状态，是死亡过程的开始阶段。各系统的功能严重紊乱，中枢神经系统脑干以上部位的功能处于深度的抑制状态。此期生命处于可逆阶段，若得到及时有效的抢救治疗，生命可复苏；反之，则进入临床死亡期。

2. 临床死亡期

临床死亡期的主要指征为心搏、呼吸停止，瞳孔散大，各种反射消失，但各种组织细胞仍有微弱而短暂的代谢活动，如及时采取有效的急救措施，仍有复苏的可能。

3. 生物学死亡期

此期是死亡过程的最后阶段，中枢神经系统及各器官的新陈代谢相继停止，并出现不可逆的变化，整个机体不能复活。随着此期的进展，相继出现尸冷、尸斑、尸僵、尸体腐败等现象。

（李　妮）

第三节　临终患者的身心变化和护理

一、临终患者的生理变化和护理

（一）临终患者的生理变化

1. 循环功能衰竭

循环功能衰竭表现为皮肤苍白、湿冷，四肢发绀，脉搏细弱、不规则，血压下降或测不出。

2. 呼吸功能减退

呼吸功能减退表现为呼吸浅、慢、费力，鼻翼扇动，张口呼吸及潮式呼吸等呼吸困难症状，最终呼吸停止。由于分泌物潴留，会出现痰鸣音以及鼾声呼吸。

3. 肌肉张力丧失

肌肉张力丧失表现为肌肉软弱无力、无法维持舒适体位、大小便失禁、吞咽困难、面部外观呈希氏面容（面部消瘦、呈铅灰色，眼眶凹陷，双眼半睁半闭，下颌下垂，嘴微张）。

4. 胃肠道功能减弱

胃肠道功能减弱表现为恶心、呕吐、口干、食欲不振、腹胀、便秘，严重者出现脱水、体重减轻。

5. 感知觉、意识改变

感知觉、意识改变表现为视觉逐渐减退，最后视力丧失，眼睑干燥、分泌物增多。听觉是最后消失的一个感觉。若疼痛，表现为烦躁不安、疼痛面容；意识改变可出现嗜睡、意识模糊、昏睡、昏迷等。

（二）临终患者的生理护理

1. 改善循环与呼吸功能

密切观察体温、脉搏、呼吸和血压的变化；观察四肢皮肤颜色与温度；注意保暖，保持室内空气新鲜；神志清醒者采用半坐卧位，昏迷者采用仰卧位，头侧向一边；呼吸困难者可给予氧气吸入；及时吸痰，保持呼吸道通畅。

2. 减轻疼痛

观察疼痛的性质、部位、程度与持续时间；帮助患者采用最有效的止痛方法，如为药物止痛，可采用 WHO 推荐的三阶梯疗法（非麻醉性镇痛药—弱麻醉性镇痛药—强麻醉性镇痛药）；还可采用非药物控制的方法止痛，如与患者沟通交谈、稳定情绪、转移注意力、松弛术、音乐疗法、催眠疗法、针灸疗法、生物反馈法等。

3. 促进患者舒适

维持良好舒适的体位，加强口腔、会阴、皮肤等的生活护理，保持床单位清洁干燥，预防并发症的发生。

4. 改善营养状态

了解患者饮食习惯，注意食物种类与色、香、味的搭配，适量喂食、喂水，必要时采用鼻饲法或完全胃肠外高营养，需要时监测患者电解质指标及营养状况。

5. 减轻感、知觉改变的影响

提供安静、整洁、舒适的环境，定时开窗通风，保持室内空气新鲜，有一定的保暖设施，适当的照明以避免恐惧、增加安全感；及时用湿纱布拭去眼部分泌物，眼睑不能闭合者涂红霉素眼膏或盖凡士林纱条，以保护角膜；可应用语言和触摸的方法与患者保持沟通，不要在患者床前讨论病情、安慰家属等，以避免不良刺激。

二、临终患者的心理变化和护理

美国心理学家库柏勒·罗斯通过研究提出了临终患者通常经历五个心理反应阶段，即否认期、愤怒期、协议期、抑郁期、接受期。

1. 否认期

当患者得知自己病重即将死亡，其心理反应是"不，这不会是我"或"不可能"。患者可能会采取复查、转院等方式试图证实诊断是错误的。这些反应是一种心理防卫机制，否认是为了暂时逃避现实的压力。

护理：护士应尊重其反应，不要急于揭穿其防御心理，也不要欺骗患者，应采取理解、同情的态度，认真倾听其感受，坦诚温和地回答患者的询问。

2. 愤怒期

在被证实诊断无误后，患者情感上难以接受现实，痛苦、怨恨、嫉妒、无助等心理交织在一起，"为什么是我，这不公平"。患者往往将愤怒的情绪向医务人员、家属、朋友等发泄，以弥补内心的不平。

护理：护士要理解患者发怒是源于害怕和无助，而不是针对护士本身。应为患者提供宣泄内心不快的机会，给患者宽容、关爱和理解，尽量满足其合理需要，但应预防意外事件的发生。

3. 协议期

患者承认已存在的事实，但祈求奇迹发生。为了延长生命，有些患者许愿或做善事，希望能扭转死亡的命运。此期患者对自己的病情抱有希望，能配合治疗。

护理：护士应鼓励患者说出内心的感受，积极引导，减轻压力。主动关心患者，加强护理，使患者更好地配合治疗，减轻痛苦。

4. 抑郁期

当患者发现身体状况日益恶化，无法阻止死亡来临时，产生强烈的失落感，出现悲伤、退缩、沉默、哭泣，甚至自杀等反应。

护理：护士应允许患者通过忧伤、哭泣来宣泄负性情绪。给予患者精神支持，尽量满足其合理要求，允许家属陪伴身旁。同时应注意患者的安全，预防其自杀倾向。

5. 接受期

这是临终的最后阶段，患者认为自己已经尽力，完成了人生的路程，表现出平静、安详，对周围事物丧失兴趣，有的进入嗜睡状态。

护理：护士应尊重患者，给予其一个安静、舒适的环境，减少外界干扰。继续保持对患者的关心、支持，加强生活护理，让其安详、平静地离去。

以上是库柏勒·罗斯在研究中发现的一般规律，她认为临终时的心理反应是因人而异的。因此，在实际工作中，护士应用爱心、耐心、细心和同情心照顾每一位临终患者，真正体现出珍重生命质量，使患者感到舒适并获得支持和力量。

三、临终老年人的症状护理

（一）呼吸困难

1. 概念

呼吸困难是由于气体交换不足，机体缺氧，导致呼吸频率、节律或深浅度的异常，是临终阶段常见的症状和体征。

2. 症状

患者主观感觉空气不足、呼吸费力，客观上可见张口呼吸、抬肩、鼻翼扇动、呼吸活动用力，口唇、甲床甚至皮肤发绀，并有呼吸频率、深度和节律的改变。

3. 护理措施

患者存在呼吸困难时，应通知社区医生进行处理，根据呼吸困难的严重程度和患者预后来确定治疗和护理措施，护理人员可采用一些非药物疗法，帮助患者缓解呼吸困难的症状。

（1）教会患者有效呼吸的方法（腹式呼吸、缩唇呼吸）；减轻患者的焦虑和疼痛，教会患者放松及分散注意力的方法。

（2）帮助患者调整活动量，根据患者需要的优先顺序，对一些日常活动如清洗、打电话、弯腰等活动进行排序。

（3）按摩患者背部使肌肉放松，协助患者在舒适位置上休息，如坐在椅子上或床上，可用枕头支持背部及头部，让患者头部抬高45°～90°，两腿放松，或将小桌放在患者身前，让患者两臂伏于上面。

（4）调整环境，物品摆放有序，活动程序合理、操作简化，以减少不必要的活动；使房间内空气流通、干爽。

（5）保持呼吸道通畅，患者出现痰鸣音，即所谓的"濒死喉声"，可使用湿冷的气雾进行雾化，促使分泌物变稀，易于咳出。对张口呼吸者，用湿巾或棉签湿润口唇，或用润唇膏，患者睡着后用薄湿纱布遮盖口部。

（6）对于终末期患者，如若呼吸困难经过治疗仍难以控制，为减轻患者及其家属的痛苦，必要时可给予镇静治疗。

（二）疼痛

1. 概念

疼痛是一种与组织损伤或潜在损伤相关的不快的主观感觉和情感体验。

2. 症状

疼痛可导致血压升高、心率增快、呼吸频率增快、神经内分泌及代谢反应，慢性及剧烈疼痛使血管活性物质和炎性物质的释放增加，会加重原病灶的病理变化，如局部缺血、缺氧、炎性渗出、水肿。

3. 护理措施

（1）药物疗法　护士应了解各类镇痛药物的用法、不良反应等。做好疼痛药物疗法的健康宣教，并做到提前观察，预防和处理疼痛药物的不良反应。

（2）冷疗　在疼痛部位及其周围采用冰袋冷敷，逐渐使局部变冷直到患者感到舒适。

（3）热疗　在疼痛部位及周围采用红外线热疗等，持续20～30分钟。

（4）按摩　可在身体的某个部位进行按摩，按摩时鼓励患者平稳呼吸，并与患者进行沟通，一次按摩时间一般为1小时左右。

（5）转移注意力　让患者把注意力放在疼痛以外的刺激上，这样的刺激可以是听觉的、视觉的、触觉的等。

（6）音乐疗法　播放患者喜欢的音乐，让患者把注意力集中到音乐上，目光集中在物体的某点上，随着音乐在脑海中想象。

（7）呼吸疗法　①尽可能让自己感到舒适，可以闭上眼睛；②深吸气，屏气，然后慢慢呼气；③呼气的时候放松自己；④吸气，慢慢呼气；⑤正常呼吸，不要继续深呼吸；⑥睁眼睛，平静地、舒适地盯着房间里的某个地方。

（三）发热

1. 概念

机体在致热原作用下，或各种原因引起体温调节中枢功能紊乱，使产热增多，散热减少，体温升高超出正常范围，称为发热。引起发热的原因很多，最常见的是感染，包括各种细菌感染、病毒感染、支原体感染等；其次，是结缔组织病、恶性肿瘤等。

2. 症状

（1）体温上升期　皮肤苍白、无汗，畏寒或寒战，继而体温上升。

（2）高热期　皮肤潮红、灼热，呼吸深快。此期寒战消失，开始出汗且汗液逐渐增多。

（3）体温下降期　多汗，皮肤潮红。

3. 护理措施

（1）密切观察高热临终患者的病情变化　每4小时测量一次体温。在测量体温的同时观察患者的面色、脉搏、呼吸及出汗等体征，如果异常，应立即与医生联系。

（2）促进散热、降低体温　发热持续期应给予物理降温，如头部及大动脉处用冰袋冷敷，或用酒精擦浴等。必要时可给予药物降温，但应注意防止退热时大量出汗而发生虚脱。采取措施30分钟后应测体温1次，做好记录与交班。

（3）维持水、电解质平衡　高热时因呼吸加快，皮肤蒸发水分增多，体内水分大量丧失。应注意补充水量，一天应摄入2500~3000ml的水，以促进代谢产物排出，帮助散热。

（4）补充营养　高热时，迷走神经兴奋性降低，使胃肠蠕动减弱，消化液分泌减少，影响消化和吸收，应给予营养丰富、易消化的流质或半流质饮食，宜少量多餐，并注意食物美味可口。

（5）增进舒适、预防并发症　由于消耗多，进食少，患者体质较虚弱，故应卧床休息。由于唾液分泌减少，口腔黏膜干燥，加之机体抵抗力下降，易引起口腔炎和黏膜溃疡病，应做好口腔护理，预防口腔内感染。患者退热而大量出汗时，应及时擦干汗液，更换衣服及床单，保持皮肤清洁，防止着凉感冒。

（6）安全护理　应防止坠床、舌咬伤，必要时用床档。

（四）恶心、呕吐

1. 概念

恶心是一种特殊的主观感觉，表现为紧迫欲吐的不适感觉，常为呕吐的先兆。

2. 症状

上腹不适、欲吐，多伴有面色苍白、出汗、流涎、血压降低及心动过缓等迷走神经兴奋症状。

3. 护理措施

（1）药物控制　止吐药应从小剂量开始，常联合用药，可预先给药，如甲氧氯普胺、氯丙嗪、氟哌啶醇、地塞米松、昂丹司琼、格拉司琼等。

（2）提供清洁的环境　室内物品过多、人员嘈杂，以及食物气味过重或油腻、浊气等均可引起患者的恶心、呕吐感。因此，保持环境清洁、安静，空气清新，清除一切能引起恶心、呕吐的刺激。

（3）饮食护理　少食多餐，不应有饱腹感；避免一次大量饮水，餐后1小时内尽量不平卧。食物宜选用糖类（碳水化合物），如面包、饼干等，便于快速通过胃内。呕吐时协助患者坐起，或改为侧卧位，头偏向一侧。呕吐物可用黑色袋子收纳，以降低患者的不舒适感。呕吐停止后，使用患者喜欢的漱口水或新鲜的茶叶水漱口，保持口腔清新。

（五）吞咽困难

1. 概念

吞咽困难指咽下食物或饮水时有哽噎感，致吞咽功能障碍。

2. 症状

患者主观感觉有"粘住""停住""挡住""下不去"等症状，有口干、口腔溃疡、口腔黏膜白斑等。

3. 护理措施

（1）给予易吞咽的食物　改变食物的质地，将固体改为软食或流质；少量、多次、缓慢进食，告知患者小心咀嚼；可将食物做成米糊；进食前可以试喝少量温水；经常进行嘴唇控制和舌头移动的锻炼。

（2）注意体位　进食时保持坐位或头高侧卧位，以协助食物下咽，不宜采取压迫胃及胸部的体位。喉返神经和脑神经麻痹时有误咽的危险，进食时要特别注意。患者误吸发生呛咳时，可轻叩其后背或做体位引流、气管内吸引等，防止发生吸入性肺炎。

（六）便秘

1. 概念

便秘是指排便次数减少，一般每周少于 3 次，排便难，粪便干结。

2. 症状

患者粪便量少、粪便干硬，并可逐渐加重。排便时可致肛门疼痛或肛裂。慢性便秘因肠道毒素吸收可引起头昏、食欲缺乏、口苦、乏力等全身症状。

3. 护理措施

（1）调整饮食起居　指导老年人养成良好的排便习惯，规定排便时间；避免老年人出现情绪波动，消除焦虑、恐慌，使患者保持心情轻松；多摄入富含纤维素的食物、适量饮水；注意患者的排便环境，如缺乏隐私保护、使用便盆等会加重患者的排便困难。

（2）用药指导　常用药物有容积性导泻药，如乳果糖、硫酸镁、甘露醇等；润滑性导泻药，如液状石蜡、豆油、香油等；接触性导泻药，如开塞露等。

（七）谵妄

1. 概念

谵妄是一种非特定性的大脑功能紊乱，伴有意识水平、注意力、思维、认知、记忆、精神行为、情感和觉醒规律的改变。

2. 症状

注意力下降，记忆力减退，愤怒，焦虑，抑郁，精神异常，躁动不安，激动，有攻击性，讲话语无伦次、不连贯，行为无组织、无目的。

3. 护理措施

（1）环境 室内保持安静、空气流通、温度适宜，尽可能提供单独的房间，降低说话的声音，降低照明，使用日常和熟悉的物品。

（2）告知家属 告知家属可能引起谵妄的原因，以减轻家属的恐慌。

（3）安全防护 创造一个安全的环境，以防止患者跌倒或防止患者受到伤害，如移去患者会拿来伤害自己的物品或设备。

（八）恶病质

1. 概念

恶病质是指体重不断减轻及肌肉逐渐耗损的症候群，是一种以食欲减退、体重下降、全身衰竭以及糖类、脂肪和蛋白质代谢异常为特征的临床综合征。

2. 症状

厌食，长期恶心，便秘，四肢无力，忧郁，身体外形改变，极度消瘦衰竭，眼窝深陷，皮肤干燥、松弛。

3. 护理措施

（1）药物 选用可增加食欲及体重、改善患者精神的药物，如黄体素、类固醇等。

（2）营养支持 每日及每餐提供不同的食物，增加食欲，少量多餐；提供一些不需要太过咀嚼的食物；鼓励患者多喝水；当患者感到饥饿时就提供食物，在两餐间准备点心；在进餐时减少任何可能导致患者情绪紧张的因素。

（杨祎琳）

第四节　临终老年人家属的居丧照护

一、临终患者老年人家属悲伤的表现

美国精神科教授沃尔登（J. W. Worden）从情感、生理、认知和行为四个方面，论述了临终患者家属的正常悲伤表现。

在情感方面，有忧愁、愤怒、罪恶感、焦虑、孤独、疲乏、无助感、怀念、解放及麻木等表现。

在生理感觉方面，有胃部不适、胸部不适、喉部不适、对声音过分敏感、呼吸急促、自身解体感、肌肉衰弱、浑身乏力及口干等表现。

在认知方面，有无法接受死亡事实、混乱、全神贯注思念死者、强烈感觉死者的存在及幻觉等表现。

在行为方面，有失眠、食欲缺乏、心不在焉、忌讳提及死者、寻找、叹息、坐立不安、哭泣等表现，并常常停留在死者常去的地方、保留死者遗物以及佩戴一些物品以示怀念死者。

以上这些正常的悲伤表现，不同个体会有一些差异。

二、影响临终老年人家属悲伤心理的因素

1. 临终老年人与家属的亲密度

如果临终患者家属和患者的感情甚笃，悲伤必然强烈；若平时感情不和，患者死亡时，其家属可能因为对死者生前言行的怨恨，不会过于悲伤，或表现为一种象征性的掩饰。

2. 患者病程长短

若患者因为意外突然死亡，家属毫无心理准备，悲伤反应会特别突出；若死亡适时到来，家属已有预期的思想准备，悲伤程度则相对较轻。

3. 死者年龄

死者若为高龄死亡，一般会认为是自然规律，亲人悲痛时间较短，悲伤的程度较轻；死者若为中壮年或青少年，死者的配偶、父母或其他亲友会叹息不止，表现为悲痛欲绝。

4. 家属的文化水平

文化水平较高的家属对死亡较为理解，当亲人死亡时，一般能够面对现实，悲伤程度较轻，即便内心感到极大的悲痛，但在表面上大多都能够控制自己，表现出适度的悲伤。

5. 家属的性格

家属若是性格外向的人，其悲伤能及时宣泄出来，悲伤时期会相应缩短；而性格内向的人悲痛时间一般较长。

6. 家属的宗教信仰

家属具有某种宗教信仰，可能对悲伤心理产生一定的影响。这些影响可能是正面的、积极的，也可能是负面的、消极的。对此应予以关注，努力使其发挥积极的良性作用。

三、临终老年人家属居丧悲伤心理发展过程

临终患者家属的悲伤表现有着一定的发展过程。美国社会学家帕克斯（M. Parkes）提出，悲伤的过程可分成不同的阶段并且是循序进展的，每个阶段的转换是逐渐推进的，中间并无明显界限。他将临终患者家属所产生的悲伤反应分为四个阶段。

（一）麻木阶段

丧失亲人的第一个反应是麻木和震惊，特别是突然或意料之外的亲友死亡。这种反应可能会是发呆几分钟、几小时或者几天，无法发泄自己的悲伤。

（二）渴望阶段

麻木之后的反应是悲伤、渴望和思念已逝去的亲人，希望死去的人能够回来。他们会到死者去过的地方，珍惜死者用过的东西，反复回忆死者在世时自己对死者的言行，检视自己以往对死者的过错。有时，家属会强烈感觉到死者的存在，看到影子或听到声音，会以为死者已经回来。

（三）颓丧阶段

寻求死者复生的努力失败，家属开始接受这个永久的损失，痛苦的程度和次数随着时间渐渐消减，但人会变得颓丧，感到人生的空虚及平淡，对一切事物不感兴趣。

（四）复原阶段

临终患者家属的悲伤渐渐减弱，并且开始探索其可以面对的世界。他意识到只有放弃不现实的希望，放弃原有的"自我"，重新建立起一种新的生活取向，才能有新的开始，才能恢复正常生活。

帕克斯观察到临终患者家属经历上述四个阶段，大约需要一年的时间。有时候临终患者家属在许多年之后，会偶然触景生情，思念失去的亲人，再度出现伤感，但这时的"悲伤"已经融进了许多令人快乐的思念，即思念与亲友在一起的幸福时光，或回忆失去的人曾给予自己的令人难忘的关怀与帮助。这种思念与感觉会作为临终患者家属新生活的一个组成部分。

四、居丧悲伤辅导的措施

护士有责任照顾患者的家属，关注患者家属的需要，提供患者与家属交流和保护隐私的环境。具体措施如下：陪伴和聆听，协助哭出来，协助表达愤怒情绪及罪恶感，协助完成葬礼，协助解决实际困难，协助独立生活，协助建立新的人际关系，协助培养新的兴趣，鼓励参加各种社会活动。

（宋　梅）

第五节　临终关怀教育

一、临终关怀教育的概念

临终关怀教育是将有关临终关怀与死亡及其与生活关系的知识，传递给人们及社会的教学过程。

这个过程从医学、哲学、心理学、伦理学、法学、社会学等不同方面增进人们的死亡意识，增进人们对死亡及濒死的正确看法与态度，帮助人们深入思考死亡的价值及意义，使人们意识到死亡亦是生命的一部分，以提高人们生命及人际关系的品质。

临终关怀教育是一种预防教育，其形式除了正式教学之外，也可以包含在非正式的、偶发的、自然的、定期或不定期的和非直接的种种与死亡相关的教育活动之中。

二、临终关怀教育的必要性

（一）临终关怀教育是做好临终关怀的前提

临终关怀与临终关怀教育密不可分，临终关怀教育是做好临终关怀的必要前提。在对临终患者进行关怀的同时，临终患者本身也需要树立一个正确的死亡观。人们从孩童时期开始，对死亡就有一种神秘感和模糊的惧怕心理。随着年龄的增长，逐渐感到死亡的不可抗拒，从而为自己不能永久地活着而感到遗憾和忧伤。人们需要临终关怀教育，以摆脱对死亡的恐惧。

（二）社会对临终和死亡持排斥的态度

目前社会上存在的普遍现象是，对待死亡，社会较多地采取不接受态度。在我国，目前临终和死亡还是社会忌讳的话题。一项调查发现，在城市居民中，对死亡持排斥和不接受态度者的比例高于顺应和接受者。即使在死亡现实来临的情况下，仍有相当一部分人采取不愿接受的态度。

（三）临终患者对死亡的心理承受能力较差

许多癌症患者在不了解自己病情的情况下，情绪稳定，耐心接受治疗。但当从某种渠道偶然得知自己的诊断或病情后，精神迅速崩溃，拒绝治疗，导致病情恶化，从而过早痛苦地结束了生命。如果人们尽早开始接受科学的临终关怀教育，一旦得知身患癌症，也不会过度惊恐、过久心理失控，而能尽快恢复心理平衡，自始至终保持个人的尊严，提高生命质量。

（四）社会上自杀现象增加

近年来自杀现象有增加趋势。导致自杀的因素有很多，但自杀者都有一个共同的心态，就是以死摆脱一切痛苦，以求彻底解脱。但自杀未遂后，大多数人又都有后悔和羞愧心理。这说明，在对待生与死的问题上，许多人缺乏科学、正确的态度，而社会对此类现象又缺乏正面的临终关怀教育，缺少有效的干预措施。因此，尽早普遍实施临终关怀教育，采取全社会参与的综合措施，对预防自杀、挽救生命、降低自杀率是十分必要的。

三、临终关怀教育的基本原则

（一）必须具有高度的时代性

临终关怀教育要体现时代精神，有利于物质文明和精神文明建设。既要坚持辩证唯物主义和历史唯物主义，又要发扬人类的传统文化；既要破除伪科学和迷信思想，又要充分汲取现代科学发展的最新成果。

（二）必须具有严格的科学性

从事临终关怀教育的人员必须学识渊博，因为它涉及医学、哲学、心理学、社会学、伦理学、法学等范畴。教育内容要有实用性，能为人们所接受，同时理论要浅显易懂，有较强的影响力和说服力。

（三）必须具有适当的针对性

因为每个人的年龄、民族、宗教信仰、人生观不同，所以每个人的死亡观及对死亡的态度也不同。因此临终关怀教育不要千篇一律，应注意到不同民族、不同年龄、不同职业等人群的特点，因人而异地进行。

四、临终关怀教育的方法

（一）实施临终关怀教育的步骤

1. 对医护人员进行临终关怀教育是首要环节

医护人员认识了死亡的实质及死亡的一般规律，就能更好地提高医疗质量，有效救治患者，延长人们的生命，延缓死亡的到来。医护人员认识了死亡的客观必然性，就可以从理性和感性两方面关怀临终患者。在照护临终患者的过程中，一方面努力减轻临终患者的痛苦，另一方面恰当地对临终患者及其家属做好临终关怀教育工作，使他们正确对待死亡，消除对死亡的恐惧心理。

2. 对患者及其家属进行临终关怀教育是重要环节

不能救治、面临死亡的患者及其家属是临终关怀教育的重要社会群体。临终患者的家属和患者同样面临着死亡的威胁，经受着沉重的对死亡的恐惧和忧虑的精神压力，迫切需要从心理、精神等方面获得对死亡焦虑的解脱。因此对这类群体的教育是临终关怀教育的重要环节，可以使他们对死亡有正确的认识和思想准备。临终患者可以减轻对即将降临在自己头上的死亡的恐惧，在生命的最后时刻接纳死亡，获得生命的升华，得以安宁舒适地辞别人世。家属或亲友可以不因患者去世而过度悲伤，能够平稳地度过居丧期。

3. 对学生进行临终关怀教育是关键环节

临终关怀教育应该从幼年时期开始，5~9岁的儿童已经了解死亡是生命的终结，并产生神秘感和恐惧的心理。因此，从童年教育抓起就可以为其树立正确的死亡观打下良好的思想基础。青少年求知欲和记忆力强，可以给他们讲述衰老死亡的知识，使他们懂得死亡是人类生命的有限性的客观表现。所以人们从青少年开始就要树立正确的人生观、死亡观，热爱生活，珍惜生命，努力学习，多做贡献。

4. 对群众进行临终关怀教育是基础环节

只有广大群众接受了科学的、严肃的临终关怀教育，人类才能正确地认识死亡、接受死亡。临终关怀教育工作者应该充分利用广播、电视、报纸、杂志等各种传媒手段，利用学校、团体等各种形式进行广泛的宣传教育，使人们正确认识死亡，消除对死亡的恐惧心理。在群众中间广泛地以多种方式开展临终关怀教育，是科学发达、经济发展、社会文明进步的标志。

（二）实施临终关怀教育的方式

1. 开展课程教学式的临终关怀教育

将临终关怀教育直接列入学校的教学课程，通过教学式的面对面授课的方式进行临终关怀教育，是临终关怀教育的基本方式。在欧美各国已有许多大、中学校将临终关怀教育列入教学课程，编写临终关怀教育教材，研究课程安排与授课方式，采取专职和兼职相结合的办法培养临终关怀教育的教师。不少学校把临终关怀教育同卫生保健、社会研究、文学艺术和家庭经济课程有机地结合在一起，有些学校还开设了预防自杀课程。而在医学院校及普通院校的心理、社会、哲学等专业开设临终关怀教育课程，应该说是十分必要的设置。在医学院校，临终关怀教育应该成为医学生的必修课程。医学院校学生将来的职业任务是协助患者或是康复，或是平静地死亡。医学生必须首先接受临终关怀教育，才能以自己对死亡的认识和理解帮助临终患者及其家属，并将临终关怀教育渗透到医疗工作中，从而对临终患者及其家属产生教育作用，获得教育效果。

2. 开展民间社团组织的临终关怀教育

由民间社团组织开展临终关怀教育活动，是临终关怀教育的有效方式。综合世界各国开展临终关怀教育的情况，这类教育方式可以分为以下三种类型。一是健康者的临终关怀教育组织。这类组织以健康人为教育对象，使他们在还未受到疾病和死亡威胁的时候，就对死亡有所了解和认识，树立正确的死亡观。这类组织以日本的"生与死思考协会"最具代表性。二是临终患者的固定型临终关怀教育组织。这类组织以英国圣克里斯多弗临终关怀院为代表，目的在于使临终患者在生命的最后阶段得到很好的身心照护。临终关怀机构的临终关怀团队人员通过与临终患者及其家属讨论死亡的意义和如何对待死亡，能最大限度地消除临终患者及其家属对于死亡的恐惧和焦虑，帮助临终患者安宁舒适地度过人生最后阶段。三是临终患者的聚散型临终关怀教育组织。这类组织是一种松散的社会团体组织，例如各种民间抗癌组织，以上海癌症康复俱乐部最具代表性。该俱乐部的数千名成员都是癌症患者，他们抱着寻求理解、寻求安慰、寻求快乐的目的走到一起。因为是聚散型组织，所以该组织的成员随着时间的推移，呈现一种动态的增减平衡。

3. 开展全社会范围的临终关怀教育

在全社会范围内开展临终关怀教育，是临终关怀教育的发展趋势。国家政府行政部门应制定政策，建立临终关怀教育的管理和宣传机构，为推行临终关怀教育提供人力、物力、资金等方面的支持。社会舆论导向是实施临终关怀教育的关键，应充分利用大众媒体广泛宣传实施临终关怀的必要性、重要性、迫切性，出版有关临终关怀教育课题的专著，建立临终关怀教育的阵地。行政措施和民间力量相结合，广泛开展临终关怀教育，使广大群众普遍接纳"死亡"这一研究领域，并认可临终关怀教育是群众的必修课程。

五、临终关怀教育的内容

1. 对临终关怀本质的认识

对临终关怀本质的认识包括从哲学的角度认识临终关怀，从医学的角度认识临终关怀，从法律（经济）的角度认识临终关怀，从生命伦理学的角度认识临终关怀，主要宗教、文化的临终关怀观点，临终关怀社会学观点，临终关怀心理学观点。

2. 人类对临终与死亡的态度

人类对临终与死亡的态度包括各年龄段人群（儿童、成年人、老年人）对临终与死亡的态度，不同文化背景、社会环境的人对临终与死亡的态度，临终患者的心理状态。

3. 对临终与死亡的调适处理

对临终与死亡的调适处理包括死亡的准备，接受死亡，与疾病末期的亲人沟通，对不同年龄临终患者及家属的辅导技巧，语言在降低临终恐惧上的作用，安乐死问题（死亡状态的选择、死亡时机、死亡地点），家属居丧期的辅导，尸体处理方式，殡葬方式的选择，自杀防范。

4. 与临终和死亡相关的知识

与临终和死亡相关的知识包括当代社会死亡的特点，当代临终关怀的发展，与临终和死亡有关的法律、经济、宗教、家庭等问题，安乐死咨询，如何对待自杀，器官移植和捐赠，丧葬礼仪及习俗，社会服务机构介绍，临终关怀机构（临终关怀院、养老院、社区及家庭临终关怀服务），居丧期照护，丧葬服务，等。

以上是临终关怀教育的基本内容，在具体实施中，应运用多种形式，根据受教育对象的不同年龄、需求、文化差异，选取不同内容，有针对性地讲授。

（严琴琴）

参考文献

［1］李春玉，姜丽萍．中医护理学．4 版．北京：人民卫生出版社，2018．

［2］宋梅，李晓莉．社区护理学．西安：世界图书出版西安有限公司，2014．

［3］李雪萍，宋梅．内科护理学．北京：人民卫生出版社，2010．

［4］李小妹，冯先琼．护理学导论．4 版．北京：人民卫生出版社，2020．

［5］燕铁斌，尹安春．康复护理学．4 版．北京：人民卫生出版社，2020．

［6］刀小斐，孙静．养老护理员基础知识与初级技能．北京：中国人口出版社，2017．

［7］化前珍，胡秀英．老年护理学．4 版．北京：人民卫生出版社，2017．

［8］李兰娟，任红．传染病学．9 版．北京：人民卫生出版社，2018．

［9］尤黎明，吴瑛．内科护理学．6 版．北京：人民卫生出版社，2017．

［10］孙秋华．中医护理学．4 版．北京：人民卫生出版社，2019．

［11］陈佩仪．中医护理学基础．2 版．北京：人民卫生出版社，2017．

［12］范颖．中医脏腑养生术．沈阳：辽宁科学技术出版社，2012．

［13］郭姣．中医营养治疗学．北京：人民卫生出版社，2009．

［14］刘玉锦，李春玉，刘兴山．现代老年护理技术．北京：人民卫生出版社，2018．

［15］张波，桂莉．急危重症护理学．4 版．北京：人民卫生出版社，2017．

［16］沈洪，刘中民．急诊与灾难医学．2 版．北京：人民卫生出版社，2013．

［17］李昭宇．临床实践技能培训教程．北京：人民卫生出版社，2012．

［18］曾慧，张静．老年护理学．武汉：华中科技大学出版社，2017．

［19］郭宏，尹安春．老年护理学．北京：科学出版社，2018．

［20］金霞，宗疆，张雷．老年人照料护理手册．北京：科学出版社，2017．

［21］孙玉梅，张立力. 健康评估. 4 版. 北京：人民卫生出版社，2018.

［22］徐桂华. 老年护理学. 北京：人民卫生出版社，2016.

［23］陈长香，余昌妹. 老年护理学. 2 版. 北京：清华大学出版社，2013.

［24］马燕兰，侯惠如. 老年疾病护理指南. 北京：人民军医出版社，2013.

［25］姬栋岩，邹金梅. 社区护理学. 北京：中国协和医科大学出版社，2018.